Krebszellen mögen keine Himbeeren

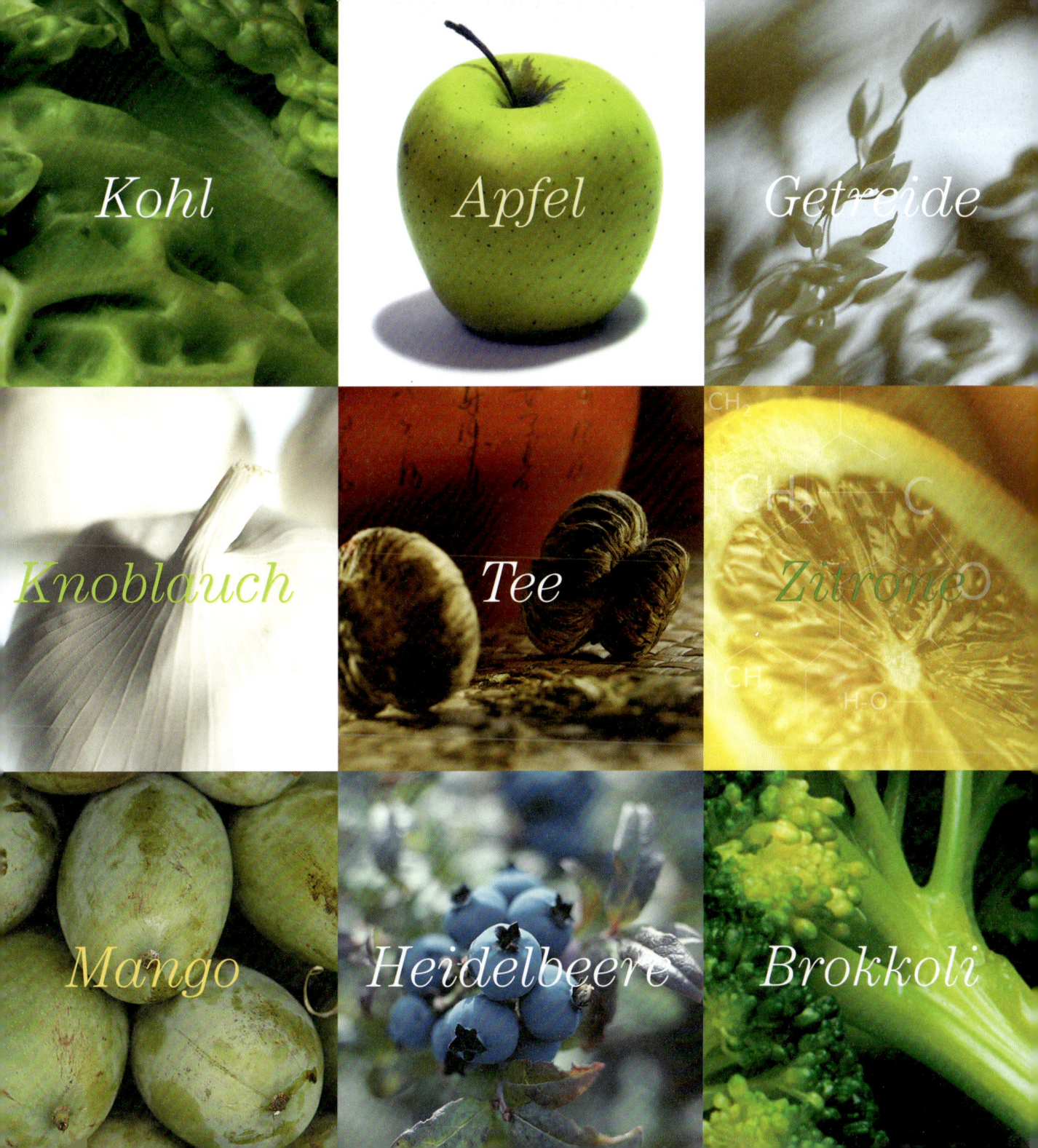

Kohl

Apfel

Getreide

Knoblauch

Tee

Zitrone

Mango

Heidelbeere

Brokkoli

Prof. Dr. med. Richard Béliveau · Dr. med. Denis Gingras

Krebszellen mögen keine Himbeeren

Nahrungsmittel gegen Krebs

Das Immunsystem stärken und gezielt vorbeugen

Weltbild

Dieses Buch ist allen Kindern gewidmet,
die an Krebs leiden

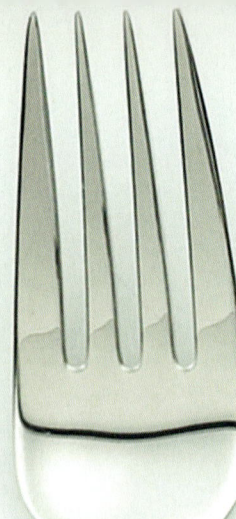

Inhalt

TEIL II
Nutrazeutika: krebshemmende Nahrungsmittel 77

TEIL III
Nutratherapie im Alltagsleben 185

Vorwort

Dieses Buch ist ein unverzichtbares Werk für all diejenigen, die sich mehr oder minder intensiv mit Krebs beschäftigen. Unverzichtbar, weil es uns vielleicht zum ersten Mal die Möglichkeit bietet, die Sichtweise von Forschern kennenzulernen, die in der Krebsforschung aktiv sind; weil es uns in die Lage versetzt, die erreichten Fortschritte zu beurteilen und, was noch wichtiger ist, zu erfahren, mit welchen Mitteln diese schreckliche Krankheit ihrer Ansicht nach am besten zu bekämpfen ist. Während wir von einer Flut von widersprüchlichen Informationen über Krebs überschwemmt werden, schenkt dieses Buch der breiten Öffentlichkeit einen wahren Schatz an fundiertem Wissen, das uns endlich ein klares Urteil ermöglicht.

Ob wir nun direkt von Krebs betroffen sind oder nicht: Wir müssen zugeben, dass diese Krankheit uns alle beunruhigt … Was können wir tun, wie können wir vorbeugen? Wenn wir persönlich betroffen sind, sagen wir uns, dass man alles versuchen muss, um die Krankheit zu heilen. Ich selbst habe das mit meinem Sohn Charles erlebt. Bei Ausbruch der Krankheit fragten wir uns, ob wir nicht doch mehr hätten tun können!

Dieses Buch ist weit mehr als eine populärwissenschaftliche Abhandlung, vielmehr stellt es tiefgreifende Überlegungen darüber an, welche Auswirkungen unsere Lebensweise, besonders die in den Industrieländern vorherrschende, auf das Risiko einer Krebserkrankung hat. Haben wir im Zeitalter der beispiellosen technischen Möglichkeiten, in dem wir all unsere Hoffnungen und Energie auf die Entdeckung neuer Medikamente gegen den Krebs setzen, wirklich darüber nachgedacht, was wir selbst unternehmen können, um diese Krankheit zu verhindern?

Könnte die immer noch anhaltende Zunahme bestimmter Krebsarten, die in den letzten Jahren zu beobachten war, mit gravierenden Veränderungen unserer Lebensweise zusammenhängen? Nutzen wir wirklich alle verfügbaren Mittel, um diese Krankheit zu bekämpfen? Meiner Ansicht nach leistet dieses Buch in dieser Hinsicht einen herausragenden Beitrag zu unserer Wahrnehmung von Krebs: Denn den Krebs bekämpfen bedeutet nicht nur, dass wir die Tumoren besiegen, die sich in unserem Körper entwickelt haben, sondern auch, dass wir alles tun, damit diese Tumoren sich erst gar nicht entwickeln können.

Wir hören oft, dass Wissenschaftler betonen, welch große Bedeutung eine gesunde Ernährung für unsere körperliche Fitness hat. Dieses Buch geht jedoch viel weiter, denn es zeigt, dass scheinbar so banale Lebensmittel wie Kohl, Knoblauch oder auch unsere köstlichen Sommerbeeren hochwirksame Moleküle enthalten, die den Krebs bekämpfen, indem sie am Ursprung der Krankheit selbst ansetzen, das heißt, indem sie deren Entwicklung verhindern. Was wir essen, bleibt nicht ohne Folgen. Ganz im Gegenteil – Essen ist ohne Zweifel die einfachste und natürlichste Methode, um sich aktiv gegen einen so furchterregenden Feind wie den Krebs zu schützen.

Dieses außergewöhnliche, wundervoll illustrierte Buch vereint die wissenschaftliche Strenge des Themas mit Geschichte, Literatur und sogar Poesie und ist dabei zugleich ein praktisch orientierter und knapper Ratgeber. Ich bin überzeugt, dass es Ihre Wahrnehmung von Krebs und der Maßnahmen, die wir zu seiner Bekämpfung ergreifen müssen, unwiderruflich verändern wird.

Pierre Bruneau

Vorwort

Der Mensch genießt als einziges Lebewesen das Privileg, dass er seine Nahrung, ein wesentliches Element seiner Existenz, selbst auswählen, zusammenstellen und verändern kann. Schon die alten Kulturen entwickelten Traditionen, die sich die gesundheitsfördernde Wirkung bestimmter Bestandteile der Nahrung zunutze machen. Zusammen mit Gemüse, Obst, Hülsenfrüchten und Gewürzen haben sie sie zum Wohle der Menschheit in die alltägliche Ernährung miteinbezogen. Die moderne Medizin hingegen sieht die Ernährungsgewohnheiten absurderweise aus einer umgekehrten Perspektive. Gewöhnlich erhalten die Patienten erst dann Ratschläge hinsichtlich ihrer Ernährung, wenn eine Krankheit bereits ihren Körper befallen hat. Dabei sind die erteilten Ratschläge beinahe immer negativer Art: Vermeiden Sie dies, verzichten Sie auf jenes, kein Fett, kein Zucker, kein Fleisch, kein Alkohol, kein Koffein usw. Die Mehrheit der Ärzte ist über die wissenschaftlichen Grundlagen der Beziehung zwischen Ernährungsweise und Gesundheit wenig informiert und kennt sie kaum. Doch die Patienten und die Öffentlichkeit im Allgemeinen verlangen nach dieser Aufklärung und verschlingen jede Information über Antioxidantien, sekundäre Pflanzeninhaltsstoffe und andere in der Nahrung enthaltene Substanzen.

Die Ärzte Dr. Richard Béliveau und Dr. Denis Gingras legen in diesem großartigen, gerade zur rechten Zeit erschienenen Buch bahnbrechende wissenschaftliche Erkenntnisse zum Thema Ernährungsweise dar. Sie bringen sie uns auf eine bemerkenswerte, leicht verständliche Weise nahe, die sich an unterschiedliche Leser wendet. Diese beiden international anerkannten Krebsforscher erläutern sachkundig den geschichtlichen Hintergrund, vor dem Nahrungsmittel, Gewürze und Getränke wie beispielsweise der grüne Tee, Kurkuma, Beeren und sogar Schokolade einzuordnen sind. Sie entführen den Leser auf eine Zeitreise, auf der ihm vergangenes Wissen wie auch die neuesten wissenschaftlichen Erkenntnisse über Ernährung nahegebracht werden. Im Mittelpunkt ihrer Ausführungen steht der Krebs sowie die Frage, wie durch die Einbeziehung von ernährungswissenschaftlichen Erkenntnissen ins alltägliche Leben Prävention und Unterdrü-

ckung der Krankheit möglich sind. Die Autoren, die beide auf eine jahrzehntelange Erfahrung zurückgreifen können, erklären, wie das Zusammenwirken von genetischen Faktoren und zellulären Ursachen Krebs hervorruft und wie durch die Bildung von Metastasen im menschlichen Körper seine Ausbreitung möglich wird. Anschließend schildern sie, inwiefern natürliche Inhaltsstoffe von Nahrungsmitteln die biochemische Fähigkeit besitzen, den Mechanismen, die die Entwicklung dieser Krankheit im Organismus fördern, vorzubeugen, entgegenzuwirken und ihre Wirkung umzukehren.

Vor allem aber zeigt dieses Buch zum ersten Mal, wie die Angiogenese von Tumoren, das heißt das Wachstum neuer Blutgefäße, die die Krebszellen ernähren, durch die Ernährung gehemmt werden kann. Das Laboratorium von Dr. Béliveau in Montréal war bahnbrechend bei der Entwicklung moderner Methoden, mit denen der Zusammenhang zwischen Ernährungsweise und Angiogenese detailliert und nach streng wissenschaftlichen Kriterien untersucht werden kann. Richard Béliveau ist selbst einer der visionären Erfinder dieser neuen Ernährungswissenschaft. Während die Unternehmen der Biotechnologie hektisch an der Entwicklung von speziellen Krebsmedikamenten arbeiten, erfahren die Leser dieses Buches, wie bestimmte Optionen in ihrer eigenen Ernährung die Entwicklung von Tumoren beeinflussen und unterdrücken können. Auch wenn die Medizin des 21. Jahrhunderts das Rätsel vieler Krankheiten lösen mag, so liegen einige Antworten bezüglich Krebs möglicherweise in unserer Ernährungsweise. Dieses Buch mit der Botschaft »Nahrungsmittel gegen Krebs« ist das Werk zweier Wissenschaftler, die zu den innovativsten Forschern weltweit gehören. Sie eröffnen dem Leser einen gänzlich neuen Blick auf die Gesundheit und bieten ihm ein ärztliches Rezept, das er nicht etwa in einem Krankenhaus oder einer Apotheke einlösen kann, sondern auf dem Lebensmittelmarkt und in seinem Teller.

William W. Li, M. D.
Präsident und medizinischer Direktor
The Angiogenesis Foundation
Cambridge, Massachusetts, USA

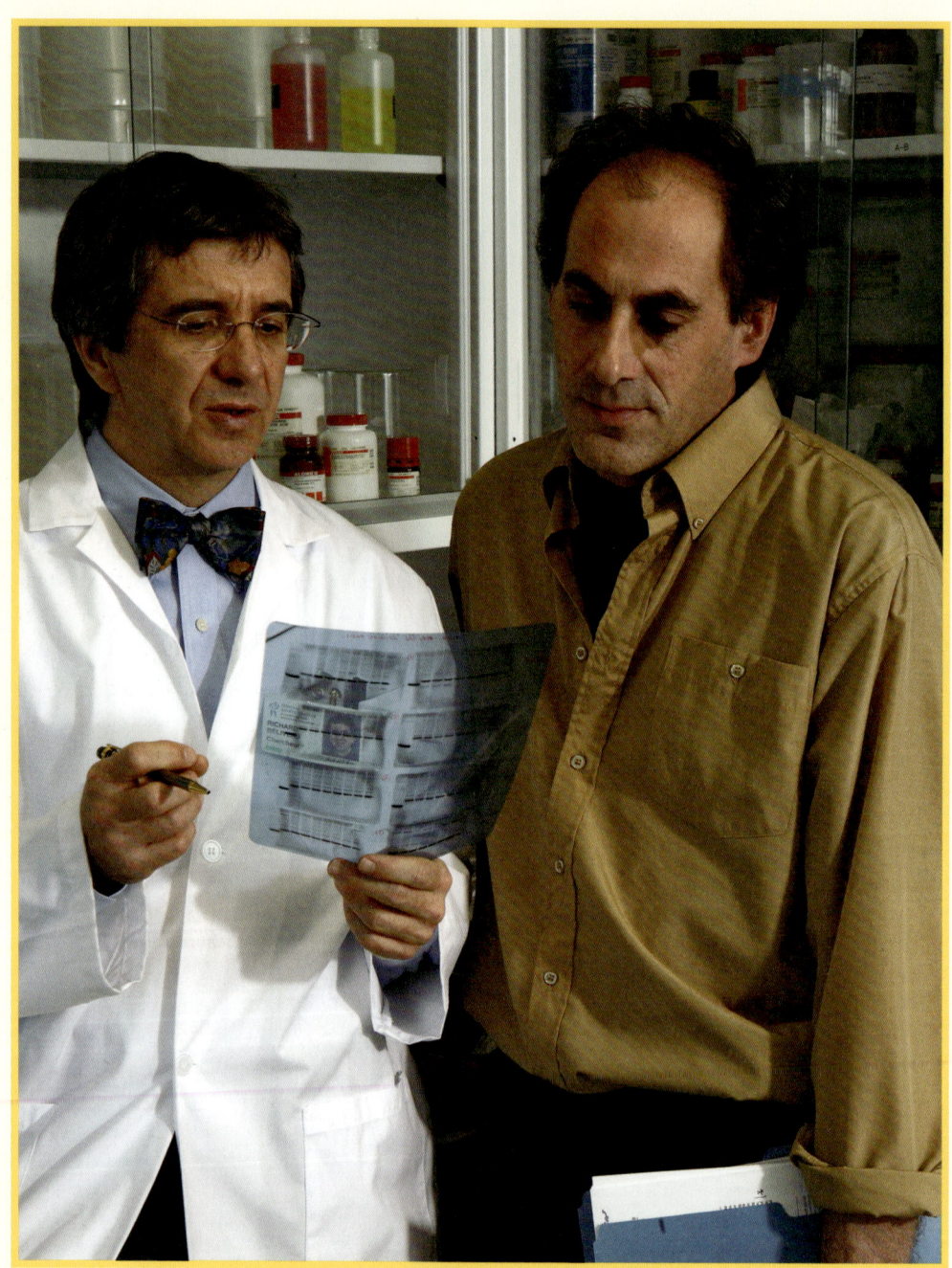

Die Autoren: Richard Béliveau und Denis Gingras

Einleitung

Der Krebs trotzt weiterhin dem Fortschritt der modernen Medizin und bleibt auch nach vierzig Jahren intensiver Forschung eine rätselhafte Krankheit, der jedes Jahr Millionen von Menschen vorzeitig zum Opfer fallen. Zwar können manche Krebsarten heute erfolgreich behandelt werden, doch viele andere sind noch immer äußerst schwer zu bekämpfen und bilden eine der Haupttodesursachen in der erwerbstätigen Bevölkerung. Damit kommt der Entdeckung neuer Methoden zur Effektivitätssteigerung gängiger Krebstherapien mehr denn je eine entscheidende Bedeutung zu.

Ziel dieses Buches ist es, die aktuell verfügbaren wissenschaftlichen Erkenntnisse zusammenzufassen. Diese zeigen, dass wir gegen mehrere Arten von Krebs vorbeugen können, wenn wir unsere Ernährungsgewohnheiten umstellen und Nahrungsmittel miteinbeziehen, die den Tumor an der Wurzel bekämpfen und seine Entwicklung verhindern können. Die Natur hält eine Fülle von Lebensmitteln mit hoch effektiven Molekülen bereit, die die Krankheit wirkungsvoll bekämpfen können, ohne schädliche Nebenwirkungen hervorzurufen. Diese Nahrungsmittel besitzen in mehrfacher Hinsicht therapeutische Eigenschaften, die denen von synthetisch hergestellten Medikamenten entsprechen; wir schlagen daher vor, sie mit dem Begriff *Nutrazeutika*[1] zu bezeichnen, um diese Eigenschaften zu veranschaulichen. Wir haben die Möglichkeit, dieses Arsenal an krebshemmenden Inhaltsstoffen, die auf natürliche Weise in verschiedenen Nahrungsmitteln enthalten sind, nutzbringend als wesentliche Ergänzung der derzeit verfügbaren Therapien einzusetzen. Wir sollten diese Möglichkeit nutzen, um die Wahrscheinlichkeit zu unseren Gunsten zu beeinflussen, denn durch eine Ernährung auf der Grundlage einer konstanten Zufuhr von Nutrazeutika können wir tatsächlich das Auftreten vieler Krebsarten verhindern.

---

[1] Wortzusammensetzung aus *nutrition*, engl.: Ernährung und *pharmaceuticals*, engl.: Arzneimittel, entsprechend dem englischen Originalbegriff *nutraceuticals* bzw. der französischen Wortschöpfung *alicaments* (Anm. d. Ü.)

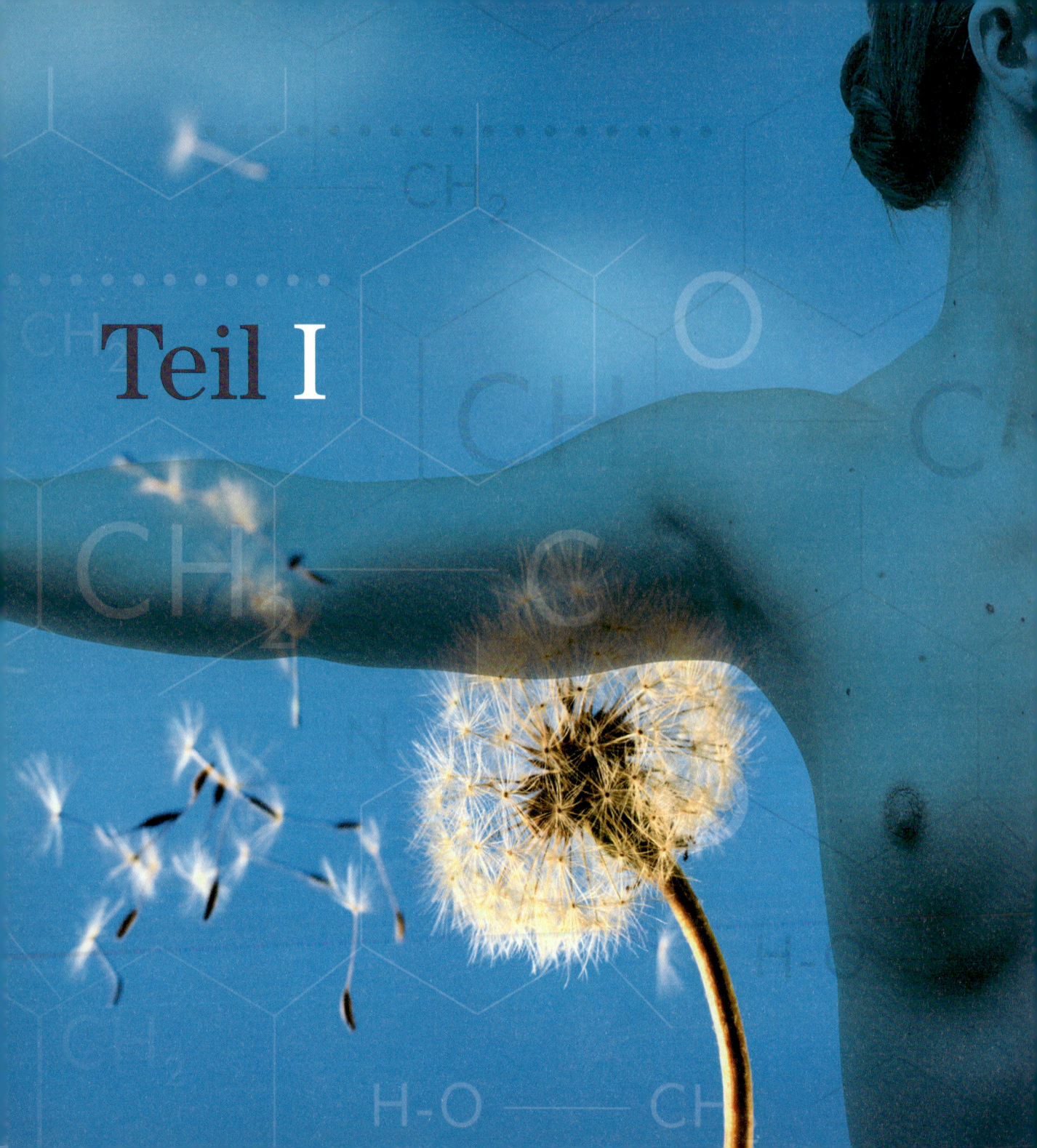

Teil I

Krebs, ein schrecklicher Feind

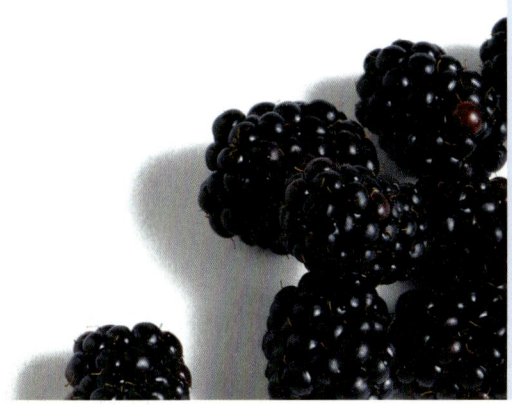

Fast alle Unglücksschläge unseres Lebens
     rühren von den falschen Vorstellungen, die wir uns über das machen,
was uns zustößt.

Stendhal, Tagebuch
(1801–1805)

Kapitel 1
Die Geißel Krebs

Der Krebs in Zahlen

Manche Menschen haben eine Heidenangst vor dem Fliegen; andere leben in panischer Angst vor Haifischen oder Blitzschlägen: Die Furcht vor den unheilvollen Folgen von Ereignissen, die sich unserer Kontrolle entziehen, scheint eine typisch menschliche Eigenheit zu sein. Dabei sind die realen Risiken, eines Tages Opfer einer solchen Ausnahmekatastrophe zu werden, relativ gering im Vergleich zu denen, die unmittelbar mit dem Alltagsleben verbunden sind (Abbildung 1). So haben beispielsweise Übergewichtige ein beinahe um eine Million höheres Risiko, vorzeitig an ihrer Fettleibigkeit zu sterben, als durch einen Flugzeugabsturz; und jeder von uns hat eine fünfzigtausend Mal höhere Chance, an Krebs zu erkranken, als vom Blitz getroffen zu werden; diese Chance erhöht sich noch deutlich, wenn ein Risikofaktor wie das Rauchen hinzukommt.

Unter all den realistischen Gefahren, denen wir ausgesetzt sind, stellt der Krebs eine sehr reale Bedrohung dar: Die Krankheit trifft ein Drittel der Bevölkerung bis zum Alter von 75 Jahren und ein Viertel erliegt schließlich den Folgen einer Krebserkrankung. Jedes Jahr erkranken 10 Millionen Menschen auf der Welt an Krebs, und sieben Millionen Todesfälle gehen auf das Konto dieser Krankheit – das entspricht 12 Prozent der weltweit registrierten Sterbefälle. Und es sind keine Anzeichen einer Besserung zu erkennen, denn die gegenwärtigen Schätzungen gehen davon aus, dass man aufgrund der immer älter werdenden Bevölkerung zukünftig 15 Millionen neue Krebserkrankungen pro Jahr diagnostizieren wird. Um das Ausmaß der Tragödie zu begreifen, müssen Sie sich vorstellen, dass Sie täglich in den Nachrichten vom Absturz von vier vollbesetzten Boeing 747 oder dreimal pro Woche vom Einsturz der Zwillingstürme des World Trade Center hören … Hinzu kommen die immensen Behandlungskosten von Krebskranken, die jährlich schätzungsweise in 3-stellige Milliardenbeträge gehen und in den nächsten Jahren unaufhörlich steigen werden. All das verdeutlicht die Dimension der durch Krebs verursachten Probleme im Gesundheitswesen und die Notwendigkeit, neue Methoden zu finden, um die negativen Auswirkungen dieser Krankheit auf die Gesellschaft zu reduzieren.

Abgesehen von diesen Zahlen ist Krebs vor allem eine menschliche Tragödie, die uns Menschen entreißt, die uns nahe stehen, die kleine Kinder ihrer Mütter beraubt oder eine unheilbare Wunde in den Herzen der Eltern hinterlässt, die

Die großen Ängste … und die Realität	
Ängste	**Reale Risiken**
Terrorangriff	Zu gering, um berechenbar zu sein
Tod durch einen Haifischangriff	1 : 280 Millionen
Tod durch einen Flugzeug-absturz	1 : 3 Millionen
Tod durch Blitzschlag	1 : 350 000
Tod durch Verkehrsunfall	1 : 7000
Lebensmittelvergiftung	1 : 7
Herz- und Gefäßkrankheiten	1 : 4
Vorzeitiger Tod wegen: Übergewicht Krebserkrankung	1 : 4 1 : 3
Tod durch Rauchen	1 : 2
	Quelle: Time magazine

Abbildung 1

mit dem Tod eines Kindes geschlagen wurden. Der Verlust unserer Liebsten löst ein überwältigendes Gefühl von Ungerechtigkeit und Zorn aus. Wir fühlen uns als Opfer einer unglückseligen Prüfung, eines Schicksalsschlags, der uns blindwütig getroffen hat, und vor dem es kein Entrinnen gibt. Der Krebs nimmt uns nicht nur die Menschen, die uns teuer sind, er sät auch den tiefen Zweifel in uns, ob wir fähig sind, ihn zu besiegen.

Dieses Gefühl der Ohnmacht gegenüber dem Krebs spiegelt sich sehr deutlich in den Meinungsumfragen wider, in denen die Bevölkerung befragt wurde, was ihrer Ansicht nach Ursache für

diese Erkrankung sei. Die Menschen sehen im Krebs ganz allgemein eine Krankheit, die von unkontrollierbaren Faktoren ausgelöst wird: 89 Prozent glauben, dass Krebs durch eine genetische Veranlagung entsteht, und mehr als 80 Prozent sind der Ansicht, dass Umweltfaktoren wie industrielle Luftverschmutzung oder Rückstände von Pestiziden in Lebensmitteln wichtige Ursachen für eine Krebserkrankung sind. Was die Lebensgewohnheiten angeht, so assoziiert eine überwältigende Mehrheit (92%) Rauchen mit Krebs, hingegen glaubt umgekehrt weniger als die Hälfte der Befragten, dass sie durch ihre Ernährung das Risiko einer Krebserkrankung beeinflussen können. Insgesamt führen diese Einschätzungen dazu, dass die Menschen die Chancen einer Krebsprävention eher pessimistisch einschätzen und die Hälfte von ihnen dies für wenig wahrscheinlich oder unmöglich hält.

Jeder, der mit dem öffentlichen Gesundheitswesen befasst ist, sollte über die Ergebnisse dieser Meinungsumfragen besorgt sein und sich die Frage stellen, ob nicht ein radikales Umdenken hinsichtlich der Vermittlungsmethoden notwendig ist, mit denen die Bevölkerung über die Ursachen von Krebs informiert wird. Denn abgesehen vom Rauchen laufen diese Wahrnehmungen vollkommen dem zuwider, was die Forschung als krebsauslösende Faktoren identifiziert hat.

Betrachtet man die realen Krankheitsursachen, so stellt man fest, dass nur eine Minderheit der Krebserkrankungen durch Faktoren ausgelöst werden, die sich wirklich unserer Kontrolle entziehen (Abbildung 2). So sind genetische Faktoren zwar eine bedeutsame Ursache von Krebserkrankungen, sie spielen jedoch nicht die herausragende Rolle, die ihnen in Umfragen zugesprochen wird. Alle modernen Untersuchungen, besonders Studien an eineiigen Zwillingen, deuten darauf hin, dass maximal 15 Prozent der Krebserkrankungen durch Gendefekte verursacht und damit erblich übertragen werden. Noch größer ist die Kluft zwischen den wahren Ursachen von Krebs und den gängigen Überzeugungen der Bevölkerung, wenn es um Umweltverschmutzung geht: Denn auf die Verschmutzung von Wasser und Luft

sowie auf Rückstände von Pestiziden sind kaum 2 Prozent der Fälle zurückzuführen – das ist weit entfernt von einer zentralen Rolle als Krebsauslöser.

Man kann (und zwar zu Recht) viele schädliche Folgen dieser Umweltfaktoren anprangern, doch die Luftverschmutzung hat gewiss mehr Einfluss auf das ökologische Gleichgewicht als auf die Krebsrate. Das Gleiche gilt für die Pestizidrückstände im Obst und Gemüse, das wir auf dem

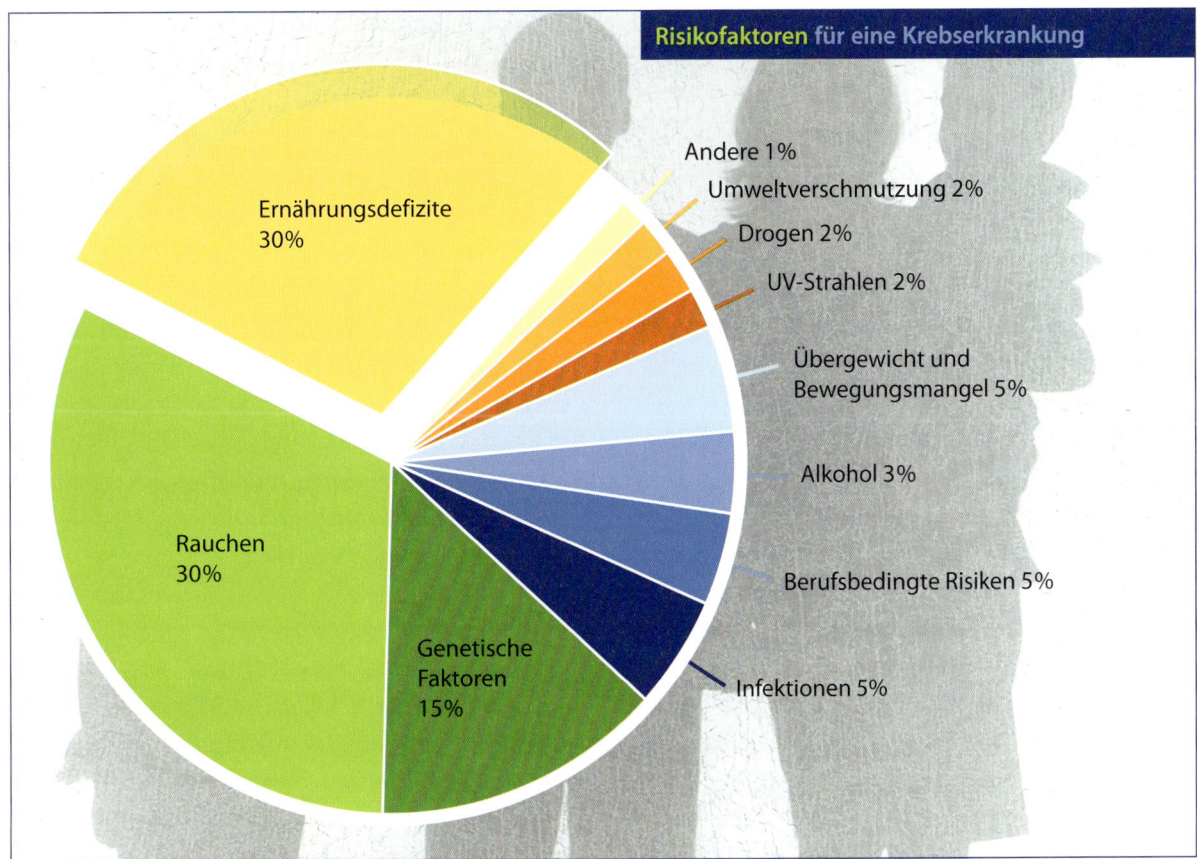

Risikofaktoren für eine Krebserkrankung

Ernährungsdefizite 30%

Andere 1%
Umweltverschmutzung 2%
Drogen 2%
UV-Strahlen 2%
Übergewicht und Bewegungsmangel 5%
Alkohol 3%
Berufsbedingte Risiken 5%
Infektionen 5%

Rauchen 30%

Genetische Faktoren 15%

Abbildung 2

Markt kaufen. Diese Pestizide sind nur in winzigen Mengen vorhanden, und keine Untersuchung hat bis jetzt bewiesen, dass sie in derart kleinen Dosen Krebs auslösen können. Vielmehr ging der Verzehr von Obst und Gemüse, wie wir im Verlauf dieses Buches sehen werden, unzählige Male mit einer Senkung des Krebsrisikos einher. Der Nutzen, der mit dem Konsum dieser Nahrungsmittel verbunden ist, überwiegt also um ein Vielfaches das geringe Risiko aufgrund einer minimalen Menge von Pestiziden.

Zusammenfassend sind die Faktoren, die sich unserer Kontrolle weitgehend entziehen – seien sie genetischer, umweltspezifischer oder viraler Natur –, folglich für insgesamt etwa 30 Prozent der Krebserkrankungen verantwortlich (Abbildung 2). Umgekehrt sind mehrere Faktoren, die unmittelbar mit der Lebensweise der Menschen verbunden sind, wie Rauchen, Bewegungsmangel, Fettleibigkeit, Ernährungsgewohnheiten sowie der übermäßige Konsum von Alkohol und Drogen in 70 Prozent der Fälle direkte Ursache einer Krebserkrankung.

Es ist wichtig, dass wir unsere falschen Wahrnehmungen über krebsauslösende Faktoren korrigieren, denn nur dann werden wir fähig, unsere schicksalsergebene Einstellung zu verändern und das Problem mit neuen Augen zu betrachten. Wenn zwei Drittel der Krebserkrankungen durch nicht-genetische Faktoren verursacht werden und stattdessen mit unseren Lebensgewohnheiten zusammenhängen, kann man dann nicht aus dieser bloßen Tatsache schließen, dass wir zwei Drittel der Krebserkrankungen vermeiden können, indem wir unsere Lebensweise verändern?

Weltweite Verteilung der Krebshäufigkeiten

Der Einfluss der Lebensweise auf die Entstehung von Krebs wird eindrucksvoll deutlich, wenn man Häufigkeit und Verteilung von Krebserkrankungen weltweit betrachtet (Abbildung 3). Tatsächlich leidet die Welt nicht gleichmäßig unter der Geißel Krebs. Nach den letzten von der Weltgesundheitsorganisation veröffentlichten Statistiken weisen die Länder Osteuropas (Ungarn, Tschechien, Slowakei) mit 300 bis 400 Fällen auf 100 000 Einwohner die höchsten Krebsraten auf, dicht gefolgt von den westlichen Industrienationen wie beispielsweise den Vereinigten Staaten und Kanada mit 260 Fällen auf 100 000 Einwohner. Hingegen ist die Zahl der Krebserkrankungen in den Ländern Südostasiens wie Indien, China oder Thailand sehr viel niedriger und liegt bei etwa 100 Fällen auf 100 000 Einwohner.

Doch nicht nur die Erkrankungsrate ist von einer Region des Globus zur anderen ungleich verteilt, auch die in verschiedenen Ländern auftretenden Krebsarten variieren enorm. Sieht man einmal vom Lungenkrebs ab, der (aufgrund des Rauchens) häufigsten und am gleichmäßigsten über den Planeten verteilten Krebsart, so treten im Allgemeinen in den Industrieländern vollkommen andere Krebsarten am häufigsten auf als in den asiatischen Ländern. Die Liste der Krebsarten in den Vereinigten Staaten und Kanada beispielsweise führen neben dem Lungenkrebs in dieser Reihenfolge Dickdarm-, Brust- und Prostatakrebs an, während die Häufigkeit dieser Krebsarten in den asiatischen Ländern weit hinter der von Magen-, Speiseröhren- und Leberkrebs liegt. Das

Ausmaß dieser Unterschiede zwischen Ost und West ist frappierend; so erkranken in manchen Regionen der Vereinigten Staaten mehr als 100 von 100 000 Frauen an Brustkrebs, verglichen mit nur 8 von 100 000 Thailänderinnen. Das Gleiche gilt für den Dickdarmkrebs: Während in manchen Regionen des Westens 50 von 100 000 Personen von dieser Krebsart betroffen sind, befällt er nur 5 von 100 000 Indern. Noch größer ist diese Kluft beim Prostatakrebs, der anderen großen Krebsgeißel der westlichen Welt: Zehnmal weniger Japaner und sogar hundertmal weniger Thailänder als Bewohner der westlichen Hemisphäre sind davon betroffen.

Die Untersuchung von Auswanderern hat bestätigt, dass diese extremen Variationen nicht auf eine wie auch immer geartete genetische Veranlagung zurückzuführen sind, sondern vielmehr eng mit den unterschiedlichen Lebensgewohnheiten verbunden sind. Tabelle 1 zeigt ein frappierendes Beispiel dieser durch Auswanderung hervorgerufenen Abweichungen. In dieser Untersuchung wurde die Inzidenz (jährliche Neuerkrankungen, Anm. d. Ü.) bestimmter Krebserkrankungen bei Japanern und bei nach Hawaii ausgewanderten Japanern mit der der hawaiianischen Bevölkerung europäischer Abstammung verglichen. Während beispielsweise Prostatakrebs damals in Japan wenig verbreitet war, steigt die Häufigkeit dieser Krebsart bei den japanischen Auswanderern auf das Zehnfache an und nähert sich deutlich deren Vorkommen unter weißen Hawaiianern an. Umgekehrt nimmt die Magenkrebsrate, die für die japanische Bevölkerung charakteristisch ist (und

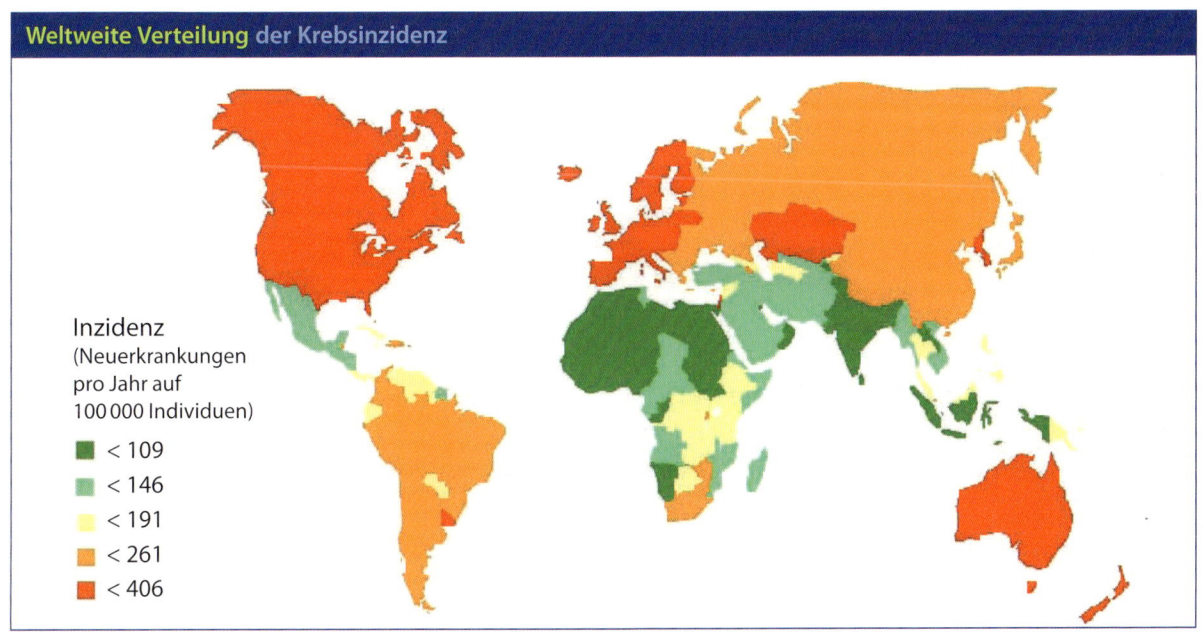

Weltweite Verteilung der Krebsinzidenz

Inzidenz
(Neuerkrankungen pro Jahr auf 100 000 Individuen)

- ■ < 109
- ■ < 146
- ■ < 191
- ■ < 261
- ■ < 406

Abbildung 3

Quelle: GLOBOCAN 2002

durch Infektion mit *Helicobacter pylori* verursacht wird) merklich ab und nähert sich ebenfalls der der Hawaiianer an. Ähnliche Phänomene kann man bei den Frauen beobachten, bei denen die niedrigen Raten von Brust- und Gebärmutterkrebs beträchtlich steigen, wenn sich ihre Lebensweise durch Emigration drastisch verändert.

Diese Statistik stellt keinen isolierten Einzelfall dar, weit gefehlt, denn auch Untersuchungen anderer Bevölkerungsgruppen auf der Welt kommen zu ähnlichen Ergebnissen. Hier soll nur noch eine weitere Studie erwähnt werden, in der die Häufigkeit von bestimmten Krebsarten in der afroamerikanischen Bevölkerung Nordamerikas mit der in einer afrikanischen Bevölkerung in Nigeria verglichen wurde (Tabelle 2). Wieder ergibt sich bei den Schwarzafrikanern eine radikal andere Krebsverteilung als bei den Afro-Amerikanern: So ist der Prostatakrebs in Amerika weitaus häufiger als in Afrika, während für den Leberkrebs das Gegenteil gilt; dieser tritt in Afrika viel gehäufter auf, weil die Hauptursache für einen Krebsbefall dieses Organs – das Hepatitisvirus – so weit verbreitet ist. In allen Fällen ist die Häufigkeit von Krebserkrankungen in der schwarzen Bevölkerung praktisch identisch mit der unter weißen Amerikanern, während sie sich grundlegend von der der Vorfahren, der schwarzen Bevölkerung Afrikas, unterscheidet. Diese Untersuchungen sind äußerst interessant, denn sie liefern nicht nur einen un-

Vergleich der Inzidenz bestimmter Krebsarten entsprechend der Lokalisierung des Primärtumors zwischen in Japan lebenden Japanern, weißen Hawaiianern und Japanern, die auf Hawaii leben			
	Jährliche Neuerkrankungen/Million Individuen		
Lokalisierung des Primärtumors		Hawaii	
	Japan	Japaner	Weiße
Speiseröhre	131	46	75
Magen	1311	397	217
Dickdarm	83	371	368
Rektum	93	297	204
Lunge	268	379	962
Prostata	14	154	343
Brust	315	1221	1869
Gebärmutterhals	364	149	243
Gebärmutter	26	407	714
Eierstock	53	160	274

Quelle: Doll, R. und Peto, R. (1981) J. Natl. Cancer Inst. 66, 1196–1305

Tabelle 1

widerlegbaren Beweis dafür, dass die Mehrheit der Krebserkrankungen nicht auf genetische Ursachen zurückzuführen sind, sondern sie veranschaulichen zudem unübersehbar die herausragende Rolle, die Lebensgewohnheiten als Auslöser dieser Krankheit spielen.

Welche Veränderung aber kann einen so schädlichen Einfluss auf die Gesundheit dieser Auswanderer gehabt haben, dass sie einen derart rasanten Anstieg der Krebsraten bewirkt? Alle bisher durchgeführten Untersuchungen weisen eindeutig auf dieselbe Ursache hin, nämlich auf die Abwendung der Emigranten von ihrer traditionellen Ernährungsweise und die schnelle Anpassung an die Essgewohnheiten des Gastlands. In den beiden uns betreffenden Fällen führt dies zu dramatischen Veränderungen: So haben etwa die in den Westen ausgewanderten Japaner eine beispielhaft gesunde Ernährungsweise mit einem hohen Gehalt an komplexen Kohlenhydraten und Gemüse und einem geringen Gehalt an Fett aufgegeben – zugunsten einer Ernährung, die reich ist an tierischen Proteinen und Fetten.

Im Übrigen haben sich in den Ernährungsgewohnheiten der Japaner auch ohne Emigration in den letzten fünfzig Jahren bedeutende Veränderungen vollzogen, die ebenfalls die Rolle der Ernährung bei der Entstehung von Krebs veranschaulichen. Während beispielsweise der Verzehr von Fleisch in Japan noch vor vierzig Jahren

Vergleich der Inzidenz bestimmter Krebsarten entsprechend der Lokalisierung des Primärtumors zwischen den Bewohnern der Stadt Ibadan (Nigeria) und weißen und schwarzen Amerikanern			
Lokalisierung des Primärtumors	**Jährliche Neuerkrankungen/Million Individuen**		
		Vereinigte Staaten	
	Ibadan	**Schwarze**	**Weiße**
Dickdarm	34	351	315
Rektum	34	204	225
Leber	272	77	36
Bauchspeicheldrüse	55	225	124
Kehlkopf	37	193	141
Prostata	134	651	275
Lunge	27	1532	981
Brust	337	1187	1650
Gebärmutter	42	407	714
Malignes Lymphom	133	7	4

Quelle: Doll, R. und Peto, R. (1981) J. Natl. Cancer Inst. 66, 1196–1305

Tabelle 2

extrem niedrig war, ist er im Laufe der letzten Jahre um das Siebenfache gestiegen mit dem Ergebnis, dass die Dickdarmkrebsrate sich verfünffacht hat und nun der in den westlichen Ländern entspricht. Es ist daher äußerst interessant, wenngleich auch ein wenig beunruhigend, festzustellen, in welchem Ausmaß die Übernahme der westlichen Lebensweise mit der drastischen Zunahme bestimmter Krebsarten einhergegangen ist.

Auswirkung der Ernährung auf Krebs

Man schätzt derzeit, dass 30 Prozent der Krebserkrankungen mit der individuellen Ernährungs-

weise verbunden sind. Dieser enorm hohe Prozentsatz mag überraschen, denn die Nahrungsmittel, die wir täglich zu uns nehmen, stellen in unseren Augen keinen so bedeutsamen Risikofaktor wie beispielsweise das Rauchen dar. Dennoch haben Veränderungen der Ernährungsgewohnheiten, wie die vorhergehenden Abbildungen gezeigt haben, reale Auswirkungen auf das Risiko, an einer ganzen Reihe von Krebsarten zu erkranken. Tatsächlich könnte der Anteil von krebsbedingten Todesfällen, die direkt auf das Konto der Ernährung gehen, im Fall von Erkrankungen des gastrointestinalen Systems (Speiseröhre, Magen und Dickdarm) bis zu 90 Prozent betragen!

Welche Bestandteile unserer Ernährung können die Wahrscheinlichkeit einer Krebserkran-

Epidemiologische Untersuchungen über die Beziehung zwischen dem Verzehr von Obst und Gemüse und der Entwicklung von Krebs			
Untersuchtes Nahrungsmittel	Beobachtete Risikoreduktion	Gesamtzahl der Untersuchungen	Prozentsatz (%) an Untersuchungen, die auf eine Verringerung des Risikos hindeuten
Gemüse allgemein	59	74	80
Obst allgemein	36	56	64
Rohes Gemüse	40	46	87
Kreuzblütler (Brokkoli, Kohl …)	38	55	69
Allium-Familie (Knoblauch, Zwiebeln, Lauch)	27	35	77
Grünes Gemüse	68	88	77
Karotten	59	73	81
Tomaten	36	51	71
Zitrusfrüchte	27	41	66

Quelle: World Cancer Research Fund/ American Institute for Cancer Research, 1997

Tabelle 3

kung in diesem Ausmaß beeinflussen? Offenbar spielen hier mehrere Faktoren eine Rolle, doch konnten jüngere Untersuchungen eine enge Beziehung zwischen dem mangelnden Verzehr von Obst und Gemüse und einer Zunahme mehrerer Krebsarten nachweisen. Die Ergebnisse von mehr als 200 solcher Untersuchungen sind aufsehenerregend (Tabelle 3): 80 Prozent der Untersuchungen zeigen, dass durch eine deutliche Steigerung des Konsums von Obst und Gemüse die Gefahr einer Krebserkrankung erheblich reduziert wird, wobei dieser Effekt besonders markant bei Krebserkrankungen des Verdauungssystems zutage tritt. Die Untersuchungen zeigen außerdem, dass ganz allgemein diejenigen mit dem niedrigsten Verzehr von Obst und Gemüse ein etwa doppelt so hohes Risiko haben, an bestimmten Krebsarten zu erkranken, wie diejenigen mit dem höchsten Verbrauch an Obst und Gemüse.

Da die Ernährung der westlichen Welt ganz allgemein durch eine zu geringe Zufuhr von Obst und Gemüse charakterisiert ist, legen die Untersuchungen nahe, dass dieses Ernährungsdefizit eine Schlüsselrolle bei der starken Häufung mancher Krebsarten spielt, unter denen der Westen besonders leidet.

Die Ost-West-Kluft

Um zu verstehen, inwiefern die Ernährungsweise zur unterschiedlichen Häufigkeit mehrerer Krebsarten in Ost und West beitragen kann, muss man zunächst einmal feststellen, dass die beiden Kulturen eine radikal gegensätzliche Wahrnehmung bezüglich der Funktion der Ernährung im alltäglichen Leben haben (Abbildung 4). Im Westen, wo Essen allgemein als ein Akt definiert wird, der dem

Organismus die für sein Überleben unverzichtbare Energie liefern soll, wird Ernährung in erster Linie als Kalorien- und Vitaminzufuhr verstanden. In Asien hingegen war die Ernährung immer mit der Erhaltung der Gesundheit assoziiert; der Konsum von Nahrungsmitteln, die zur Befriedigung des Energiebedarfs notwendig sind, durfte nie auf Kosten des körperlichen und mentalen Wohlbefindens geschehen.

Da das vorrangige Ziel der westlichen Ernährungsweise die Energiezufuhr ist, ist es nicht verwunderlich, dass sie im Wesentlichen auf dem Konsum von Proteinen und tierischen Fetten wie rotem Fleisch und Milchprodukten basiert, während weniger kalorienhaltige Lebensmittel wie Obst und Gemüse darin nur eine untergeordnete

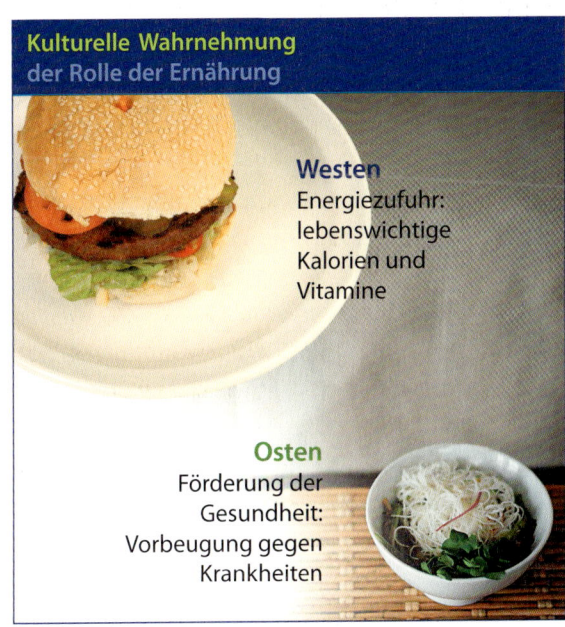

Kulturelle Wahrnehmung
der Rolle der Ernährung

Westen
Energiezufuhr:
lebenswichtige
Kalorien und
Vitamine

Osten
Förderung der
Gesundheit:
Vorbeugung gegen
Krankheiten

Abbildung 4

Stelle einnehmen. Umgekehrt wird im Osten Obst und Gemüse im Übermaß konsumiert; die Hauptzufuhr an Proteinen liefern oft Hülsenfrüchte, insbesondere Soja, sowie Fisch; rotes Fleisch und andere Nahrungsmittel mit gesättigten tierischen Fetten stehen nur selten auf dem Speiseplan.

Abgesehen von diesem Ungleichgewicht zugunsten gesättigter Fette sind noch weitere Charakteristika der westlichen Ernährungsweise bedenklich, was ihre Folgen für die Gesundheit angeht. Auch wenn die Industrialisierung und der technische Fortschritt unbestreitbar erhebliche positive Auswirkungen auf unsere Lebensweise hatten, so sind die Folgen dieser Industrialisierung für die Beschaffenheit und die Qualität der dem Verbraucher angebotenen Lebensmittel absolut katastrophal. Westliche Verbraucher sehen sich einer wahren Lawine von Lebensmitteln gegenüber, die in industrieller Massenproduktion und mit qualitativ minderwertigen Zutaten hergestellt werden. Die in Konditoreien und Bäckereien verwendeten Mehle sind gebleicht, raffiniert und viel zu fein gemahlen: Ihr Verzehr bewirkt die Freisetzung unglaublicher Mengen von Zucker im Blut. Pflanzliche Öle werden bei hohen Temperaturen extrahiert, was ihre chemische Zusammensetzung gravierend verändert und die Bildung von für den Organismus toxischen Lipiden (wie etwa den Trans-Fetten) bewirkt. Viele Produkte wie gepökelte Lebensmittel enthalten Konservierungsmittel, die nach ihrer Aufnahme zu krebserregenden Stoffen umgewandelt werden können usw. Die geradezu besessene Verteufelung jeder Art von Fett hat einen Run auf »fettfreie« Lebensmittel ausgelöst, die so fade und geschmacksneutral sind, dass man enorme Mengen von Zucker zusetzen muss, damit sie wieder einen Geschmack bekommen.

Bedauerlicherweise kochen die Leute immer weniger und greifen stattdessen ersatzweise zu solchen Produkten. Dadurch schränken sie ihre Möglichkeit, die Bestandteile ihrer Mahlzeiten angemessen zu kontrollieren, deutlich ein. Die unmittelbare Konsequenz dieser Industrialisierung der Ernährung ist, dass die gegenwärtige westliche Ernährungsweise nichts mehr mit dem gemein hat, was noch vor kaum zehn Generationen die Essenz der menschlichen Ernährung ausgemacht hat. Die moderne Ernährung ist im Vergleich zur traditionellen Ernährung gekennzeichnet durch einen mindestens doppelt so hohen Fettverzehr, einen weitaus höheren Anteil gesättigter im Vergleich zu ungesättigten Fetten, einen Rückgang an pflanzlichen Fasern um mehr als ein Drittel, eine Flut von Zucker auf Kosten komplexer Kohlenhydrate und paradoxerweise auch durch das Verschwinden von Vitalstoffen.

Ein weiterer perverser Effekt der Industrialisierung der Lebensmittelerzeugung wurzelt in der Massenproduktion, die eine Senkung der Betriebskosten ermöglicht und für die große Mehrheit der Menschen Nahrung im Überfluss und zu sehr erschwinglichen Preisen bereitstellt. Eben dieser Überfluss verleitet allerdings eine große Zahl von Menschen dazu, dass sie zu viel (und schlecht) essen und ihren Organismus mit Zucker und Fetten überlasten. Zu den schwerwiegendsten Konsequenzen dieses übermäßigen Konsums von Fetten und Zucker gehört der daraus folgende Kalorienüberschuss, der direkt zur Fettleibigkeit führt. Zum Beweis einige Zahlen aus Amerika: Während der Periode, in der das »Anti-

Fett-Credo« am schlimmsten wütete, das heißt zwischen 1980 und 2000, hat sich der Prozentsatz übergewichtiger Amerikaner mehr als verdoppelt und stieg von 12 auf 28 Prozent der Bevölkerung an; 65 Prozent der Amerikaner leiden heute an Übergewicht. Diese Zahlen sind dramatisch, denn Fettleibigkeit hat eine Reihe von Herz- und Gefäßerkrankungen, Typ-II-Diabetes, Retinopathien (Netzhauterkrankungen), Atemwegskrankheiten und anderes im Gefolge, die unvermeidlich mit der körperlichen Überernährung einhergehen.

Zwar haben die Medien mittlerweile begonnen, die Bevölkerung für die schädlichen Folgen von Fettsucht zu sensibilisieren, doch noch immer sind sich viel zu wenige Menschen der Tatsache bewusst, dass diese Krankheit allein die wichtigste ernährungsbedingte Ursache für die Entstehung von Krebs darstellt. Eine neuere amerikanische Untersuchung an 900 000 Personen mit Übergewicht hat gezeigt, dass diese ein deutlich erhöhtes Risiko haben, an bestimmten Krebsarten wie etwa Endometrium-, Brust-, Dickdarm-, Speiseröhren- und Nierenkrebs zu erkranken.

Übergewicht gilt heute als verantwortlich für 35 Prozent der Todesfälle bei Dickdarmkrebs bei Männern und, eine alarmierende Zahl, für beinahe 60 Prozent der Todesfälle bei Endometriumkrebs bei Frauen. Ein Body-Mass-Index (Gewicht in Kilo dividiert durch das Quadrat der Größe in Metern) über 25 ist angeblich Ursache für 10 Prozent der krebsbedingten Todesfälle bei *nicht rauchenden* Patienten.

Wie bereits erwähnt, erhöhte sich das Risiko von nach Westen ausgewanderten Japanern, an bestimmten Krebsarten wie Brust- und Prostatakrebs zu erkranken, um den Faktor zehn. Wir können außerdem beobachten, dass jene europäischen und asiatischen Länder, die ihre traditionelle Ernährungsweise zugunsten amerikanischer Essgewohnheiten umgestellt haben, ebenfalls von einer drastischen Zunahme von Übergewicht, Dickdarm- und Prostatakrebs sowie Herz- und Gefäßerkrankungen betroffen sind, die allesamt früher dort relativ selten auftraten. Trotz dieser alarmierenden Statistiken ist die Werbung für Junk Food und Fast Food unglücklicherweise allgegenwärtig und nimmt tragischerweise ein immer jüngeres Publikum von Jugendlichen und Kindern ins Visier. Mit bemerkenswerter Passivität lassen wir dieses Werbebombardement, bestehend aus einem Trio von riesigen Hamburgern, literweise kohlensäurehaltigen Softdrinks und Chips voller Trans-Fette und Acrylamide sowie weiteren »Snacks«, die permanent zu den Hauptfernsehzeiten ausgestrahlt werden, über uns ergehen. Wenn wir Werbung für diese Art von Ernährung akzeptieren, dann finden wir uns zugleich damit ab, dass wir enorme Summen in die Bewältigung der Gesundheitsprobleme zukünftiger Generationen investieren müssen. Wir müssen unbedingt aufhören, im Essen nur einen Akt des Hungerstillens zu sehen, der keinerlei Auswirkungen auf die menschliche Gesundheit hat.

Es steht vollkommen außer Zweifel, dass eine tiefgreifende Veränderung dieser Ernährungsweise unumgängliches Ziel aller Vorbeugungsmaßnahmen sein muss, um die Zahl der Krebserkrankungen in der westlichen Welt zu reduzieren. Zum Glück können immer mehr Menschen, die ihre Ernährungsgewohnheiten verändern wollen, auf eine wachsende Auswahl an hervorragenden Produkten zurückgreifen, die mit gesunden

Zutaten hergestellt werden und wirklich zu einer Besserung der allgemeinen Gesundheit beitragen können. Die weit überwiegende Mehrheit der Supermärkte hat heute eine Abteilung mit solchen Erzeugnissen, abgesehen von den unzähligen Märkten, auf denen wir uns mit den Kochzutaten für Gerichte aus aller Herren Länder vertraut machen können, die uns noch vor dreißig Jahren so gut wie unbekannt waren. So profitiert die westliche Welt selbst de facto von der Ausbreitung kulinarischer Traditionen anderer Kulturen, auch wenn die Globalisierung schädliche Auswirkungen für die Völker hat, die eine westliche Lebensweise angenommen haben. Unbestreitbar gibt es heute für alle, die sich gesund ernähren und vor so schweren Krankheiten wie Krebs schützen wollen, eine Alternative zum Junk Food.

Es ist nicht Ziel dieses Buches, eine bestimmte Ernährungsweise im engen Sinn zu propagieren. Unserer Ansicht nach gibt es hervorragende Bücher auf dem Markt, in denen klar und in aller Schärfe die grundlegenden Prinzipien einer gesunden und ausgeglichenen Ernährung dargelegt sind. Sie finden darin alle wichtigen Informationen über die Möglichkeiten einer angemessenen Versorgung mit Proteinen, Lipiden und Zucker sowie Vitaminen und Mineralstoffen. Wir möchten vielmehr das Augenmerk auf einen anderen Aspekt lenken – nämlich auf die Rolle der Ernährung bei der Entstehung von Krebs. Und wir möchten eine Reihe von Nahrungsmitteln besser bekannt machen, die wesentlich zur Verringerung des Krebsrisikos beitragen können. Diese Empfehlungen stützen sich natürlich auf die erwiesene

Bedeutung von Obst und Gemüse als grundlegender Bestandteil jeder Ernährung zur Krebsbekämpfung. Aber sie berücksichtigen auch neue wissenschaftliche Erkenntnisse, die nahelegen, dass die Beschaffenheit von Obst und Gemüse eine ebenso wichtige Rolle spielen könnte wie die verzehrte Menge. Denn manche Lebensmittel stellen eine außergewöhnlich reichhaltige Quelle für krebshemmende Moleküle dar.

Im Laufe der letzten fünf Jahre hat sich unser Forschungslabor exzessiv mit der Identifizierung von krebshemmenden Inhaltsstoffen in Nahrungsmitteln sowie mit dem Verständnis jener Mechanismen beschäftigt, durch die diese Moleküle vor einer Krebserkrankung schützen können. Diese Arbeiten haben uns zwar die Identifizierung mehrerer krebshemmender Inhaltsstoffe in der Nahrung ermöglicht, doch sind die Ergebnisse bisher nur in Fachzeitschriften veröffentlicht worden, sodass der Nutzen dieser Nahrungsmittel für die Krebsprävention im Allgemeinen weiterhin kaum bekannt ist.

Aus diesen Überlegungen heraus ist dieses Projekt entstanden; wir wollten für jedermann verständlich die wissenschaftlichen Erkenntnisse publik machen, die auf die entscheidende Rolle der Ernährung bei Krebserkrankungen hinweisen, damit so viele Menschen wie möglich von den neuesten Entdeckungen profitieren können. Wir hoffen, es gelingt uns, Ihnen unsere Überzeugung nahezubringen, dass eine Ernährungsweise, die auf der konstanten Zufuhr von Nahrungsmitteln mit krebshemmenden Bestandteilen beruht, eine unerlässliche Waffe im Kampf gegen den Krebs darstellt.

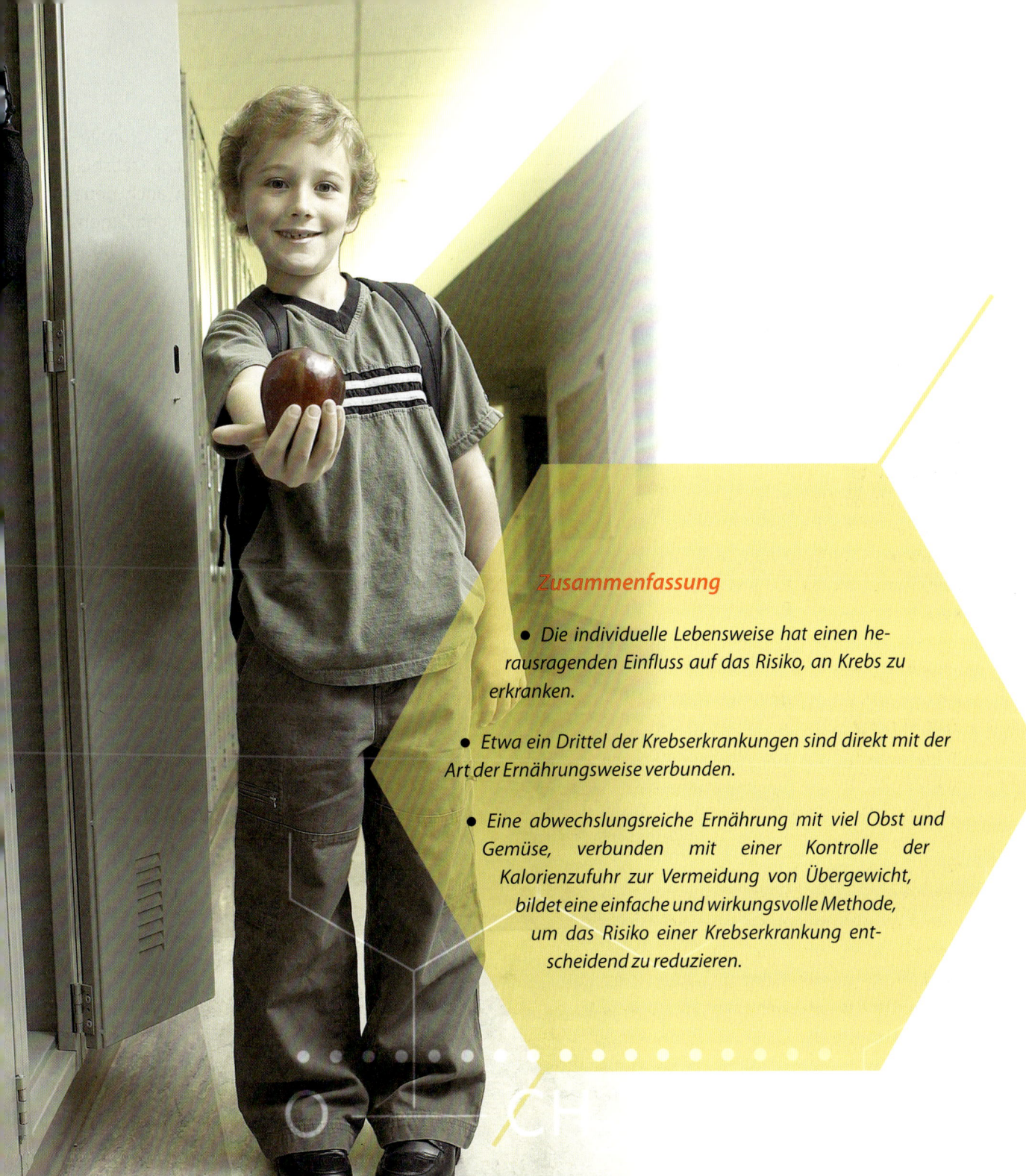

Zusammenfassung

● Die individuelle Lebensweise hat einen herausragenden Einfluss auf das Risiko, an Krebs zu erkranken.

● Etwa ein Drittel der Krebserkrankungen sind direkt mit der Art der Ernährungsweise verbunden.

● Eine abwechslungsreiche Ernährung mit viel Obst und Gemüse, verbunden mit einer Kontrolle der Kalorienzufuhr zur Vermeidung von Übergewicht, bildet eine einfache und wirkungsvolle Methode, um das Risiko einer Krebserkrankung entscheidend zu reduzieren.

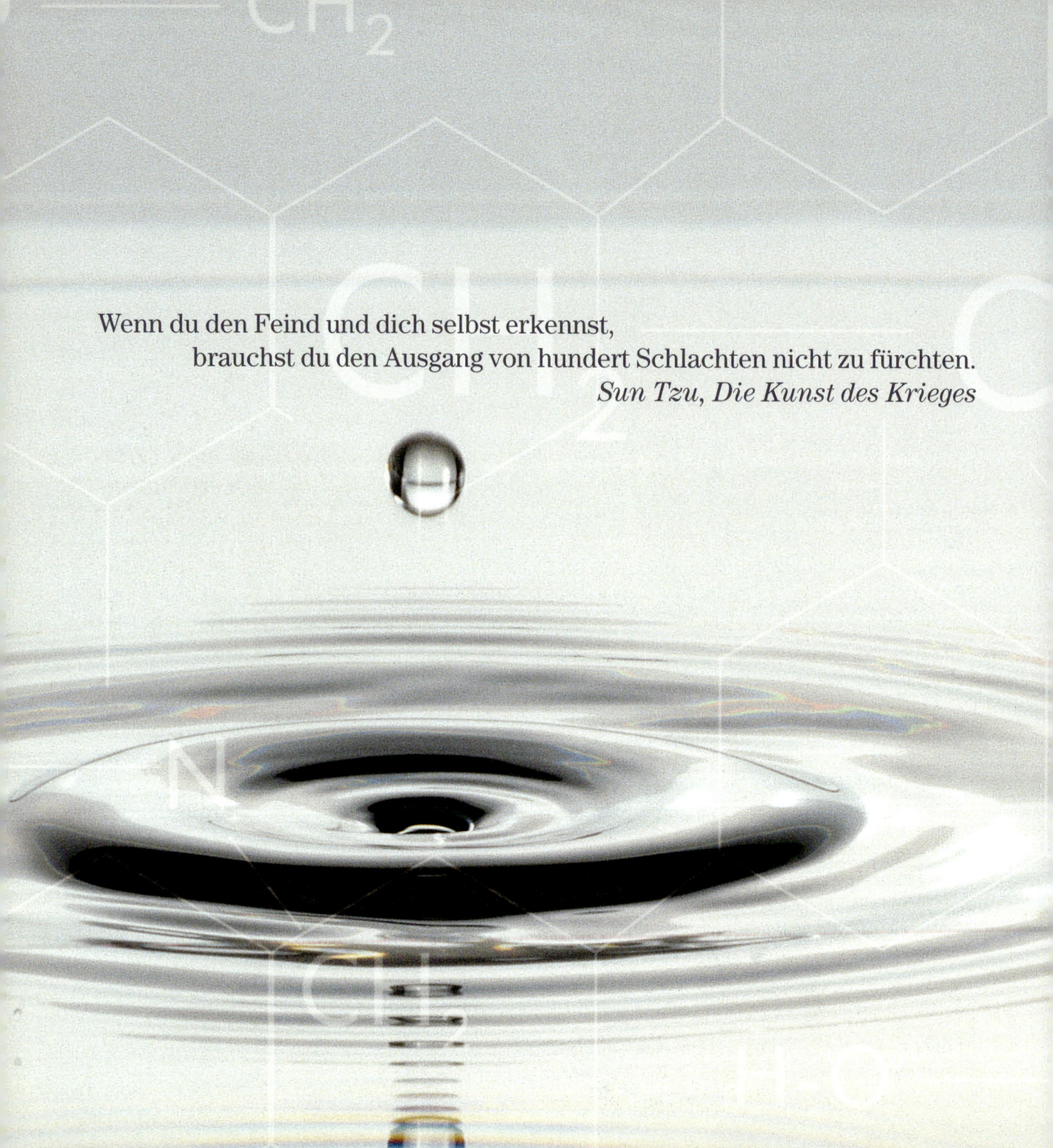

Wenn du den Feind und dich selbst erkennst,
brauchst du den Ausgang von hundert Schlachten nicht zu fürchten.
Sun Tzu, Die Kunst des Krieges

Kapitel 2
Was ist Krebs?

Obwohl seit Jahrzehnten viel Energie und Milliarden von Dollars in die Forschung fließen, entzieht sich eine große Zahl von Krebsarten nach wie vor jeder Behandlung; und selbst wenn gegen bestimmte Krebserkrankungen Behandlungsmethoden zur Verfügung stehen, bleibt die langfristige Überlebensrate der Patienten noch zu oft unter den Erwartungen. Mehrmals schon erwiesen sich neue Medikamente, in die große Hoffnungen gesetzt wurden, als weitaus weniger wirkungsvoll als vorhergesagt und in manchen Fällen sogar als vollkommen wirkungslos. Was macht die Krebsbehandlung so schwierig? Das ist eine wesentliche Frage, mit der wir uns beschäftigen müssen, bevor wir uns den neuen Mitteln zuwenden, mit denen wir diese Krankheit zu bekämpfen hoffen.

Natürlich ist es immer wichtig, dass man seinen Feind kennt, aber keine Sorge, wir haben nicht die Absicht, detailliert alle molekularen Prozesse zu beschreiben, die zur Bildung eines Tumors führen. Unserer Ansicht nach würde eine solche Beschreibung nur verdeutlichen, dass Krebs eine hochkomplizierte Krankheit ist, und nichts wirklich Neues oder Nützliches zum Verständnis der Mittel beitragen, die zu einer Senkung der Krebsrate führen können. Allerdings ist es oft möglich, in groben Zügen den Charakter und die Motivationen, die Stärken und Schwächen eines Menschen zu kennen, ohne dass man deswegen alle Einzelheiten seines Lebens kennen muss. So ließe sich in etwa auch das Ziel dieses Kapitels formulieren: Es soll Ihnen helfen, Krebszellen besser zu verstehen, indem Sie die groben Züge ihrer »Persönlichkeit« und die Beweggründe erfassen, die sie dazu treiben, in das Nachbargewebe einzudringen und zu wachsen, bis sie das Leben der Betroffenen bedrohen; Sie sollen erfahren, was diese Zellen so erfolgreich macht und – wichtiger noch – wo ihre Schwächen liegen, damit Sie sich besser davor schützen können. Dem Leser, der wenig mit Biologie oder Naturwissenschaften im Allgemeinen vertraut ist, mag dies als ein schwieriges Unterfangen erscheinen, doch es lohnt wirklich die Mühe.

Wenn wir begreifen, was Krebs ist, dann werden wir erkennen, dass diese Krankheit ein furchtbarer Feind ist, dem wir mit großem Respekt begegnen müssen, damit er uns nicht besiegt. Doch nur, wenn wir den Krebs begreifen, können wir ihn in Schach halten und uns seine Schwächen zunutze machen.

Die Wurzel allen Übels: die Zelle

Die Zelle ist die Basiseinheit allen Lebens auf der Erde – beginnend vom einfachsten Bakterium, das nur aus einer einzigen Zelle besteht, bis zu hochkomplexen Organismen wie dem Menschen, der mehr als 60 000 Milliarden Zellen besitzt. Diese kleine, kaum 10 – 100 μm große Struktur (ein μm = ein Tausendstel Millimeter) ist ein wahres Meisterwerk der Natur – ein Puzzle von unerhörter Komplexität, das die Forscher, die seine Geheimnisse zu durchdringen versuchen, noch immer fasziniert. Die Zelle hat wohl noch lange nicht all ihre Geheimnisse preisgegeben, aber man weiß bereits, dass eine Entgleisung bestimmter Funktionen eine wesentliche Rolle bei der Entstehung von Krebs spielt. Unter wissenschaftlichen Gesichtspunkten ist Krebs daher vor allem und in erster Linie eine Krankheit der Zelle.

Um die Zelle besser zu verstehen, können wir sie mit einer Stadt vergleichen, in der sämtliche für das Wohlbefinden des Gemeinwesens notwendige Funktionen auf verschiedene Orte verteilt wurden, damit alle Arbeiter ihre Aufgaben unter optimalen Bedingungen erfüllen können. Vier Hauptbestandteile der Zelle spielen eine wesentliche Rolle bei der Entstehung von Krebs (Abbildung 5).

Der Kern

Der Kern ist die Bibliothek der Zelle, der Ort, an dem alle Gesetzestexte, nämlich *die Gene*, gelagert sind; sie regulieren die Verwaltung der Stadt. Die Zellen enthalten etwa 25 000 Gesetze, die in einem umfangreichen Text, der DNS, verstreut sind. Dieser ist in einem seltsamen Alphabet verfasst, das nur vier Buchstaben enthält: A, T, C und G. Es ist wichtig, diese Gesetze zu lesen, denn sie diktieren der Zelle ihr Verhalten und bewegen sie zur Produktion von Proteinen, die für ihr reibungsloses Funktionieren und für ihre adäquate Reaktion auf jede Veränderung ihrer Umgebung essentiell sind. So folgt beispielsweise auf den Alarm, dass es der Zelle gleich an Zucker fehlen wird, unmittelbar die Lesung und Ausführung eines Gesetzes, das die Bildung neuer Proteine

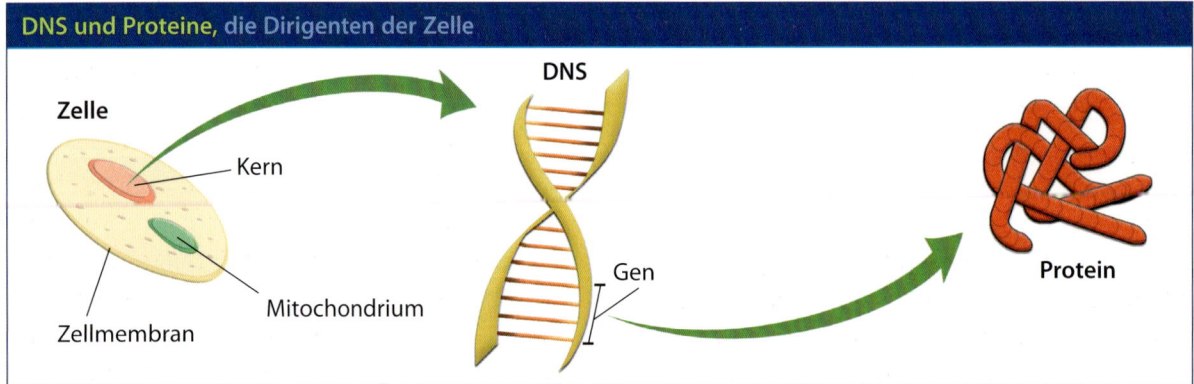

DNS und Proteine, die Dirigenten der Zelle

Zelle
Kern
Mitochondrium
Zellmembran
DNS
Gen
Protein

Abbildung 5

bewilligt, die auf den Transport von Zucker spezialisiert sind; und dadurch werden wieder ausreichend Zuckerreserven für das Überleben der Zelle bereitgestellt. Wenn beim Lesen dieser Gesetze Fehler auftreten, dann sind die gebildeten Proteine unfähig, ihre Aufgabe adäquat zu erfüllen und können stattdessen zur Bildung von Krebs beitragen.

Die Proteine

Die Proteine sind die »Arbeitskräfte« der Stadt. Sie sind es, die die meisten für den Fortbestand der Zelle notwendigen Aufgaben erfüllen: Transport von Nährstoffen aus dem Blutkreislauf, Kommunikation von Botschaften, die von außen kommen, um die Zelle über Veränderungen in ihrer Umgebung zu informieren, Umwandlung von Nährstoffen zur Energieversorgung etc. Viele Proteine sind *Enzyme,* gewissermaßen die »Künstler« der Zelle, denn sie besitzen die Fähigkeit, nicht nutzbare Substanzen in Stoffe umzuwandeln, die für die Zelle lebenswichtig sind. Eine Reihe von Enzymen ermöglicht es der Zelle, sich schnell an jede Veränderung der Umgebung anzupassen, indem sie die Funktion anderer Proteine auf subtile Weise beeinflusst. Insofern ist es von zentraler Bedeutung für die Zelle, stets sicherzustellen, dass beim Lesen der Gesetze, die die Produktion dieser Enzyme regeln, keine Abweichungen vom Originaltext auftreten. Denn eine ungenaue Lektüre bewirkt die Produktion von modifizierten Proteinen, die nicht mehr fähig sind, ihre Aufgabe ordnungsgemäß zu erfüllen oder die einen mit dem zellulären Gleichgewicht unvereinbaren Übereifer entwickeln. Krebs entsteht also immer durch Fehler in der Bildung der Proteine, insbesondere der Enzyme.

Das Mitochondrium

Es ist das Kraftwerk der Stadt, der Ort, an dem die Energie, die in Nahrungsmolekülen (Zucker, Proteine, Lipide) enthalten ist, in zelluläre Energie (ATP) umgewandelt wird. Bei diesem Prozess dient Sauerstoff als Brennstoff, und das führt unglücklicherweise zur Bildung toxischer Abfallprodukte, den sogenannten freien Radikalen. Diese Abfallprodukte können eine Krebserkrankung auslösen, indem sie in den Gesetzestexten (Genen) Veränderungen, das heißt Mutationen hervorrufen, die zu Fehlern in der Proteinproduktion führen.

Die Zellmembran

Diese Struktur, die die Zelle umgibt, besteht aus Lipiden und bestimmten Proteinen und wirkt wie eine Mauer mit dem Ziel, alle Aktivitäten der Zelle an einem Ort zu konzentrieren. Die Zellmembran spielt dabei eine extrem wichtige Rolle, denn sie fungiert als Barriere zwischen dem Zellinneren und dem äußeren Milieu. Sie ist eine Art Filter, der sortiert zwischen den Substanzen, die in die Zelle eindringen können, und denen, die ausgeschieden werden. Sie enthält verschiedene Proteine, *Rezeptoren* genannt, die die chemischen Signale im Blutkreislauf aufspüren und der Zelle dadurch kodierte Botschaften übermitteln, damit sie adäquat auf Veränderungen ihrer Umgebung reagieren kann. Diese Funktion ist lebenswichtig für die Zelle; es ist daher leicht zu verstehen, dass eine ungenaue Lektüre der Gene (der Gesetze), die die Bildung dieser Proteine steuern, dramatische Folgen haben kann. Wenn eine Zelle nicht mehr versteht, was außerhalb ihrer Grenzen vor sich geht, dann verliert sie ihre Richtlinien und beginnt sich eigenmächtig zu verhalten, ohne sich um die Zellen in ihrer Umgebung zu kümmern. Ein sehr gefährliches Verhalten, das zu Krebs führen kann.

Die Gruppenzwänge

Was treibt eine Zelle dazu, zur Krebszelle zu werden? Die meisten Menschen wissen, dass Krebs durch ein unkontrolliertes Zellwachstum verursacht wird, doch die Gründe, die zu einem solchen Verhalten führen, sind ihnen in der Regel unbekannt. Wie in jeder klassischen psychologischen Analyse liegt auch hier die Antwort auf diese Frage in der Kindheit …

Die Zelle, wie sie jetzt existiert, ist das Evolutionsprodukt einer primitiven Zelle, die vor etwa 3,5 Milliarden Jahren auf der Erde erschienen ist und weitaus mehr Ähnlichkeit mit einem Bakterium hatte als mit der Zelle in ihrer heutigen Gestalt. Im Laufe dieser langen Zeitspanne war die Urzelle enormen Veränderungen ihrer Umgebung (UV-Strahlen, Sauerstoffgehalt etc.) unterworfen, die sie dazu zwangen, permanent und »durch Versuch und Irrtum« nach der »richtigen« Veränderung zu suchen, die ihr die größte Überlebenschance bot. Die Zelle verdankt diese große Anpassungsfähigkeit ihrer Fähigkeit, ihre Gene zu modifizieren und dadurch die Produktion neuer Proteine zu initiieren, die den neuen Herausforderungen besser gewachsen sind. Wir müssen also begreifen, dass die Gene, die berühmten »Gesetze«, von denen wir zuvor gesprochen haben, nicht unveränderlich sind. Sobald die Zelle erkennt, dass es zur Bewältigung eines Problems vorteilhaft wäre, diese Gesetze zu modifizieren, verändert sie deren Text: Das nennt man eine

Mutation. Diese Fähigkeit der Zellen, eine Mutation ihrer Gene zu bewirken, stellt folglich ein wesentliches Merkmal des Lebens dar, ohne das wir nie das Tageslicht erblickt hätten.

Vor etwa 600 Millionen Jahren haben die Zellen eine »Entscheidung« getroffen, die die folgenreichsten Konsequenzen in der gesamten Evolutionsgeschichte für das Leben auf der Erde hatte: Sie begannen sich zu Zellverbänden zusammenzuschließen und bildeten so die ersten mehrzelligen Organismen. Dabei handelte es sich um eine radikale Veränderung in der »Mentalität« der Zelle selbst, denn dieser Zusammenschluss bedeutete, dass von nun an das Überleben des Organismus dem der individuellen Zellen übergeordnet war. Die permanente Suche nach Verbesserungen für eine Adaptation an die Veränderungen der Außenwelt konnte damit nicht mehr auf Kosten der anderen Zellen des Organismus gehen. Anders gesagt, die früher individualistischen Zellen wurden allmählich altruistisch und verzichteten in gewisser Weise auf ihre grundlegende Freiheit, ihre Gene nach Gutdünken zu transformieren. Diese Evolution setzte sich durch, weil sie beachtliche Vorzüge mit sich brachte. Allen voran die Tatsache, dass die verschiedenen Zellen nun arbeitsteilig ihre Aufgaben erfüllen konnten, um eine bessere Interaktion mit der Umwelt zu gewährleisten. So haben beispielsweise in einem primitiven Organismus manche Zellen besondere Fähigkeiten zur Identifizierung von Nährstoffen in ihrer unmittelbaren Umgebung entwickelt, während sich andere mehr darauf spezialisiert haben, Nährstoffe zu verdauen und dadurch Energie für den Organismus bereitzustellen.

Um eine solche Spezialisierung einzuführen,

mussten die Zellen ihre Gesetze ändern, damit sich neue Arten von Proteinen entwickelten, die ihre Leistungsfähigkeit verbesserten und ihnen eine noch effektivere Erfüllung ihrer Aufgabe ermöglichten. Diese Anpassungsfähigkeit ist die Basis der Evolution, doch bei mehrzelligen Organismen muss die Adaptation unbedingt für den gesamten Organismus vorteilhaft sein und nicht nur für eine einzelne Zelle.

Beim Menschen hat die Spezialisierung der Zellen ihre höchste Komplexität erreicht. Tatsächlich kann man sich nur schwer vorstellen, dass eine Hautzelle zum Beispiel auch nur irgendetwas mit einer Zelle der Niere gemeinsam hat, oder dass Muskelzellen einen gemeinsamen Ursprung mit Neuronen haben, die uns das Denken ermöglichen. Dennoch besitzen alle Zellen des menschlichen Körpers die *gleiche* genetische Ausstattung, also die gleichen Gesetzestexte in ihrem Kern. Wenn die Hautzelle sich von jener der Niere unterscheidet, so liegt dies nicht daran, dass sie nicht die gleichen Gene haben, sondern daran, dass sie nicht die gleichen Gene *benutzen*, um ihre Funktionen zu erfüllen. Anders gesagt, jede Zelle des menschlichen Körpers aktiviert nur die Gene, die ihren Aufgaben entspricht; dieses Phänomen wird als Zelldifferenzierung bezeichnet. Die Aufrechterhaltung dieser Differenzierung ist für ein adäquates Funktionieren des Organismus lebenswichtig: Wenn die Neuronen, die uns das Denken ermöglichen, plötzlich beschließen würden, sich wie Hautzellen zu benehmen und keine Nervenimpulse mehr weiterzuleiten, dann würde der gesamte Organismus darunter leiden. Das Gleiche gilt für jedes beliebige andere Organ; jeder Zelltyp muss die Aufgabe erfüllen, die ihm zum Wohle

aller Zellen zugewiesen wurde. Wenn man bedenkt, dass der menschliche Körper 60 000 Milliarden Zellen enthält, die sich allesamt aufeinander abstimmen müssen, dann kann man nur staunen über eine solche Ordnung, die einer so komplexen Struktur zugrunde liegt.

Ziviler Ungehorsam

Wie wir sehen, ist also für das adäquate Funktionieren eines so komplexen Organismus wie des menschlichen Körpers die vollständige Unterdrückung althergebrachter Überlebensinstinkte der Zellen und der gemeinschaftliche Einsatz all ihrer Ressourcen erforderlich. Und so kann man sich auch leicht vorstellen, dass die Aufrechterhaltung dieser Funktionen ein prekäres Phänomen ist und andauernden »Rebellionsversuchen« von Zellen ausgesetzt ist, die ihre Handlungsfreiheit wiedergewinnen wollen. Genau das geschieht unser ganzes Leben lang: Sobald eine Zelle Opfer einer Aggression von außen wird, sei es durch eine krebserregende Substanz, einen Virus oder durch einen Überschuss an freien Radikalen, besteht ihr erster Reflex darin, diese Aggression als eine Herausforderung zu interpretieren, der sie sich, so gut sie kann, stellen muss. Und das tut sie, indem sie ihre Gene so modifiziert, dass sie dieses Hindernis umgeht. Unglücklicherweise sind solche Aggressionen in unserem Leben an der Tagesordnung; immer wieder rebellieren geschädigte Zellen und vergessen dabei ihre wesentliche Funktion für den Organismus als Ganzes. Damit die beschädigte Zelle nicht zu viel Autonomie gewinnt, wird der »gute Wille« der Zellen glücklicherweise durch strenge Regeln kontrolliert, die

Regel 1

Reproduktion ist nicht erlaubt, außer um eine tote oder beschädigte Zelle zu ersetzen.

Regel 2

Am Leben bleiben ist nicht erlaubt, wenn in der Struktur der Zelle, besonders auf der Ebene der DNS, Schäden entdeckt werden. Wenn die Schäden zu gravierend sind, ist Selbstmord obligatorisch!

sicherstellen, dass der soziale Verhaltenscode immer respektiert wird. Dadurch können rebellische Zellen schnell eliminiert werden und die Aufrechterhaltung lebenswichtiger Funktionen ist gewährleistet.

Allerdings werden diese Regeln nicht hundertprozentig befolgt, und manchen Zellen gelingt es, Genmutationen in Gang zu setzen, durch die sie diese Regeln umgehen und einen Tumor bilden können.

Das heißt: Krebs entsteht, wenn eine Zelle aufhört, die ihr zugewiesene Rolle zu spielen und sich weigert, mit den anderen zu kooperieren, um das reibungslose Funktionieren des Organismus als Ganzes zu gewährleisten. Eine solche Zelle wird zu einem von den anderen Zellen isolierten Gesetzesbrecher, sie reagiert nicht mehr auf die Anweisungen der Gesellschaft, in die sie eingebunden ist, und hat von nun an nur noch eines im Kopf: ihr eigenes Überleben und das ihrer Nachkommen zu sichern. Alles ist nun möglich: Die rebellische Zelle hat ihre althergebrachten Überlebensinstinkte wiedergefunden.

Die Entstehung von Krebs

Es ist wichtig zu verstehen, dass diese Transformation der Zelle nicht automatisch bedeutet, dass sich unmittelbar ein Krebs im Organismus entwickelt. Wir werden später noch sehen, dass es im Laufe des Lebens regelmäßig zu solch einem delinquenten Verhalten kommt, glücklicherweise ohne dass dies notwendig eine Krebserkrankung nach sich zieht. Man muss die Entstehung von Krebs vielmehr als einen allmählichen Prozess begreifen, der sich über mehrere Jahre hinweg unbemerkt vollziehen kann, bevor er sich durch den Ausbruch von Symptomen manifestiert. Diese »Langsamkeit«, mit der Krebs entsteht, ist extrem wichtig für uns, denn wie wir im Verlauf dieses Buches immer wieder sehen werden, bietet sie uns eine hervorragende Gelegenheit, in mehreren Phasen seiner Entwicklung zu intervenieren und die Entwicklung der mutierten Zelle zu einer reifen Krebszelle zu stoppen. Zwar wird jeder Krebs durch spezielle Faktoren ausgelöst, doch alle Krebserkrankungen durchlaufen im Großen und Ganzen den gleichen Entwicklungsprozess, der sich in drei große Abschnitte gliedert: Initiation, Promotion und Progression (Abbildung 6).

1. Die Initiation

Als Initiation bezeichnet man, wie der Name schon sagt, die Anfangsphase des Krebswachstums, in der die DNS der Zellen durch den Kontakt mit einer krebsauslösenden Substanz irreversibel geschädigt und eine Mutation ausgelöst wird. Ultraviolette Strahlen, bestimmte Viren, Tabakrauch oder auch krebserzeugende Substanzen in Nahrungsmitteln sind in der Lage, solche Schädigungen hervorzurufen und damit eine Krebserkrankung auszulösen.

Von wenigen Ausnahmen abgesehen, sind diese prämalignen Zellen in diesem Stadium indes noch nicht ausreichend aktiviert, um als Krebszellen zu gelten. Sie haben vielmehr das Potenzial, Tumoren zu bilden, wenn sie weiterhin regelmäßig diesen karzinogenen Substanzen ausgesetzt sind oder wenn günstige Faktoren es der prämalignen Zelle ermöglichen, ihre Versuche fortzusetzen und neue Mutationen hervorzurufen, die ihr eine autonome Entwicklung ermöglichen. Wie wir sehen werden, haben manche Wirkstoffe in Nahrungsmitteln die Eigenschaft, diese potenziellen Tumoren in einer Art Schlafzustand zu halten und können somit die Ausbildung von Krebs verhindern.

2. Die Promotion

Im Verlauf dieser Phase setzt sich die prämaligne Zelle über die zuvor beschriebenen Regeln 1 und 2

hinweg und erreicht so die kritische Schwelle einer entarteten Zelle. Die weit überwiegende Zahl der aktuell laufenden Untersuchungen über Krebs befasst sich mit der Identifizierung jener Faktoren, die den Zellen eine Umgehung dieser beiden Regeln ermöglichen. Im Allgemeinen produzieren Krebszellen, um die Regel 1 zu umgehen, große Mengen von Proteinen, die den Zellen ein autonomes Zellwachstum ohne äußere Hilfe ermöglichen. Parallel dazu müssen sich Zellen, die sich zu Krebszellen entwickeln wollen, unbedingt der Proteine entledigen, die für die Anwendung von Regel 2 verantwortlich sind, andernfalls würden alle Anstrengungen unverzüglich durch einen Mechanismus des programmierten Zellselbstmords, genannt *Apoptose* (siehe S. 38), zunichte gemacht werden. In beiden Fällen führen die Mutationen, die eine Veränderung der Proteinfunktionen auslösen, zu einer unkontrollierten Proliferation (Vermehrung, Anm. d. Ü.) dieser ent-

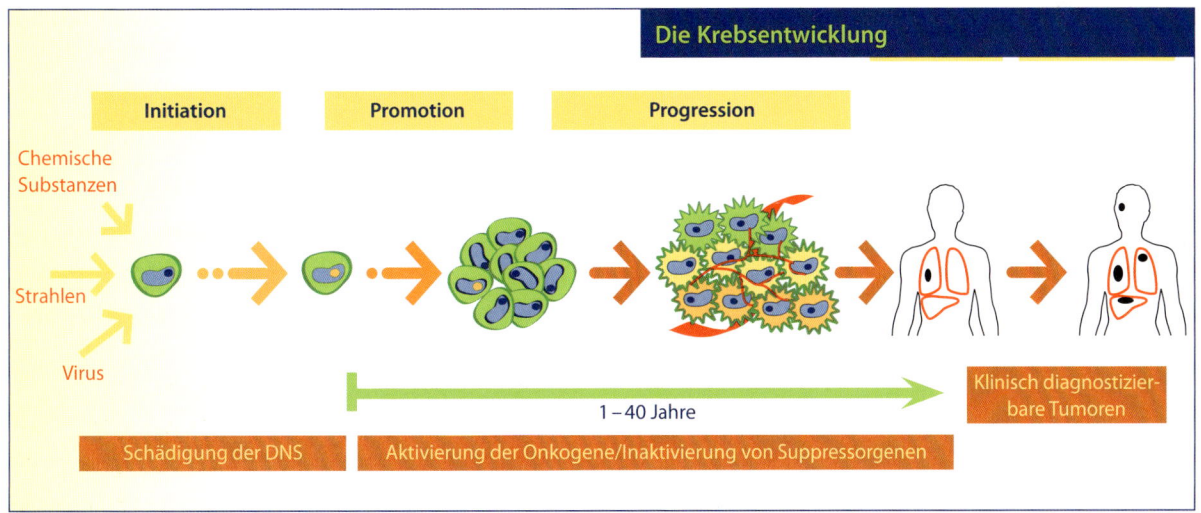

Abbildung 6

arteten Zellen und machen sie unsterblich. Allerdings handelt es sich dabei um eine schwirige Phase, die sich über einen langen Zeitraum (1 bis 40 Jahre) erstreckt, denn die Zelle muss zahllose Mutationsversuche durchführen, um die für ihr Wachstum notwendigen Merkmale zu erwerben.

Welche Faktoren eine Zelle dazu bewegen, gegenüber den zwei großen Regeln, die das Leben der Zelle beherrschen, den Gehorsam zu verweigern, ist weitgehend unbekannt. Es ist allerdings möglich, dass Hormone, Wachstumsfaktoren sowie auch die Menge an freien Radikalen in dieser entscheidenden Phase eine Rolle spielen. Nichtsdestoweniger können wir davon ausgehen, dass die Promotionsphase den größten Interventionsspielraum für die Krebsvorbeugung bietet, denn mehrere der dabei wirksamen Faktoren können

durch die individuelle Lebensweise maßgeblich beeinflusst werden. Wie wir in den folgenden Kapiteln noch im Einzelnen sehen werden, besteht kein Zweifel daran, dass zahlreiche ernährungsbedingte Faktoren in dieser Phase eine positive Wirkung entfalten können, indem sie den zukünftigen Tumor auf dieses frühe Stadium beschränken. Diese Prävention ist von entscheidender Bedeutung, denn die transformierten Zellen, die die beiden ersten Phasen überstanden haben, sind extrem gefährlich geworden und werden es in der folgenden Phase der Progression noch mehr.

3. Die Progression

Erst im Verlauf dieses Prozesses erringt die entartete Zelle ihre Unabhängigkeit und entwickelt die zunehmend malignen Eigenschaften, die ihr ein Eindringen in das Nachbargewebe und sogar die Ausbreitung in fremdes Gewebe des Organismus in Form von Metastasen erlauben. Alle Tumoren, die dieses Stadium erreicht haben, weisen sechs gemeinsame Charakteristika auf, die man gewissermaßen als »Signatur« von Krebs im reifen Stadium betrachten kann.

Das Auftreten eines Tumors ist somit kein Werk des Augenblicks, sondern vielmehr Resultat eines langen Prozesses, der sich über mehrere Jahre erstreckt; während dieser Zeit verwandelt sich die Zelle fortwährend, nachdem sie durch eine karzinogene Substanz »aufgeweckt« wurde, um die vielfältigen Hindernisse zu überwinden, die ihr während ihrer gesamten Entwicklung in den Weg gelegt werden. Der wichtigste Punkt dieses langen Prozesses bleibt allerdings, dass Krebszellen viele Jahre, ja Jahrzehnte lang extrem verletzbar

Die Selbstmordtendenzen der Zellen

Die Zelle hat ein äußerst detailliertes und rigoroses Programm entwickelt, um beschädigte oder nicht mehr funktionsfähige Zellen zum Rückzug zu zwingen: den Selbstmord! Die sogenannte Apoptose ermöglicht es dem Organismus, eine Zelle »ordentlich« zu vernichten, ohne benachbarte Zellen zu schädigen und ohne entzündliche Prozesse im Gewebe auszulösen. Es handelt sich also um einen zentralen Vorgang, der an mehreren biologischen Prozessen wie der Embryonalentwicklung, der Eliminierung inkompetenter Immunsystemzellen sowie – und das ist der neuralgische Punkt im Fall von Krebs – an der Zerstörung von Zellen mit schweren Schädigungen der DNS beteiligt ist.

Die sechs Signaturen von Krebs

1. Anarchisches Wachstum: Krebszellen können sich auch ohne chemische Signale reproduzieren.
2. Gehorsamsverweigerung gegenüber dem Befehl zum Wachstumsstopp, den die Nachbarzellen ausgeben, wenn sie die dem Gewebe drohende Gefahr erkennen.
3. Verweigerung des Zellselbstmords durch Apoptose, wodurch die Kontrolle durch die Schutzmechanismen der Zelle ausgeschaltet wird.
4. Fähigkeit zur Bildung neuer Blutgefäße durch Angiogenese, wodurch die Versorgung mit Sauerstoff und Nährstoffen, die für das Wachstum lebensnotwendig sind, gesichert ist.
5. Unsterblichkeit: Die Aneignung all dieser Merkmale führt dazu, dass Krebszellen unsterblich und zur unbegrenzten Reproduktion fähig werden.
6. Fähigkeit, in andere Gewebe des Organismus einzudringen und sie zu besiedeln, zunächst noch räumlich begrenzt, dann in Form von Metastasen.

bleiben und dass nur wenige von ihnen ein bösartiges Stadium erreichen. Diese Verletzbarkeit ermöglicht es uns, an mehreren Stellen der Tumorentwicklung einzugreifen und dadurch den Ausbruch von Krebs zu verhindern.

Wir werden immer wieder im Verlauf dieses Buches nachdrücklich auf diesen Punkt hinweisen, denn es handelt sich hierbei um einen zentralen Aspekt jeder Strategie zur Reduzierung der krebsbedingten Todesfälle: *Wenn man die Zahl der Krebserkrankungen in unseren Gesellschaften senken will, dann muss man den Tumor angreifen, solange er verletzbar ist.* Die Tumorzelle gewinnt eine furchtbare Macht, indem sie sich sozusagen die ursprünglichen Instinkte ihrer Vorfahren wieder aneignet, die deren autonomes Überleben garantierten. Und genau das macht es so schwierig, den Krebs zu bekämpfen: Der Versuch, diese primitiven Zellen zu zerstören, bedeutet nichts anderes, als eben die Anpassungsfähigkeit zu eliminieren, die uns erst hervorgebracht hat. Es bedeutet, die Kräfte zu zerstören, die am Ursprung des Lebens stehen.

Zusammenfassung

● *Krebs ist eine Krankheit, die durch die Entgleisung der Zellfunktionen verursacht wird. Mit fortschreitender Störung nimmt die Zelle allmählich bestimmte Merkmale an, die es ihr ermöglichen, sich zu vermehren und in fremdes Gewebe des Organismus einzudringen.*

● *In der Regel erstreckt sich der Erwerb dieser Merkmale über eine lange Zeitspanne. Diese Latenzphase bietet eine hervorragende Gelegenheit zur Intervention, um zu verhindern, dass die Tumoren ihr reifes Endstadium erreichen.*

Störe den Feind, wenn er ruhen will,
hindere ihn zu essen, wenn er gut
mit Nahrungsmitteln versorgt ist (…)
Wenn dein Gegner hitzigen Gemüts ist,
dann versuche ihn zu reizen.
Wenn er sich sammeln will,
dann gönne ihm keine Ruhe.
Wenn seine Kräfte gebündelt sind,
dann trachte sie zu zersplittern.
Sun Tzu, Die Kunst des Krieges

Kapitel 3
Frisches Blut in der Krebs-behandlung: die Angiogenese

Krebsbehandlung: Aktuelle Verfahren

Wenn man bedenkt, dass Krebszellen bereits eine Entwicklung durchlaufen haben, um verschiedene Hindernisse zu bewältigen, und dass sie in diesem Prozess extrem widerstandsfähig geworden sind, dann darf man sich nicht wundern, dass Krebs auch heute noch eine sehr schwer behandelbare Krankheit ist – vor allem, wenn der Tumor erst spät diagnostiziert wird und der Krebs sich bereits festgesetzt hat. Immerhin wurden in den letzten Jahren beträchtliche Fortschritte bei der Behandlung mehrerer Krebsarten erzielt, insbesondere durch die Entwicklung neuer Medikamente und Verfahren der Tumordiagnose in einem frühen Stadium. Allerdings variiert die Quote der Behandlungserfolge sehr stark je nach Krebsart. So kann beispielsweise die Heilungsrate (das bedeutet kein Rezidiv des Tumors fünf Jahre nach Behandlungsende) bei Brust- oder auch Prostatakrebs 70 Prozent erreichen, während die Betroffenen bei Lungen-, Bauchspeicheldrüsen- oder Speiseröhrenkrebs nur eine geringe Aussicht auf Heilung haben und ihre Überlebenschancen 20 Prozent nicht übersteigen. Insgesamt schätzt man, dass nur 60 Prozent aller an Krebs erkrankten Patienten fünf Jahre danach noch am Leben sind.

Im Gegensatz zu vielen anderen Krankheiten gibt es zur Behandlung von Krebs kein einheitliches Verfahren. Die Krebsart, ihr Ausmaß und der betroffene Körperteil sowie die Art der Krebszellen (meist als »Stadium« bezeichnet) ebenso wie der allgemeine Gesundheitszustand des Patienten, all diese Faktoren stellen wichtige Parameter für die Wahl der besten Behandlungsstrategie dar. Grob gesagt existieren zurzeit drei große Behandlungskategorien: Operative Entfernung des Tumors, Bestrahlung und Chemotherapie. Meistens werden diese verschiedenen Behandlungsmethoden gleichzeitig oder nacheinander angewandt. Ein recht gängiges Verfahren besteht in der chirurgischen Entfernung des Tumors, gefolgt von einer Strahlen- oder Chemotherapie zur Eliminierung der noch verbliebenen Krebszellen.

Chirurgie

Historisch gesehen war die Chirurgie die erste Behandlungsmethode bei Krebs, und auch heute noch ist sie oft das Mittel der ersten Wahl, vor allem, wenn der Tumor in einem frühen Stadium diagnostiziert wird und gut eingegrenzt werden kann. Ziel des chirurgischen Eingriffs ist es, den

Tumor vollständig zu entfernen oder in manchen Fällen auch das Organ, in dem er sich angesiedelt hat. Das Hauptmanko der Chirurgie liegt jedoch darin, dass sie nicht alle Krebszellen entfernen kann, insbesondere nicht die kleinen Herde mit nicht diagnostizierbaren Tumoren.

Bestrahlung

Ziel der Bestrahlung ist die Zerstörung der Krebszellen durch den Beschuss mit Röntgen- oder hochenergiereichen Strahlen. Es handelt sich um eine lokale Behandlungsmethode, die in einem eng umschriebenen Bereich angewandt wird, um das gesunde Gewebe so weit wie möglich zu schützen, denn diese Strahlen töten auch gesunde Zellen ab. Die Bestrahlung ist ein sehr häufig eingesetztes Behandlungsverfahren, meistens in Kombination mit einem chirurgischen Eingriff und einer Chemotherapie.

Die Chemotherapie

Die Chemotherapie ist zweifellos die Krebsbehandlung, die am meisten Ängste in der Bevölkerung auslöst, da sie im Allgemeinen vor allem aufgrund der zahlreichen Nebenwirkungen für die Patienten negativ besetzt ist. Dennoch erfreut sich die Chemotherapie trotz ihrer unerwünschten Nebenwirkungen bei den Onkologen großer Beliebtheit, denn durch die intravenöse Verabreichung von Medikamenten können auch im Organismus verstreute Krebszellen erreicht werden, was durch chirurgische Eingriffe oder Bestrahlung nicht möglich ist.

Bei allen in der Chemotherapie verwendeten Medikamenten handelt es sich um hochwirksame *Zellgifte*, die Zellen abtöten, indem sie sie an der

Vermehrung hindern. Weil Krebszellen sich häufiger vermehren als normale Zellen, ermöglicht die Chemotherapie die Zerstörung von Krebszellen mit minimalen Folgen für die normalen Zellen. Bestimmte normale Zellen wie die, die den Darm auskleiden, oder auch die Knochenmarkszellen müssen sich allerdings ebenfalls regelmäßig teilen, um ihre Funktion ordnungsgemäß zu erfüllen. Diese Zellen werden also zwangsläufig ebenfalls durch die Medikamente der Chemotherapie angegriffen – ein Phänomen, das entscheidend zu ihrer toxischen Wirkung beiträgt.

Die Grenzen der gegenwärtigen Ansätze

Trotz der bedeutenden Fortschritte der letzten Jahre kommt man nicht umhin festzustellen, dass der Krebs noch immer ein zentrales Problem der Volksgesundheit darstellt und dass die Mittel zu seiner Behandlung noch allzu oft unzureichend sind. Dabei stoßen die aktuellen Therapien an zwei große Grenzen:

Die Nebenwirkungen. Eines der Hauptprobleme der Chemotherapie ist ihre Toxizität für viele gesunde Zellen des Organismus, die vielfältige Nebenwirkungen hervorruft. Hier seien nur der Rückgang der Immunzellen und der Blutplättchen (Thrombozyten), Anämie, Störungen des Verdauungstrakts (Übelkeit, Reizung der Magenschleimhaut) und Haarausfall (Alopezie) erwähnt, ganz zu schweigen von verschiedenen Komplikationen an Herz, Niere oder anderen Organen. Die Folge ist, dass die Dauer der Behandlung oft durch diese starken Nebenwirkungen eingeschränkt ist und die Krebszellen deshalb nicht vollständig eliminiert werden können. Außerdem lösen bestimmte Medikamente der Chemotherapie, die bei der Behandlung mancher Tumore eingesetzt werden, Mutationen der DNS aus; diese Medikamente sind also krebserregend und können das Krebsrisiko langfristig mehr oder minder stark erhöhen.

Die Resistenz. Auch wenn der Einsatz von chemotherapeutischen Medikamenten allen Nebenwirkungen zum Trotz einen Fortschritt in der Behandlung bestimmter Krebsarten bedeutet, so bleibt dennoch festzuhalten, dass mehrere Krebsarten mithilfe dieser Medikamente nicht geheilt werden können. Wenn man bedenkt, wie hochwirksam diese Medikamente als Zellgifte sind, dann mag es erstaunlich scheinen, dass ein zentrales Hindernis für die Krebsbehandlung in der Resistenz des eigenen Körpers liegt. Zwar werden im Allgemeinen alle Tumoren durch die chemotherapeutische Behandlung stark verkleinert oder sogar ausgemerzt (man sagt dann, dass die Tumoren auf die Behandlung »ansprechen«), doch kommt es nach einer gewissen Zeit bedauerlicherweise oft zu einem Rückfall. Diese Rezidive verheißen meist nichts Gutes, denn die neuen Tumore sind oft nicht nur gegen das in der ersten Behandlung verwendete Medikament resistent geworden, sondern in manchen Fällen auch gegen andere Medikamente.

Wie wir im vorhergehenden Kapitel gesehen haben, sind Krebszellen, die das Tumorstadium erreicht haben, extrem vielseitig geworden und können sich an eine Vielzahl von feindlichen Bedingungen anpassen. Um sich an das Gift anzupassen, setzen die Tumorzellen im Fall einer chemotherapeutischen Behandlung oft die Produk-

tion bestimmter Proteine in Gang, die die Medikamente aus der Zelle hinaus»pumpen« – dadurch können sie keinen Schaden im Innern mehr anrichten. Ein anderer Mechanismus beruht darauf, dass sie sich von den Genen befreien, die sie zum Selbstmord treiben würden, sobald das Medikament in die Zelle eindringt. Kurzum, selbst wenn eine Chemotherapie 99,9 Prozent der Krebszellen abtötet: Es genügt, dass eine einzige von ihnen überlebt und sich ein neues Merkmal aneignet, das sie gegen das Medikament resistent macht, damit ein neuer Tumor entstehen kann. Dieser besteht aus den geklonten Zellen dieser Tumorzelle und ist noch gefährlicher als der vorhergehende Tumor. Wie schon gesagt, man darf sich über die Anpassungsfähigkeit der Krebszellen nicht zu sehr wundern, denn dieser Adaptationsmechanismus ist die Grundlage allen Lebens auf der Erde. Selbst weniger hoch entwickelte Zellen sind oft in der Lage, Mittel und Wege zu finden, um neue Hindernisse zu überleben. Das zeigt auch das Wiederaufflammen bestimmter Krankheiten infolge einer erworbenen Resistenz von Bakterien gegen mehrere Klassen von Antibiotika.

Den Tumor aushungern, indem man die Bildung neuer Blutgefäße verhindert

Gibt es eine Schwachstelle im Panzer der Tumorzellen, die unsere Siegeschance erhöhen könnte? Die Antwort lautet: Ja. Trotz ihrer Stärke, ihrer Vielseitigkeit und ihres enormen Anpassungspotenzials an die feindlichen Bedingungen des Nachbargewebes bleibt die Krebszelle extrem abhängig von ihrer Energieversorgung. Der Tumor ist auf die konstante Zufuhr von Sauerstoff und Nährstoffen angewiesen, um zu wachsen. Um sich diese beiden für ihre Vermehrung unverzichtbaren Energielieferanten zu verschaffen, haben die Krebszellen eine äußerst effektive Strategie entwickelt: Sobald sich ein Mangel an Sauerstoff und Nährstoffen ankündigt, senden sie chemische Signale aus, die in den Blutkreislauf des umliegenden Gewebes gelangen. Die Zellen, die diese Blutgefäße bilden – die sogenannten Endothelzellen –, reproduzieren sich nur sehr selten; doch wenn sie mit diesen chemischen Signalen in Kontakt kommen, erwachen sie aus ihrem Ruhezustand und beginnen sich wie verrückt zu vermehren – und zwar um ein Netz aus Blutkapillaren zu bilden, dessen einzige Aufgabe die Versorgung des Tumors ist. Dadurch stellt der Tumor wieder die für sein Wachstum und seine Invasion in das Nachbargewebe notwendige Energie- und Sauerstoffzufuhr sicher.

Dieses Phänomen der Bildung neuer Blutgefäße zur Deckung des Energiebedarfs von Tumoren wird Tumor-Angiogenese (aus dem Griechischen *angio,* Gefäß, und *Genese,* Bildung) genannt (Abbildung 7). Um die für ihr Wachstum notwendige Nahrungs- und Sauerstoffversorgung zu sichern, setzen Krebszellen die besagten chemischen Signale frei, insbesondere den vaskulären endothelialen Wachstumsfaktor VEGF, um die Zellen eines in der Nähe befindlichen Blutgefäßes anzuziehen. Der VEGF dockt an einen Rezeptor auf der Oberfläche der Blutgefäßzellen an und regt diese dazu an, sich einen Weg zum Tumor zu bahnen. Möglich wird dies, indem sie das Nachbargewebe auflösen und genügend neue Zellen bilden, damit ein neues Blutgefäß entsteht. Somit hat der Tumor die für sein Wachstum notwendige Nahrungsversorgung gesichert und kann sich weiter in das Nachbargewebe ausbreiten.

Der Erste, der auf die Bedeutung dieses Prozesses für das Tumorwachstum hinwies, war 1971

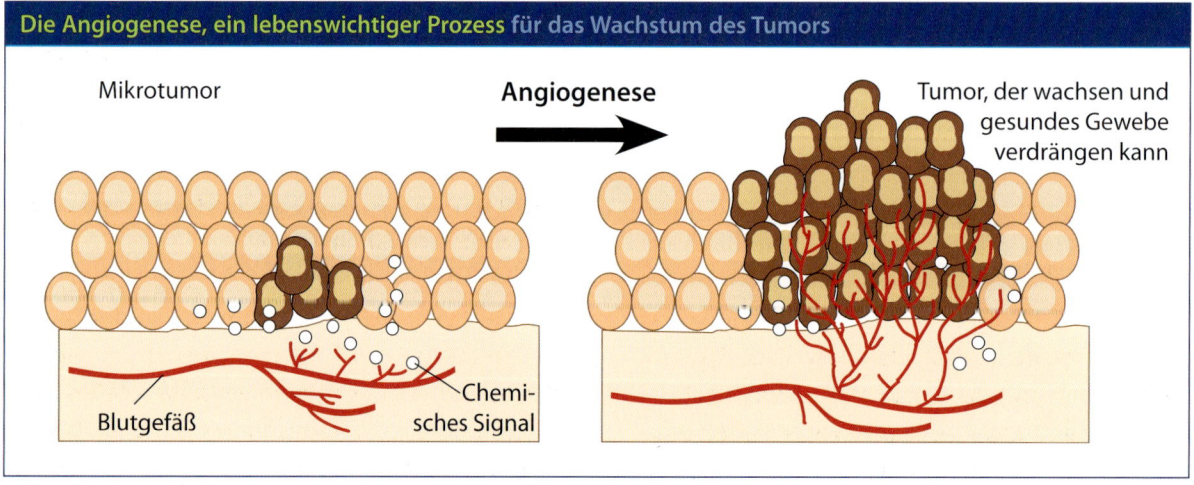

Die Angiogenese, ein lebenswichtiger Prozess für das Wachstum des Tumors

Mikrotumor

Angiogenese

Tumor, der wachsen und gesundes Gewebe verdrängen kann

Blutgefäß

Chemisches Signal

Abbildung 7

Dr. Judah Folkman, ein Chirurg am Medizinischen Zentrum der Harvard Universität in Boston. Beunruhigt und fasziniert von der Unmenge von Blutgefäßen, die er bei Biopsien von Tumoren oder auch in den Tumoren selbst fand, stellte Dr. Folkman die Hypothese auf, dass diese Blutgefäße für das Wachstum notwendig seien und dass man die Progression des Tumors aufhalten könne, wenn es gelänge, die Bildung dieser Blutgefäße zu stoppen. Anders gesagt, dass man die Proliferation der Krebszellen kontrollieren könne, indem man sie von der Nährstoffversorgung abschnitt: Eine Hungerkur! Diese Hypothese löste eine wilde Jagd nach Medikamenten aus, die das Wachstum von Tumoren stören konnten, indem sie die Bildung neuer Blutgefäße unterbanden. Sie gipfelte 2004 in der Zulassung des ersten Medikaments, das die Angiogenese bekämpft, des Angiogenesehemmers *Avastin®*. Dabei muss man bedenken, dass die Blutgefäße von Tumoren sich erheblich von den Blutgefäßen in einem normalen Gewebe unterscheiden; letztere werden von Angiogenesehemmern nicht angegriffen.

Die Forschungen über die Angiogenese haben außerdem zwei neue Konzepte hervorgebracht, die für unser Verständnis der Einflussmöglichkeiten, die wir auf das Wachstum von Tumoren haben, extrem wichtig sind.

1. Die angiogenetische Balance

Bis man die entscheidende Rolle der Angiogenese erkannte, glaubte man, dass der Kampf gegen Krebs sich darauf beschränkte, Krebszellen durch die Verabreichung einer maximalen Medikamentendosis zu zerstören. Heute weiß man, dass die Entwicklung eines Tumors das Resultat eines Ungleichgewichts ist zwischen den Molekülen, die die Bildung neuer Blutgefäße stimulieren, und anderen, die diese neuen Blutgefäße an der Entstehung hindern. Wenn die Waage mehr zugunsten der Stimulatoren ausschlägt, dann folgt daraus Angiogenese und Tumorwachstum, während umgekehrt ein Übergewicht der Inhibitoren das Wachstum des Tumors einschränkt. Es steht daher außer Zweifel, dass eine extrem wirksame Strategie der Krebsprävention darin bestehen könnte, die Gefäßneubildung in jenen Tumoren zu verhindern, die in ihrem Wachstum noch nicht vollständig unabhängig geworden sind, das heißt in unreifen Tumoren, die in latentem Zustand im Organismus vorhanden sind.

Tatsächlich gilt es heute als erwiesen, dass Tumoren bei fehlender Versorgung mit neuen Blutgefäßen nicht fähig sind, über eine Größe von 1 mm^3 hinauszuwachsen; eine Größe, die nicht ausreicht, um das Nachbargewebe irreparabel zu schädigen. Da die weit überwiegende Mehrheit der Tumoren außerdem von einer ausreichenden Blutversorgung abhängig ist, kann durch die Unterbindung der Bildung neuer Blutgefäße auch die Entwicklung mehrerer Krebsarten verhindert werden. Selbst die flüssigen Tumoren wie Leukämien sind auf eine Gefäßversorgung des Knochenmarks angewiesen und sprechen folglich auf eine solche Behandlung an.

Schließlich ermöglicht es der angiogenetische Ansatz, das Problem der Resistenz und der Anpassungsfähigkeit der Tumorzellen zu umgehen, indem er anstelle der Krebszellen selbst die Energielieferanten des Tumors angreift. Es ist in der Tat sehr wahrscheinlich, dass Tumoren sich von einem Defizit an Nahrung und Sauerstoff, zwei lebenswichtigen Elementen, nicht erholen können, selbst wenn sie sich an extrem feindliche Bedingungen anpassen können.

2. Der metronomische Ansatz

Die gegen die Neubildung von Blutgefäßen gerichteten Wirkstoffe sind weniger toxisch als die Medikamente der Chemotherapie. Sie können folglich regelmäßig gegeben werden, eine Strategie, die man als *metronomischen* Ansatz bezeichnet (in Analogie zum Metronom eines Musikers, das in einem regelmäßigen Rhythmus schlägt). Dieses Vorgehen unterscheidet sich grundlegend von der aktuellen Chemotherapie, in deren Verlauf über einen kurzen Zeitraum hinweg eine sehr hohe Medikamentendosis verabreicht wird, gefolgt von einer Erholungsphase für den Patienten

vor dem nächsten Behandlungszyklus. Unglücklicherweise erholt sich offenbar auch der Tumor in den Behandlungspausen und baut dabei eine Behandlungsresistenz auf, vor allem, wenn es den Krebszellen gelingt, die Bildung eines neuen Gefäßsystems durch Angiogenese auszulösen; das ermöglicht es ihnen, sich weiter zu vermehren und sich im Wirtsgewebe auszubreiten. Auf der anderen Seite reduziert die kontinuierliche Gabe eines Medikaments (die metronomische Therapie) allmählich die Anzahl der Krebszellen, indem sie die Angiogenese stört; der metronomische Ansatz ermöglicht es folglich, den Tumor in einer Art Schlafzustand zu halten und dadurch Rückfälle zu vermeiden, auch wenn die Zerstörung des Tumors mehr Zeit beansprucht (Abbildung 8). Der metronomische Ansatz eignet sich besonders zur Prävention von Krebs durch Ernährung, ein Ansatz, bei dem dem Organismus täglich durch den Verzehr von gesunden Nahrungsmitteln wie Obst und Gemüse kleine Mengen von krebshemmenden Molekülen zugeführt werden.

Krebs ist eine Krankheit mit einem schrecklichen Zerstörungspotenzial, sobald er das reife Stadium erreicht hat. Wir können indes die Entwicklung der Krankheit erheblich beeinflussen, indem wir permanent die Miniaturtumore attackieren, die scheinbar inaktiv in unserem Körper schlafen, in Wahrheit jedoch ständig auf der Lauer liegen und nach neuen Gelegenheiten suchen, die ihnen eine Progression zum Stadium des malignen Tumors ermöglichen. Die Sauerstoff- und Nahrungsversorgung des Tumors zu kappen, indem man die Bildung neuer Blutgefäße unterbindet, dürfte einer der vielversprechendsten Ansätze sein, weil die Krebszellen dadurch von der

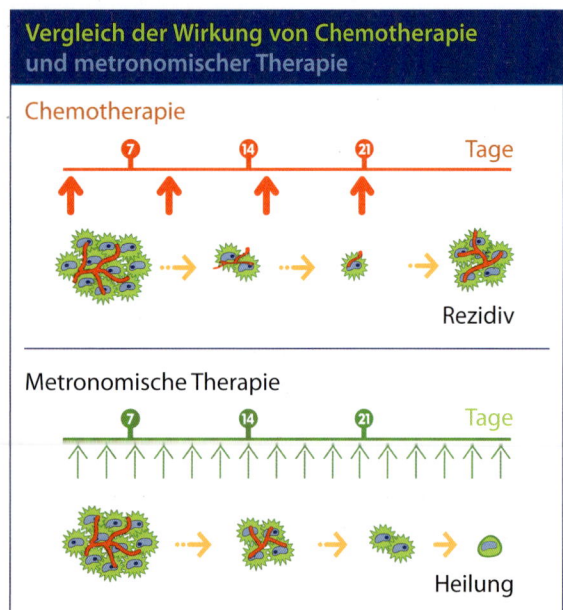

Abbildung 8

für ihr Wachstum notwendigen Energiezufuhr abgeschnitten werden.

Krebsprävention durch Hemmung der Angiogenese ist kein Traum, sie existiert bereits. Bestimmte weit verbreitete Nahrungsmittel sind ausgezeichnete Lieferanten von anti-angiogenetischen Wirkstoffen, die bei täglicher Gabe das Fortschreiten des Tumors blockieren können. Sie wirken metronomisch, greifen permanent die neuen Blutgefäße an und verhindern so, dass diese jenen ausgereiften Zustand erreichen, in dem sie die Bedürfnisse des Tumors erfüllen können. Dank diesem metronomischen, anti-angiogenetischen Ansatz ist der Krebs keine schicksalhafte Krankheit mehr, sondern wird vielmehr zu einem chronischen Leiden, dessen Beherrschung eine kontinuierliche Behandlung erfordert. Und diese Krebsprävention wird vor allem und in erster Linie durch die Ernährung erreicht.

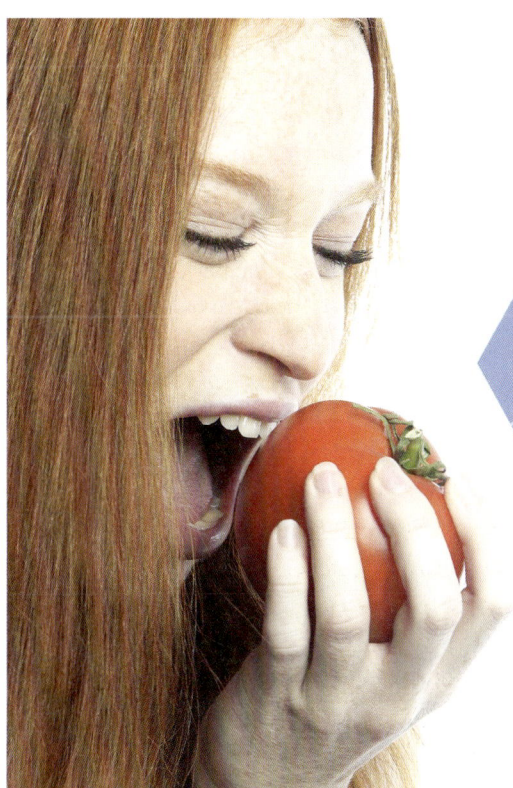

Zusammenfassung

● *Die zurzeit bei Krebs eingesetzten Therapien stoßen sehr oft an ihre Grenzen aufgrund der großen Flexibilität der Krebszellen, die es ihnen ermöglicht, sich der Behandlung zu entziehen und sich weiter zu vermehren.*

● *Tumoren sind allerdings sehr stark von ihrer Energieversorgung abhängig und brauchen ein durch Angiogenese gebildetes Blutgefäßsystem, um in die Gewebe des Organismus eindringen zu können.*

● *Durch die alltägliche Verabreichung geringer Dosen von anti-angiogenetischen Molekülen können diese neuen Blutgefäße an der Entstehung gehindert oder zerstört werden, gleichzeitig wird dadurch das Tumorwachstum blockiert.*

● *Manche dieser Moleküle sind in großen Mengen in Obst und Gemüse vorhanden.*

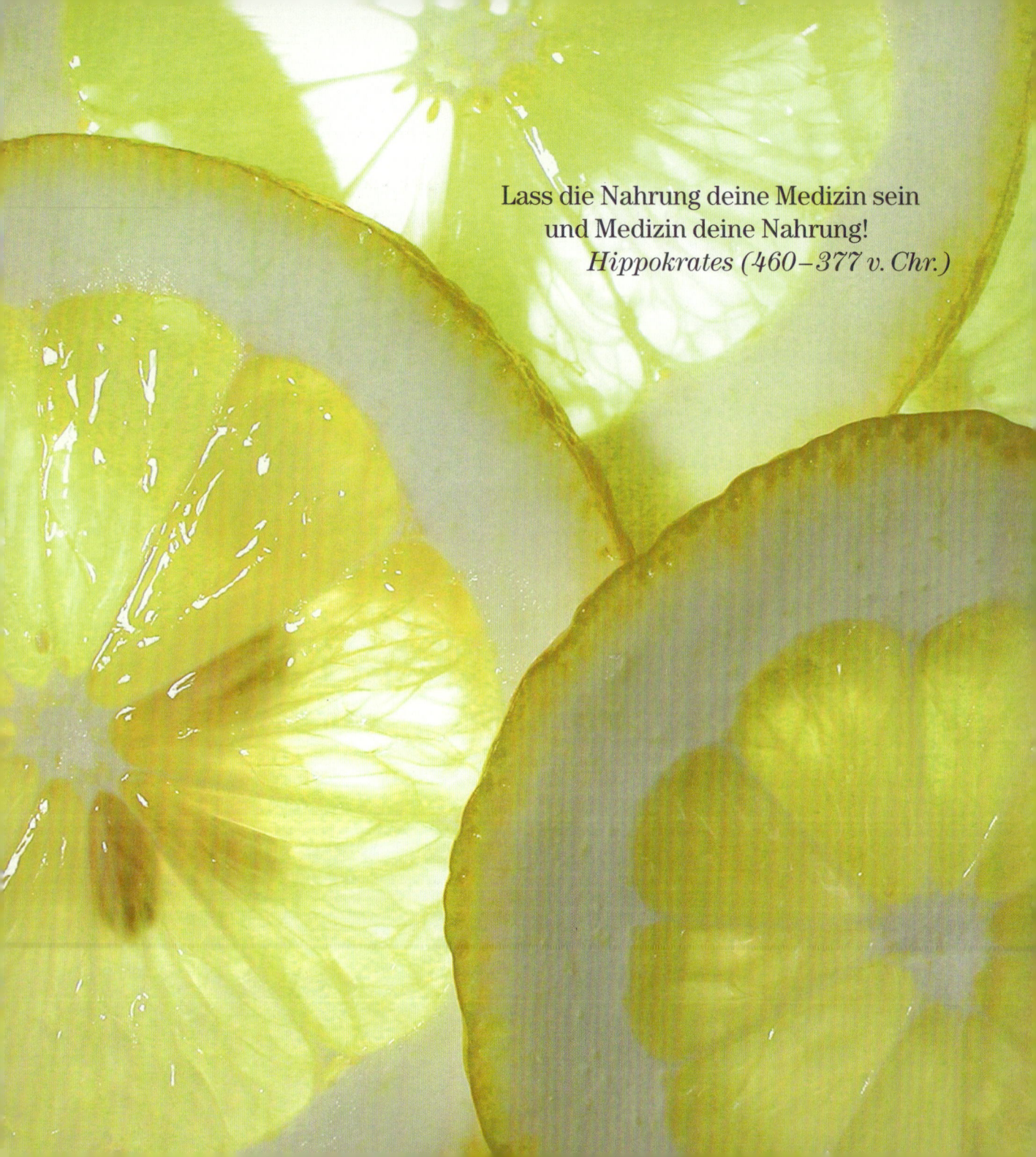

Lass die Nahrung deine Medizin sein
und Medizin deine Nahrung!
Hippokrates (460–377 v. Chr.)

Kapitel 4
Krebsprävention durch Ernährung

Der große Anteil von Krebserkrankungen, die auf das Konto der westlichen Ernährungsweise gehen, ist – wie wir gesehen haben – symptomatisch für den Niedergang der Ernährungsgewohnheiten einer Gesellschaft, die jeden Bezug zur Idee der Nahrung selbst verloren hat; die im Essen einen bloßen Akt der Energiezufuhr sieht, ohne dessen gesundheitliche Folgen für den Organismus zu berücksichtigen. Wir haben zwar nicht die Absicht, die historischen und sozioökonomischen Ursachen für diesen Wandel zu untersuchen, fest steht jedoch, dass diese Art der gedankenlosen Ernährung, die einzig um die schlichte Befriedigung der Notwendigkeit zu essen kreist, für die menschliche Gesundheit schädlich ist. Auch wenn wir heute oft dazu tendieren, Fortschritt als Synonym von Verbesserung zu betrachten, kommen wir nicht umhin einzugestehen, dass diese Gleichung im Fall der Ernährung keine Gültigkeit besitzt, ja dass die Industrialisierung ganz im Gegenteil dabei ist, die Grundlagen unserer Esskultur selbst zu zerstören.

Wir neigen dazu zu vergessen, dass alles, was wir heute über den Nährwert oder die toxischen Qualitäten einer Pflanze oder auch über den Gebrauch mancher Pflanzen als Heilmittel wissen, Ergebnis einer langen Suche ist, einer Suche, die

der Mensch im Laufe seiner Evolution vollzogen hat, um den Wert und die Eigenschaften der Nahrungsmittel in seiner unmittelbaren Umgebung zu erforschen. Was wir heute »Obst« oder »Gemüse« nennen, ist genau das Ergebnis dieser Selektion, die über eine Zeitspanne von 15 Millionen Jahren stattgefunden hat. In dieser Zeit haben sich die Vorfahren der Menschen an die Veränderungen ihrer Umgebung angepasst, indem sie ständig Ausschau nach neuen Nahrungsquellen und neuen Pflanzenarten hielten, durch die sie sich einen Überlebensvorteil verschaffen konnten. Insofern ist die Ernährung, wie wir sie heute kennen, ein ziemlich neues Phänomen: Wenn wir die 15 Millionen Jahre der Ernährungsgeschichte des Menschen und seiner Vorfahren auf einen Kalender mit 365 Tagen übertragen würden, dann wäre der Ackerbau, den es erst seit 8000 Jahren gibt, erst am 31. Dezember um 19 Uhr erfunden worden, und die noch jüngere Industrialisierung der Nahrungsproduktion würde erst drei Minuten vor Neujahr auftauchen (Abbildung 9).

Der Evolutionsprozess der Nahrungsmittelselektion lässt sich in drei große Phasen gliedern (Abbildung 10). Im Laufe der ersten Phase, die man als »Giftigkeitsprüfung« bezeichnen könnte, waren die Hominiden gezwungen, in einer Viel-

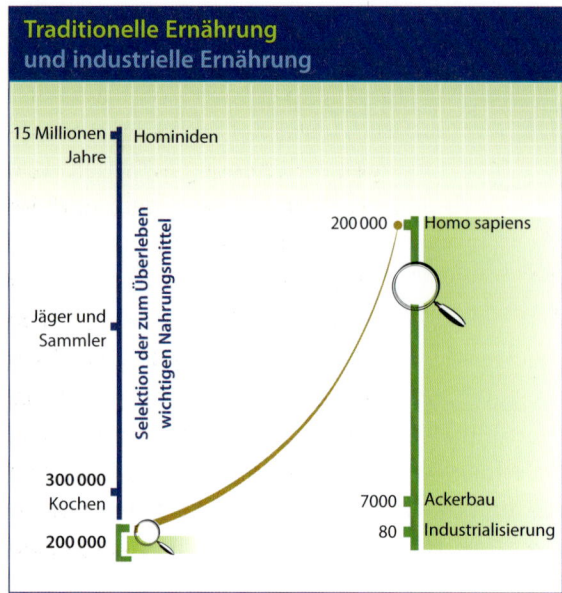

Abbildung 9

zahl von Versuchen herauszufinden, ob die Nahrungsmittel in ihrer Umgebung essbar waren oder nicht. Ein gefährliches Unterfangen natürlich, das bestimmt mit gravierenden Vergiftungen, wenn nicht gar dem plötzlichen Tod im Fall besonders toxischer Substanzen endete. Selbstverständlich erwies sich in vielen Fällen auch die Beobachtung anderer Tiere als nützlich und verhinderte Unfälle (es ist sehr wahrscheinlich, dass der Mensch nie auf die Idee gekommen wäre, Austern zu essen, wenn er nicht Seeotter dabei beobachtet hätte). Dennoch ist es sicher, dass eine Vielzahl von Tests nach dem Prinzip von Versuch und Irrtum notwendig waren, um solche Nahrungsmittel herauszufinden, die keine schädlichen Folgen für den Organismus hatten und folglich als nicht giftig gelten konnten. Diese Kenntnisse wurden selbstverständlich an die nächsten Familienangehöri-

gen sowie an die anderen Mitglieder der Gemeinschaft weitergegeben, andernfalls wären all Anstrengungen vergeblich gewesen.

In der zweiten Phase dieses Selektionsprozesses, die man als »Evaluationsphase« bezeichnen könnte, wurden die als nicht giftig ausgewählten Nahrungsmittel aus der ersten Phase auf den Speiseplan gesetzt, blieben jedoch weiter »unter Beobachtung«, denn viele Pflanzen sind für den Organismus trotz ihrer Ungiftigkeit nicht wirklich nützlich – sei es, weil sie Toxine oder Drogen enthalten, die langfristig das Überleben gefährden, sei es, weil sie keine Nährstoffe oder gesundheitsfördernde Substanzen enthalten. Gras ist beispielsweise vielleicht nicht giftig, stellt aber trotzdem keine wertvolle menschliche Nahrungsquelle dar!

In der dritten Phase, der sogenannten »Selektionsphase«, wurden die Nahrungsmittel ausgewählt, von denen der Organismus wirklich profitiert, entweder wegen ihres Nährwerts oder wegen ihrer zusätzlichen gesundheitsfördernden Wirkung. Denn der Mensch isst nicht nur, um zu leben; er will, dass dieses Leben so angenehm wie möglich ist und so lange dauert wie möglich. Dieses Streben nach einer langen Lebensdauer hat ihn dazu gebracht, in der Nahrung mehr als die bloße Nährwertzufuhr zu suchen – aus dem einfachen Grund, dass dies die einzige verfügbare Ressource war, mit der er Einfluss auf seine Gesundheit nehmen und sein Leben verlängern konnte. Es ist daher nicht verwunderlich, dass die Geschichte der Medizin untrennbar mit der der Ernährung verknüpft ist, denn die Nahrung war eben lange Zeit die einzige Medizin für den Menschen.

Alle großen Kulturen der Antike – die Ägypter, Inder, Chinesen oder Griechen – haben in sehr detaillierten Werken ihre Beobachtungen über die positiven Wirkungen von Pflanzen und Nahrungsmitteln auf die Gesundheit sowie über ihre Heilkraft niedergelegt. Die Bedeutung der Ernährung als Mittel der Gesundheitserhaltung bildete sogar bis zum Beginn des 20. Jahrhunderts die Grundlage jedes ärztlichen Vorgehens. Die Aneignung dieses Wissensfundus darüber, was für die Gesundheit gut, schlecht oder wirkungslos ist, ist

Was ist ein Nahrungsmittel?
Ein Nahrungsmittel ist ein Produkt, das regelmäßig von einer Gemeinschaft konsumiert wird, die seine Unschädlichkeit und seinen langfristigen Nutzen für die Gesundheit überprüfen konnte.

also weit mehr als eine bloße Frage des Überlebens: Sie stellt vielmehr ein kulturelles Erbe von unschätzbarem Wert dar, das die grundlegende Beziehung zwischen dem Menschen, der Ernährung und der Natur veranschaulicht.

Wenn wir versuchen würden, es unseren Vorfahren in der Antike gleichzutun und heute ein Buch über gesunde Lebensmittel zu schreiben, dann würden nicht viele der derzeit im Westen geschätzten Nahrungsmittel Aufnahme darin verdienen. Eben dieser vollständige Bruch mit der Vergangenheit

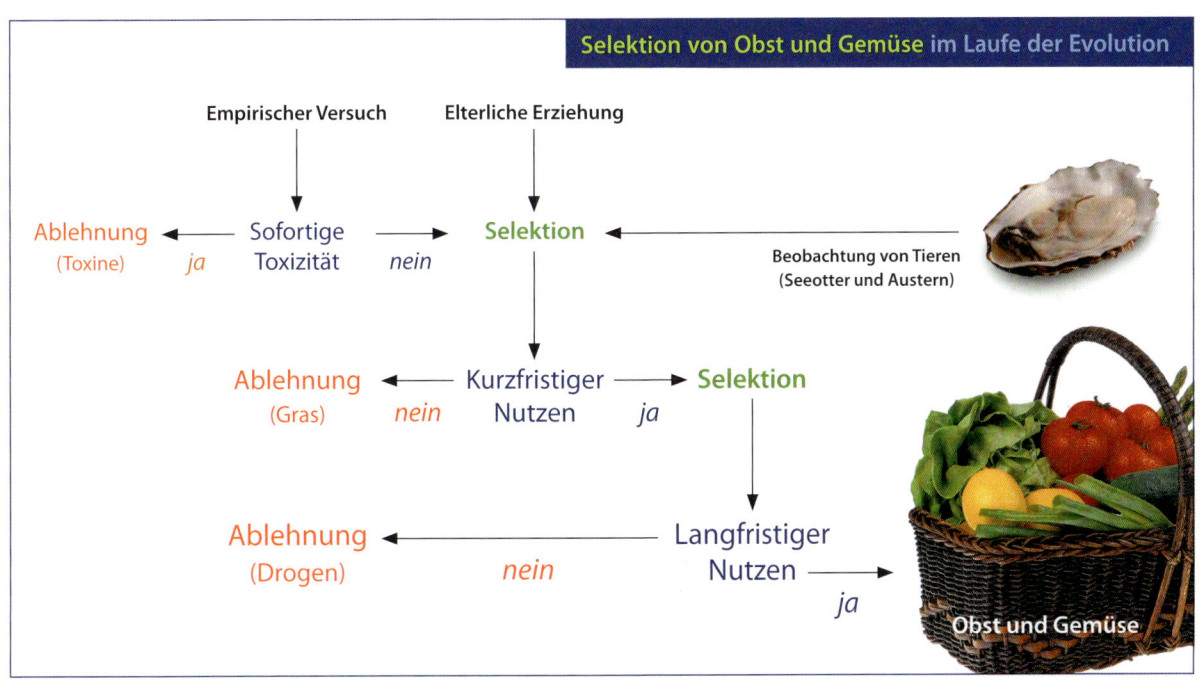

Abbildung 10

erklärt, weshalb wir in einer Zeit, in der die Medizin mächtig ist wie nie zuvor, das Auftreten von Krankheiten wie Dickdarmkrebs erleben, die noch vor kaum einem Jahrhundert extrem selten waren. Dabei ist es durchaus möglich, aus dem tausendjährigen Wissen, das auf der genauen Beobachtung der Natur und der Pflanzen gründet, nützliche Lehren zu ziehen. Wenn wir uns dieses Wissen zusammen mit der zeitgenössischen Medizin zunutze machen, dann kann sich das nur außerordentlich positiv auf die menschliche Gesundheit auswirken, insbesondere in Hinblick auf die Krebsprävention.

Dass wir den historischen Wurzeln, die Mensch und Ernährung verbinden, einen so großen Stellenwert beimessen, bedeutet jedoch nicht, dass wir plötzlich mit sentimentaler Nostalgie der Vergangenheit nachtrauern! Wir heben diesen Zusammenhang vielmehr deshalb so hervor, weil die neuesten Untersuchungen gezeigt haben, dass eine Reihe von Nahrungsmitteln, die der Mensch im Laufe seiner Evolution ausgewählt hat, unzählige Moleküle mit krebshemmendem Potenzial besitzen. Und diese Nahrungsmittel können wirklich dazu beitragen, die Zahl krebsbedingter Todesfälle zu reduzieren. Das aktuelle Desinteresse der westlichen Gesellschaften an Ernährung bedeutet also nicht nur einen Bruch mit ihren kulinarischen Traditionen, sondern zugleich – und das ist weit schlimmer – die Verbannung einer außerordentlich reichhaltigen Quelle hochwirksamer krebshemmender Moleküle daraus.

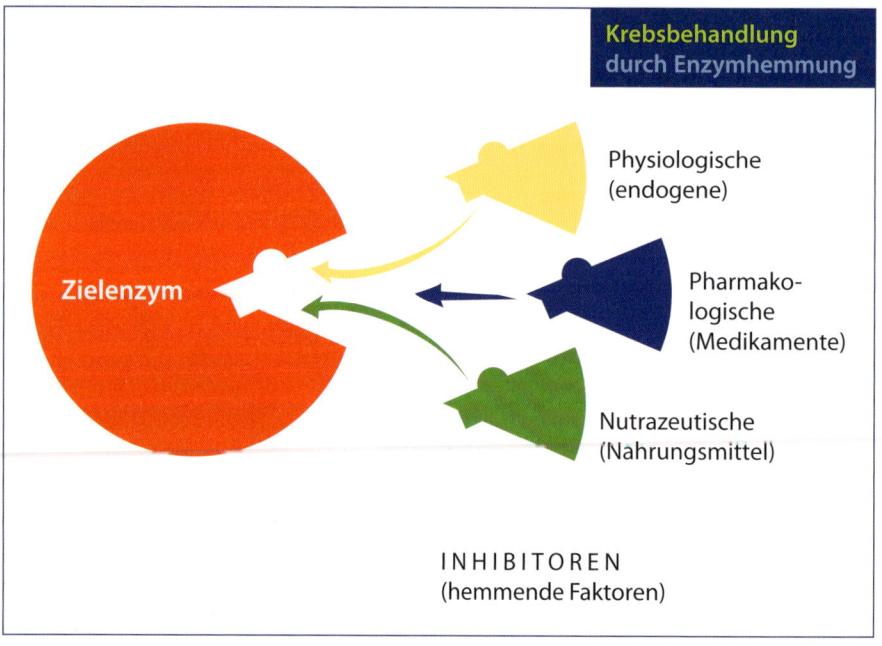

Abbildung 11

Nahrungsmittel: eine reichhaltige Quelle krebshemmender Substanzen

Die Forschungsergebnisse der letzten Jahre haben in der Tat gezeigt: Eine Vielzahl von Pflanzen und Nahrungsmitteln, die auf dem alltäglichen Speiseplan vieler Kulturen stehen, sind außergewöhnlich gute Lieferanten von Molekülen, die bestimmte Prozesse bei der Entwicklung von Tumoren stören; und zwar analog zum Wirkungsmechanismus vieler Medikamente, die heute eingesetzt werden.

Medikamente, ob gegen Krebs oder andere Krankheiten, bestehen immer aus Molekülen, die eine für die Entwicklung der Krankheit absolut notwendige Phase blockieren können; als eine Art Schalter, der ein Fortschreiten der Krankheit verhindert, sobald er einmal umgelegt ist. In der weit überwiegenden Mehrzahl der Fälle sind Funktionsstörungen einer Gruppe spezialisierter Proteine, der Enzyme, für Krankheiten wie Krebs ver-

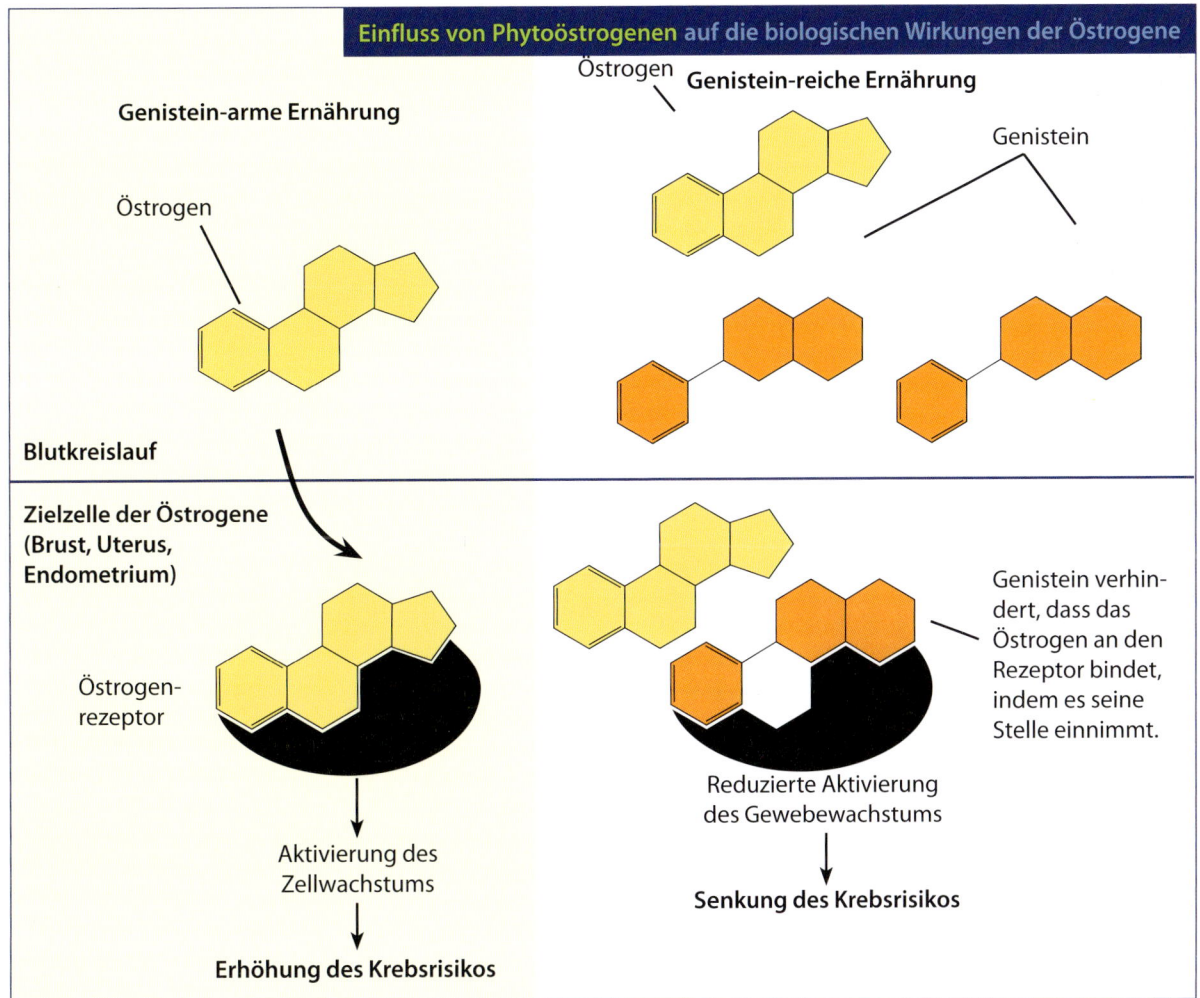

Abbildung 12

Krebshemmende Substanzen in Nahrungsmitteln und Pharmazeutika	
Krebshemmende Moleküle in Nahrungsmitteln	**Krebshemmende Moleküle in Pharmazeutika**
➤ Bekannte chemische Strukturen ➤ Genau umschriebene Zielzellen und -moleküle ➤ Natürlich ➤ Im Laufe der Evolution selektiert ➤ Keine Nebenwirkungen ➤ Während der Evolution selektierte Synergie oder Antagonismus	➤ Bekannte chemische Strukturen ➤ Genau umschriebene Zielzellen und -moleküle ➤ Synthetisch ➤ Im Labor selektiert ➤ Gelegentlich sehr starke Nebenwirkungen ➤ Synergie oder Antagonismus selten beobachtet und rein zufällig

Tabelle 4

antwortlich. Es versteht sich daher von selbst, dass die Mehrheit der Medikamente darauf abzielt, die Funktion dieser Enzyme zu blockieren, um ein gewisses Gleichgewicht wiederherzustellen und ein Fortschreiten der Krankheit zu verhindern. Wenn ein Enzym beispielsweise mit einer bestimmten Substanz interagieren muss, damit eine Krankheit voranschreitet, dann versucht das Medikament oft, die Struktur dieser Substanz zu imitieren, um ihren Zugang zum Enzym zu blockieren und dadurch die Wirksamkeit desselben einzuschränken (Abbildung 11). Moleküle, die die Aktivität des Enzyms blockieren, indem sie wie ein Köder wirken, können aber nicht nur synthetischer Art sein, sondern auch in natürlichen Nahrungsmitteln vorkommen, die Teil unseres alltäglichen Speiseplans sind. Das Genistein zum Beispiel (siehe auch Kapitel 8), ein Molekül, das in großen Mengen in Soja zu finden ist, weist eine große strukturelle Ähnlichkeit mit dem Östradiol auf, einem weiblichen Sexualhormon aus der Familie der Östrogene; daher seine Bezeichnung als »Phytoöstrogen« (Abbildung 12).

Aufgrund dieser Ähnlichkeit wirkt das Genis-

tein als Köder für das Protein, das normalerweise das Östradiol erkennt, und kann den gewöhnlich von diesem Hormon besetzten Platz einnehmen. Dadurch werden die biologischen Wirkungen des Östradiols abgeschwächt, insbesondere das exzessive Wachstum von Gewebe wie dem der Brust, das für dieses Hormon empfänglich ist. Dieser Wirkungsmechanismus des Genisteins ist mit dem von *Tamoxifen* vergleichbar, einem Medikament, das seit mehreren Jahren gegen Brustkrebs verschrieben wird. Dieses Beispiel veranschaulicht also, dass bestimmte Nahrungsmittel Moleküle mit Strukturen und Wirkungsmechanismen enthalten, die mit denen von verschiedenen – aktuell gegen Krebs – eingesetzten Medikamenten vergleichbar sind; und es zeigt, wie nützlich diese Nahrungsmittel für die Prävention von Krankheiten wie Krebs sein können.

Der Hauptunterschied zwischen den Molekülen in Nahrungsmitteln und den synthetischen Molekülen hat daher weniger mit ihrer Effektivität als mit ihrem Ursprung (pflanzlicher oder synthetischer Natur) sowie mit der Art ihrer Selektion durch den Menschen zu tun. Wie wir gesehen haben, beruht dieser Vorgang bei den Nahrungsmitteln auf einem sehr langen Auswahlverfahren, während die Zeitspanne bei den synthetischen Molekülen weitaus kürzer ist, was die Einschätzung möglicher Nebenwirkungen erheblich erschwert.

Die bereits erwähnte Selektion der Nahrungsmittel durch den Menschen ist in gewisser Weise mit der Evaluation der Toxizität der synthetischen Wirkstoffe vergleichbar, sieht man einmal davon ab, dass erstere sich über mehrere tausend Jahre erstreckte – ein Zeitraum, der es ermöglichte, jede Form von Giftigkeit bei einem bestimmten Nahrungsmittel auszuschließen; das darin enthaltene krebshemmende Molekül ist folglich frei von unerwünschten Nebenwirkungen. Auf der anderen Seite ist das synthetische Molekül allen Vorsichtsmaßnahmen zum Trotz ein vollkommener Fremdkörper für den Organismus. Das birgt das Risiko von unerwünschten Nebenwirkungen in sich, die unglücklicherweise auch fast immer auftreten. Auch wenn die Wirkungsmechanismen von Nahrungs- und synthetischen Molekülen große Ähnlichkeit aufweisen, so liegt der grundlegende Unterschied zwischen den beiden Ansätzen jedoch darin, dass mit dem Verzehr von antikarzinogenen Molekülen, die auf natürliche Weise in Obst und Gemüse vorhanden sind, keinerlei Toxizität verbunden ist (Tabelle 4). Tatsächlich besitzen die in der Nahrung enthaltenen Moleküle die Fähigkeit, mit der Mehrheit der Rezeptoren zu interagieren, die auch Ziel der von der Pharmaindustrie entwickelten Medikamente synthetischen Ursprungs sind.

Das veranschaulicht einmal mehr, wie extrem positiv Nahrungsmittel die menschliche Gesundheit beeinflussen können (Tabelle 5). Wenn wir also für einen vermehrten Verzehr von Nahrungsmitteln mit einem hohen Gehalt an krebshemmenden Molekülen zur Vorbeugung gegen Krebs plädieren, dann bedeutet das nichts anderes, als dass wir aus einem in 3,8 Milliarden Jahren von der Natur geschaffenen Schatz von Substanzen schöpfen und neue therapeutische Interventionsmöglichkeiten daraus entwickeln. Dabei ging die

Pharmakologische Ziele der Nutrazeutika
➤ Hemmung der Tumorausbreitung und der Metastasenbildung
➤ Hemmung von Rezeptoren für Wachstumsfaktoren
➤ Hemmung von Entzündungsenzymen (COX-2)
➤ Hemmung von Transkriptionsfaktoren
➤ Hemmung der Resistenz für chemotherapeutische Medikamente
➤ Hemmung der Verklumpung von Blutplättchen
➤ Antiöstrogene
➤ Antibakterielle Wirkung
➤ Modulation des Immunsystems
➤ Hemmung der intrazellulären Signalkaskaden
➤ Toxizität für Krebszellen
➤ Störung des Zytoskeletts der Krebszellen
➤ Hemmung der metabolischen Aktivierung der Toxine durch die Phase I (Zytochrom P450)
➤ Aktivierung des Abbaus der Toxine durch die Phase II

Tabelle 5

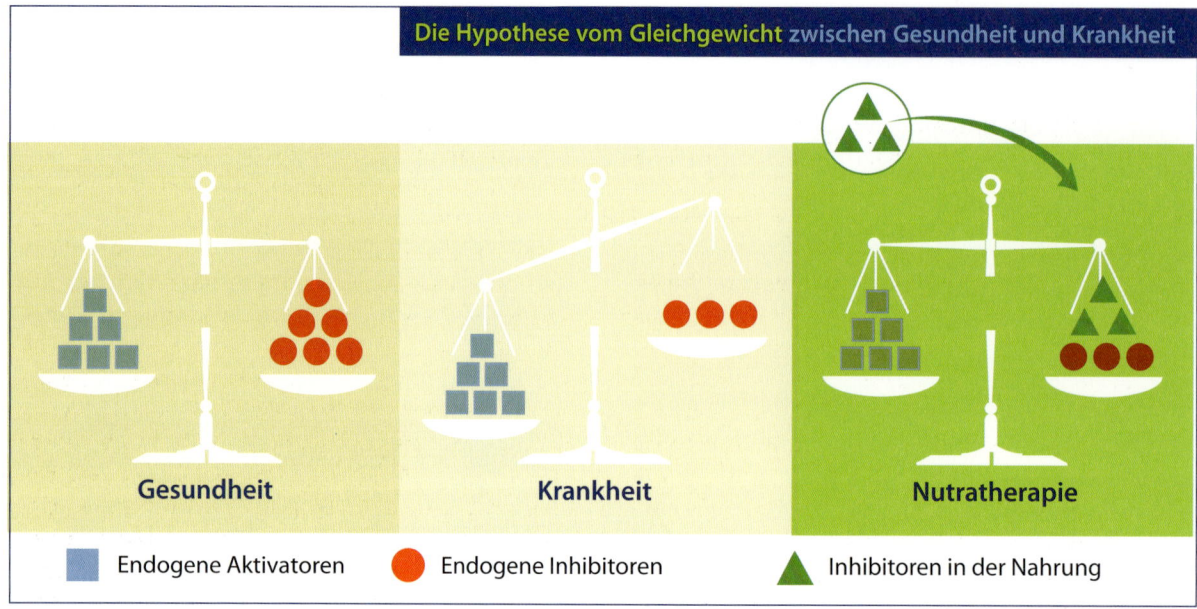

Abbildung 13

Natur nach demselben Prinzip von Versuch und Irrtum vor, das nun die Pharmaindustrie zur Entdeckung neuer Medikamente benutzt, die verschiedene Krankheiten heilen sollen.

Prävention und Therapie: ein und derselbe Kampf

Es ist wichtig, sich diese in unserer Nahrung vorhandenen Wirkstoffe zunutze zu machen. Denn unsere Ernährung kann eine herausragende Rolle für das Gleichgewicht der Vitalfunktionen des Organismus spielen – ein Phänomen, das man als Homöostase bezeichnet. Man kann Gesundheit vereinfacht als ein empfindliches Gleichgewicht zwischen Faktoren definieren, die Krankheiten auslösen, und solchen, die Krankheiten verhin-

dern. Dazu gehören auch bestimmte Nahrungselemente. Wenn ein Mangel an bestimmten Ernährungszutaten wie etwa Obst und Gemüse besteht, dann entsteht ein Ungleichgewicht, das den Ausbruch von Krankheiten begünstigt. Wenn der Körper die fehlenden Substanzen durch Essen wieder aufnimmt, dann wird das für die Gesundheit notwendige Gleichgewicht wiederhergestellt (Abbildung 13). Gesundheit ist folglich das Ergebnis eines komplexen Phänomens, bei denen sich die Kontrollsysteme des menschlichen Körpers in hohem Maße Wirkstoffe in der Nahrung (oder im Fall gravierender Störungen auch von Pharmazeutika) zunutze machen können, um die Harmonie aller normalen Aktivitäten des Organismus zu erhalten (Abbildung 14).

Krebs: eine chronische Krankheit

Es ist wichtig zu begreifen, dass die Entstehung von Tumoren ein relativ häufiges, zufälliges Ereignis im Leben eines Menschen ist. Pathologische Untersuchungen haben gezeigt, dass bei einer sehr großen Zahl von Verstorbenen, die an einer anderen Todesursache als Krebs starben, klinisch nicht entdeckte Mikrotumoren im Gewebe verborgen waren. 98 Prozent der Untersuchten wiesen in dieser Studie kleine Tumoren der Schilddrüse auf, 40 Prozent hatten Prostata- und 33 Prozent Brusttumoren, während Tumoren dieser Organe normalerweise nur bei einem Bruchteil der Bevölkerung festgestellt werden (Tabelle 6). Analog dazu zeigt die Analyse der Biopsien an asiatischen und westlichen Bevölkerungen, dass die Anzahl der Zellen, die dabei waren, sich zu Krebszellen zu entwickeln (prämaligne Zellen), in beiden Bevölkerungen exakt gleich hoch ist; und dies, obwohl die Prostatakrebsrate bei Asiaten im Allgemeinen um ein Mehrfaches niedriger ist als in der westlichen Welt. Das weist einmal mehr darauf hin, dass Lebensgewohnheiten wie die Ernährung eine entscheidende Rolle dabei spielen, ob diese Mikrotumoren ein klinisches Stadium erreichen.

Wir sind alle Tumorträger		
Organ	Bei der Autopsie diagnostizierte Tumoren (%)	Klinisch diagnostizierte Tumoren (%)
Brust (40- bis 50-jährige Frauen)	33	1
Prostata (40- bis 50-jährige Männer)	40	2
Schilddrüse	98	0,1

Tabelle 6

Zwar bleiben die meisten Tumoren, die spontan in uns entstehen, in der Regel mikroskopisch klein und stellen keine Gefahr für unsere Gesundheit dar, manche allerdings wachsen und können das tödliche Endstadium Krebs erreichen. Man vermutet, dass diese Krebserkrankungen sich aufgrund einer Störung unserer natürlichen Abwehrsysteme gegen die Angiogenese entwickeln, die von den Tumoren in Gang gesetzt wird. Unter normalen Umständen gewinnen die anti-angiogenetischen Abwehrmechanismen die Oberhand über die Versuche der Tumoren, die für ihr Wachstum lebenswichtige Blutversorgung herzustellen, und die Tumoren bleiben mikroskopisch klein. Menschen, die beispielsweise an Trisomie 21 (Down-Syndrom oder Mongolismus) leiden, erkranken praktisch nie an Krebs. Diesen Schutz verdanken sie dem erhöhten Pegel bestimmter Inhibitoren der Angiogenese (dem Endostatin), der auf die Präsenz des zusätzlichen Chromosoms 21 zurückgeht. Umgekehrt ermöglicht das Fehlen einer ausreichenden Menge von anti-angiogenetischen Molekülen es dem Tumor, sich die für sein Fortschreiten zum Stadium eines tödlichen Tumors notwendigen Blutgefäße anzueignen.

Die konstante Präsenz von anti-angiogenetischen Molekülen aus der Nahrung unterstützt also die natürlichen Abwehrmechanismen des Organismus und blockiert die Tumoren in einem ungefährlichen Stadium. Auch wenn wir ständig mit dem Risiko einer Krebserkrankung leben, steht uns dennoch mit der Nutzung der krebshemmenden Stoffe in der Nahrung eine wirksame therapeutische Waffe zur Verfügung, um die Tumoren in einem latenten Stadium zu halten und zu vermeiden, dass sie sich zu einem fortgeschrittenen Krebsstadium weiterentwickeln. Insofern muss man Krebs als eine chronische Krankheit betrachten, die im alltäglichen Leben mithilfe von Nahrungsmitteln, die gute Lieferanten von krebshemmenden Stoffen sind, kontrollierbar ist.

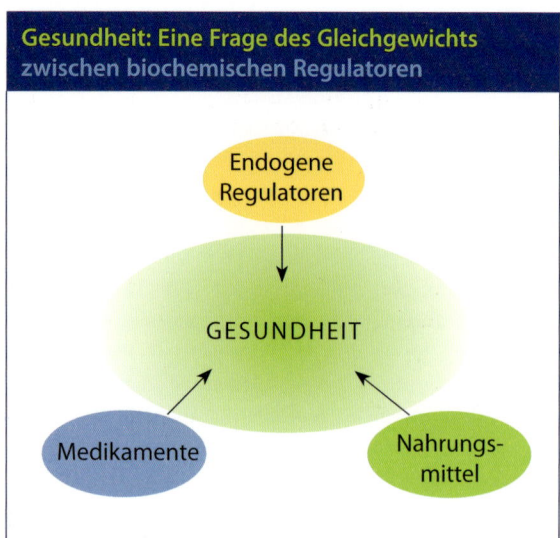

Gesundheit: Eine Frage des Gleichgewichts zwischen biochemischen Regulatoren

Abbildung 14

Durch die Zufuhr von in der Nahrung enthaltenen Molekülen wird nicht nur das für die Gesundheit notwendige Gleichgewicht wiederhergestellt: Diese Moleküle sind zudem aufgrund ihrer krebshemmenden Eigenschaften in der Lage, wie Medikamente zu wirken und aktiv die Prozesse zu stören, die an der Entstehung von Krankheiten wie Krebs beteilig sind. Daher muss diese Krebstherapie, für die wir die Bezeichnung *Nutratherapie* vorschlagen möchten, als unverzichtbarer Bestandteil des verfügbaren Arsenals an krebsbekämpfenden Mitteln anerkannt werden. Sie muss denselben Stellenwert erhalten wie die derzeit bei der Behandlung von Krebspatienten angewandten Therapieverfahren, und zwar sowohl wegen ihrer Fähigkeit, Krebszellen direkt anzugreifen, wie auch wegen ihrer Eigenschaften als Angiogenesehemmer und Stimulatoren des Immunsystems (Abbildung 15).

Diese Methode der Krebsvorbeugung ist besonders wichtig, weil wir ständig in Gefahr sind, Tumoren zu entwickeln, und weil wir diese Tumoren durch die Aufnahme krebshemmender Wirkstoffe aus der Nahrung in einem latenten Zustand halten können (siehe Kasten). Ein weiterer Faktor, der eine präventive Krebstherapie durch Ernährung so wichtig macht, ist die große Differenz zwischen den Genen verschiedener Individuen. Alle Menschen besitzen in etwa die gleichen Gene (sonst gehörten wir nicht zur gleichen Art), dennoch gibt es viele

Das grundlegende Konzept der Nutratherapie
Die natürlichen Inhibitoren in Nahrungsmitteln können genetisch bedingte oder durch schlechte Lebensgewohnheiten erworbene Mangelerscheinungen ausgleichen.

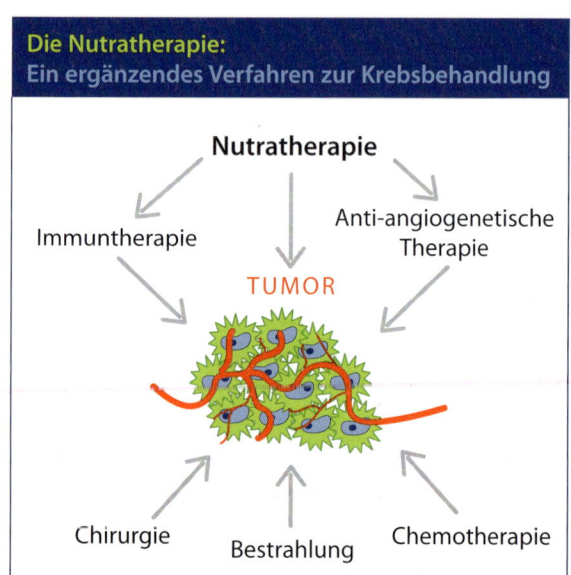

Die Nutratherapie: Ein ergänzendes Verfahren zur Krebsbehandlung

Abbildung 15

Die Nutratherapie

Man kann die Nutratherapie mit einer Chemotherapie vergleichen, die sich das Arsenal der in Nahrungsmitteln enthaltenen krebshemmenden Moleküle zunutze macht, um spontan entstehende Krebszellen zu bekämpfen. Krebsprävention durch Ernährung stellt also keinesfalls eine alternative Therapieform dar, vielmehr bildet sie ein ergänzendes Mittel, auf das jeder zurückgreifen kann, um seinem Organismus bestimmte, in der Nahrung enthaltene krebshemmende Stoffe zuzuführen.

Der regelmäßige Verzehr von Obst und Gemüse ist nichts anderes als eine präventive Chemotherapie, durch die Mikrotumoren daran gehindert werden, ein Stadium mit pathologischen Folgen zu erreichen, ohne dass dies für die Physiologie des normalen Gewebes schädlich wäre.

Variationen dieser Gene, die für die unterschiedlichen Charakteristika eines jeden Individuums verantwortlich sind.

Diese Differenzen sind nicht nur für die ausgeprägten physischen Unterschiede zwischen Menschen verantwortlich, sie beeinflussen auch andere Gene, die, wenn sie inaktiviert sind, bei manchen Menschen zu einer Schwächung der Abwehr gegen bestimmte Aggressionen führen, wie sie etwa krebserregende Substanzen auslösen.

Selbst wenn also nur ein geringer Prozentsatz von Krebserkrankungen genetisch bedingt ist, so spielen dennoch viele genetische Faktoren eine erhebliche Rolle: Diese können manch einen anfälliger dafür machen, beispielsweise nach dem

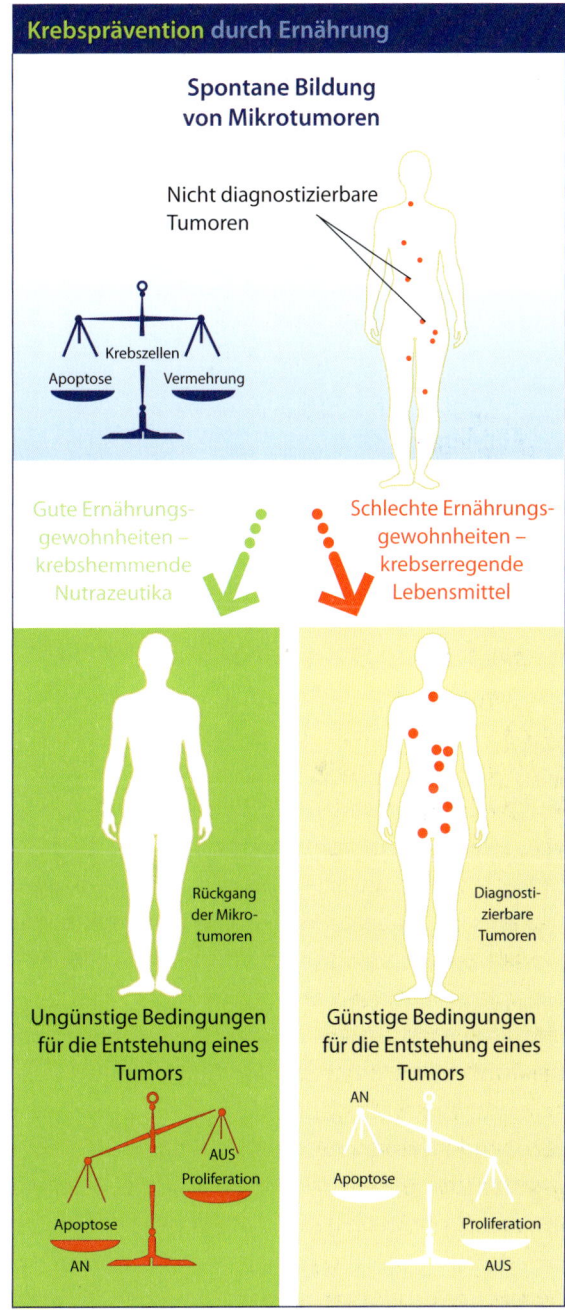

Abbildung 16

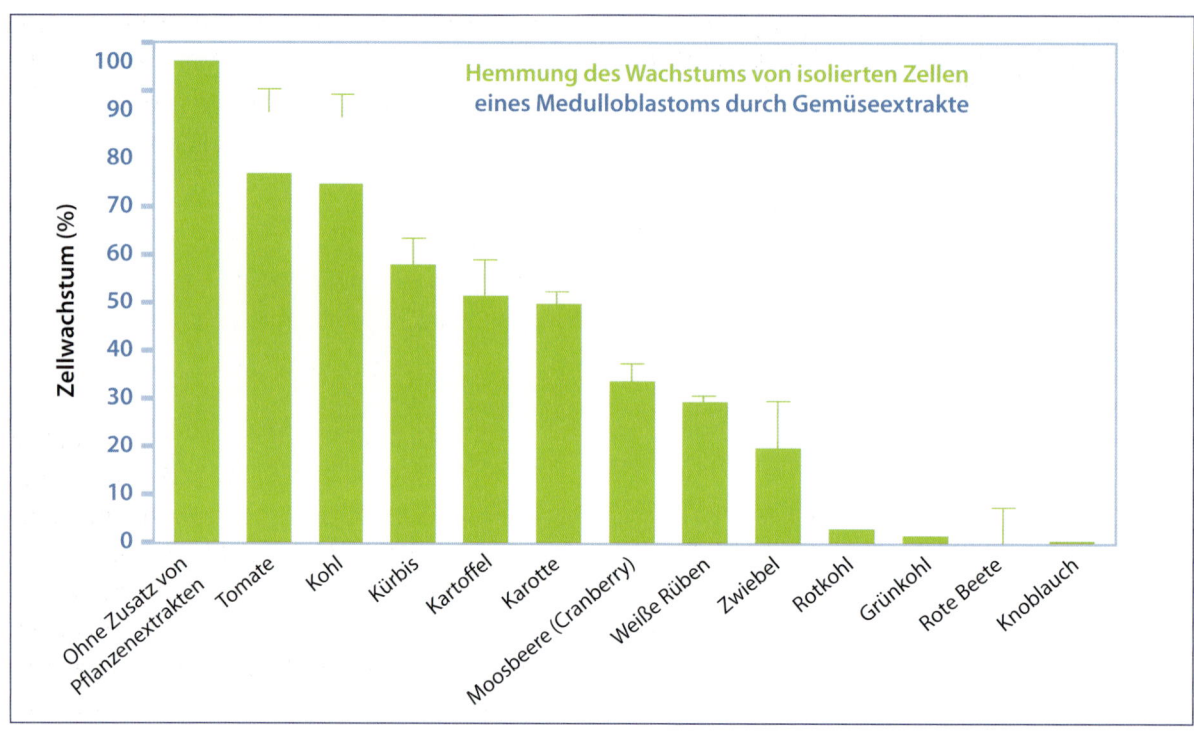

Abbildung 17

Kontakt mit krebsauslösenden Stoffen Krebs zu entwickeln; die Betroffenen müssen sich deshalb umso stärker durch den Verzehr von krebshemmenden Molekülen schützen. Dieses Konzept wird wunderbar veranschaulicht durch die Ergebnisse einer in Shanghai durchgeführten Untersuchung: Derzufolge hatten Versuchspersonen, denen zwei für die Eliminierung toxischer Aggressoren wichtige Enzyme fehlten, ein dreimal höheres Risiko für Lungenkrebs, wenn ihre Ernährung keine Kreuzblütler enthielt. Andere mit dem gleichen Gendefekt hingegen, die aber reichliche Mengen dieser Gemüsesorten zu sich nahmen, hatten sogar ein im Vergleich zur Normalbevölkerung reduziertes Krebsrisiko. Diese Beobachtungen zeigen,

wie viel die Ernährung dazu beitragen kann, die Folgen genetischer Störungen, das heißt, die Anfälligkeit für eine Krebserkrankung zu mildern.

Um es noch einmal zu wiederholen: Die Entwicklung von Krebs durch Ernährung zu bekämpfen bedeutet nichts anderes, als die in bestimmten Nahrungsmitteln enthaltenen krebshemmenden Substanzen als Waffe zu benutzen, um ein tumorfeindliches Milieu zu schaffen, um die Tumormikroherde täglich zu bombardieren und sie so am Wachsen zu hindern (wie es auch die Chemotherapie macht). Man muss den menschlichen Körper als ein Schlachtfeld betrachten, auf dem ein permanenter Kampf tobt zwischen mutierenden Zellen, die sich zu einer autonomen Einheit entwi-

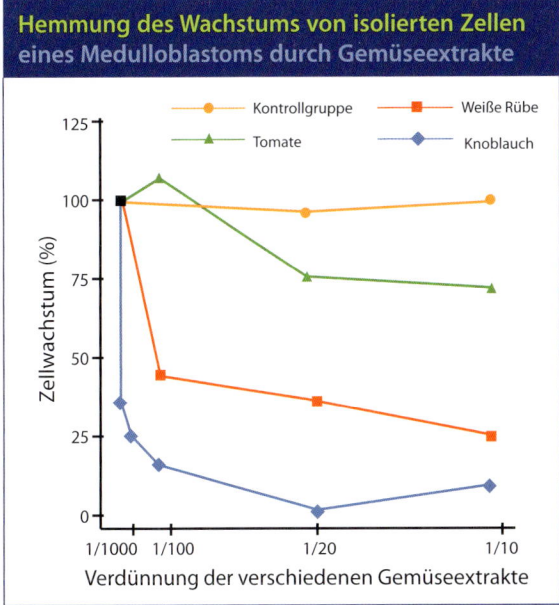

Abbildung 18

mitteln mit einem hohen Gehalt an anti-karzinogenen Molekülen eine enorme Bedeutung für die Maximierung unserer Chancen im Kampf gegen den Krebs zukommt.

Das »Nutrinom-Projekt«: die Identifikation des krebshemmenden Profils von Obst und Gemüse

Unser Labor hat vor Kurzem eine neue Initiative gestartet, um das krebshemmende Profil von Obst und Gemüse zu erforschen. Ziel dieses Verfahrens ist es nicht nur, die Obst- und Gemüsesorten zu identifizieren, die am stärksten krebshemmend wirken, sondern auch die speziellen Unterarten dieser Pflanzen herauszufinden, die größere Mengen anti-karzinogener Substanzen enthalten als andere.

Zu diesem Zweck stellen wir Rohextrakte aus Obst und Gemüse her, sterilisieren die so erhaltenen Präparate und bestimmen anhand dieses Materials die Hemmwirkung auf das Wachstum verschiedener menschlicher Krebstumoren sowie auf die Angiogenese durch die Verwendung experimenteller Modelle im Labor. Man kann beispielsweise erkennen, dass die Gabe von Extrakten aus Knoblauch, Roter Bete oder bestimmten Kohlsorten wie Grünkohl einen vollständigen Wachstumsstopp von isolierten Krebszellen eines Medulloblastoms, eines sehr aggressiven Gehirntumors, bewirkt (Abbildung 17). Es sind noch weitere Arbeiten erforderlich, um zu belegen, in welchem Ausmaß Nahrungsmittel als Ergänzung zu den derzeit verfügbaren Krebstherapien eingesetzt

ckeln wollen, um zu Krebs zu degenerieren, und unseren Abwehrmechanismen, die die Integrität des Organismus erhalten wollen. Auf das Beispiel eines Schalters übertragen bedeutet das, dass latente Tumoren ein für ihr Wachstum günstiges Milieu vorfinden und sich daher in reife Krebszellen verwandeln können, wenn in der Ernährung ungünstige Nahrungsmittel überwiegen oder ein Mangel an schützenden Nahrungsmitteln wie Obst und Gemüse herrscht (Schalter auf »an«).

Wenn die Ernährung hingegen reich an schützenden Lebensmitteln ist und nur einen geringen Anteil von schädlichen Zutaten enthält, dann können die Mikrotumoren nicht genügend wachsen, und das Krebsrisiko ist geringer (Schalter auf »aus«, Abbildung 16). Es ist daher leicht einzusehen, dass der Identifikation von Nahrungs-

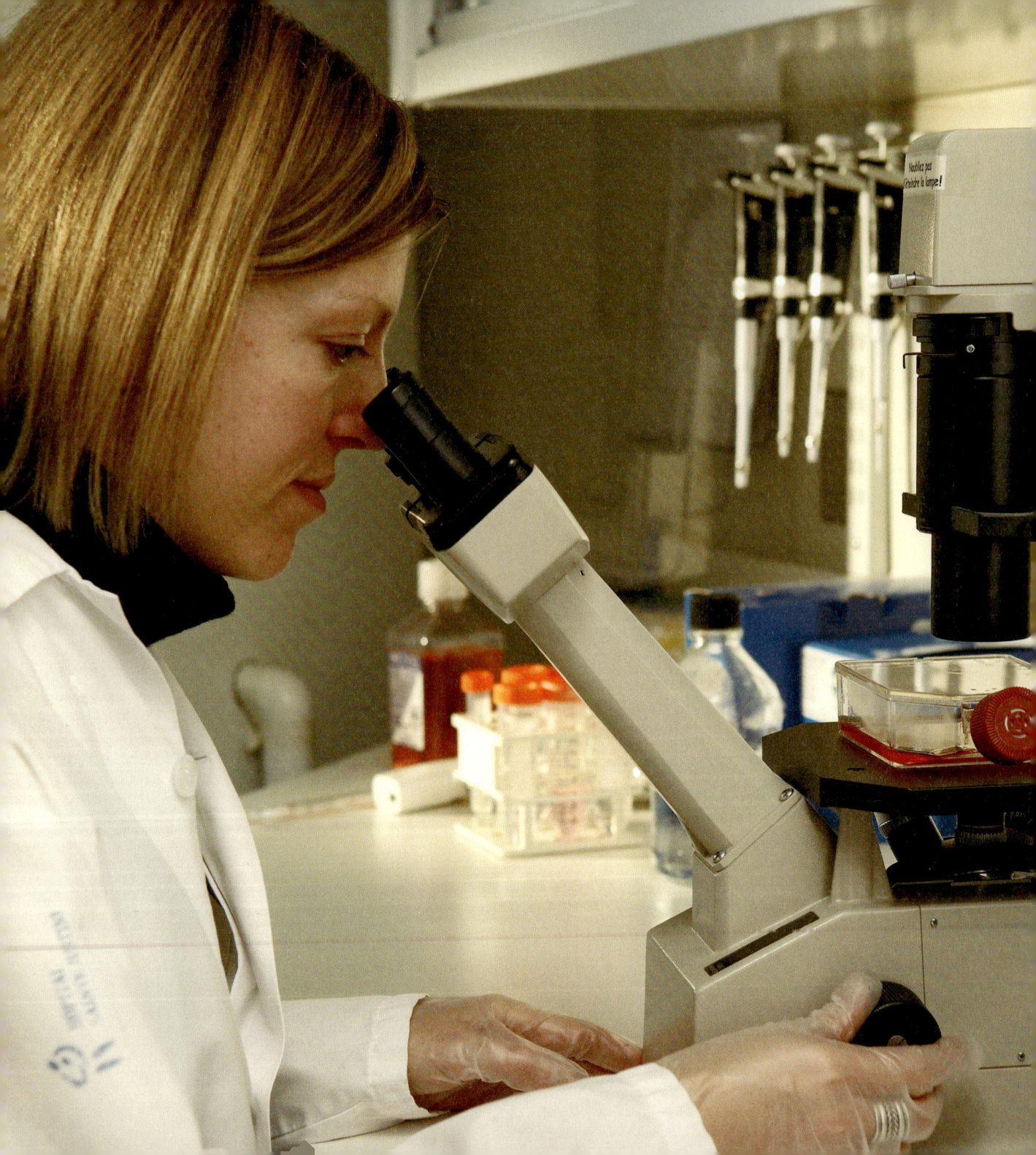

werden können, doch die bisher erhaltenen Ergebnisse sind vielversprechend. Insbesondere Knoblauch ist offenbar extrem toxisch für Krebszellen, denn selbst bei einer Verdünnung von 1:1000 kann Knoblauchextrakt das Zellwachstum noch immer bedeutend verlangsamen (Abbildung 18).

Zusammenfassend kann man daher feststellen, dass die niedrigste Krebsrate bei Personen mit dem höchsten Verzehr von Obst und Gemüse direkt aus deren Gehalt an krebshemmenden Inhaltsstoffen resultiert; sie schränken das Wachstum der Mikrotumoren ein, die, wie schon erwähnt, sich spontan in unserem Gewebe bilden. Eine konstante Zufuhr von krebshemmenden Substanzen in der Nahrung bildet folglich die Basis jeder Strategie mit dem Ziel, der Entstehung von Krebs vorzubeugen.

Zusammenfassung

● *Die im Laufe der Evolution selektierten Nahrungsmittel enthalten gesundheitsfördernde Wirkstoffe mit krebshemmenden Eigenschaften, die in vieler Hinsicht denen in synthetisch hergestellten Medikamenten ähneln.*

● *Die Integration dieser Wirkstoffe in den alltäglichen Speiseplan schafft Bedingungen, die die Weiterentwicklung von tumoralen Mikroherden verhindern, die spontan im Laufe unseres Lebens entstehen. Die Nutratherapie stellt folglich ein perfektes Beispiel für die metronomische Therapie dar, bei der täglich schwache Dosen krebshemmender Substanzen verabreicht werden.*

● *Krebsprävention durch Ernährung ist also gleichbedeutend mit einer nichttoxischen Chemotherapie, welche sich die in Nahrungsmitteln enthaltenen krebshemmenden Moleküle zunutze macht. Sie bekämpft den Krebs an der Wurzel, bevor er ein reifes Stadium erreichen und das Funktionieren des Organismus bedrohen kann.*

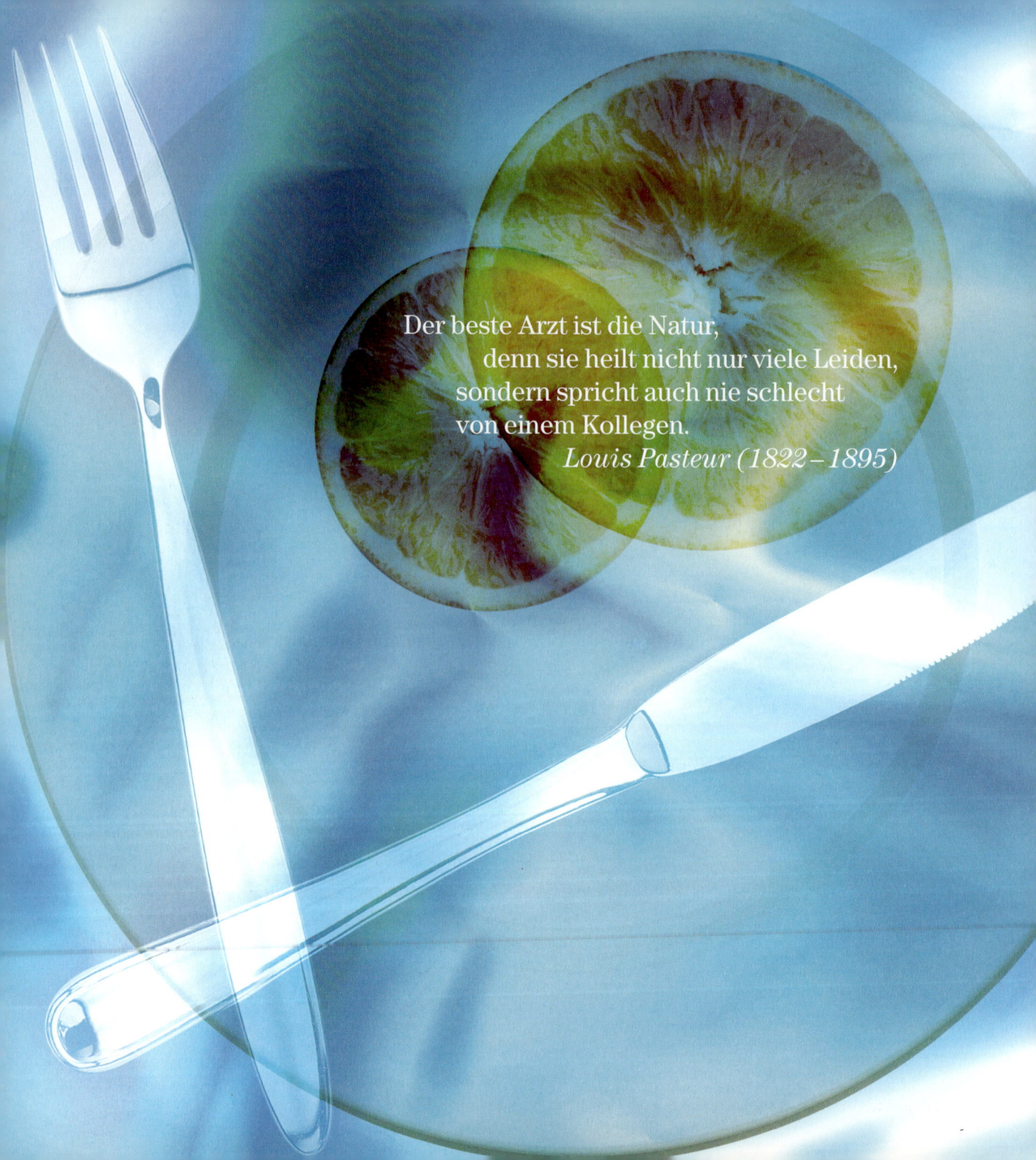

Der beste Arzt ist die Natur,
    denn sie heilt nicht nur viele Leiden,
    sondern spricht auch nie schlecht
von einem Kollegen.
            Louis Pasteur (1822–1895)

Kapitel 5
Die sekundären Pflanzeninhaltsstoffe: ein Anti-Krebs-Cocktail auf Ihrem Teller!

In diesem Kapitel möchten wir Sie mit der chemischen Zusammensetzung der Nutrazeutika vertraut machen und erläutern, inwiefern diese Moleküle zu den krebshemmenden Eigenschaften dieser Nahrungsmittel beitragen. Wie wir eingangs bereits ausgeführt haben, ist seit Langem bekannt, dass das Risiko einer Krebserkrankung durch den regelmäßigen Verzehr von Obst und Gemüse reduziert werden kann; das lässt darauf schließen, dass diese Nahrungsmittel wichtige Lieferanten von krebshemmenden Molekülen sind. Untersuchungen zur Identifikation dieser bioaktiven Moleküle haben nicht nur bestätigt, dass diese Nahrungsmittel krebshemmende Wirkstoffe enthalten, sie haben zudem zur Entdeckung anderer Substanzen geführt, die reich an krebshemmenden Molekülen sind und eine wesentliche Rolle bei der Prävention von Krebs spielen können.

Obst und Gemüse: viel mehr als nur Vitamine!

Unter Ernährungsgesichtspunkten werden die Nahrungsmittel, die wir zu uns nehmen, im Allgemeinen in zwei Kategorien unterteilt. Man spricht einerseits von Makronährstoffen (Kohlenhydrate, Eiweiß und Fett) und andererseits von Mikronährstoffen (Vitamine und Mineralstoffe). Dieses Bild ist jedoch unvollständig, denn Obst und Gemüse enthalten noch beachtliche Mengen einer anderen Klasse von Molekülen, nämlich die sogenannten phytochemischen Verbindungen* (aus dem Griechischen *phyto*, Pflanze), die sich nicht in diese Kategorien eingliedern lassen. Diese Stoffe sind für die Farbe und die organoleptischen (die Sinnesorgane betreffenden) Eigenschaften verantwortlich, die nicht nur charakteristisch für Obst und Gemüse sind, sondern auch für viele Getränke und Gewürze, die eng mit den kulinarischen Traditionen vieler Länder verbunden sind.

---

* Im Deutschen gebräuchlicher ist der Ausdruck »sekundäre Pflanzeninhaltsstoffe«, oft auch verkürzt »sekundäre Pflanzenstoffe«, gelegentlich ist auch von Phytaminen die Rede. Im vorliegenden Buch werden diese Begriffe synonym gebraucht (Anm.d.Ü.).

Das leuchtende Rot der Himbeere, der so typische Geruch des Knoblauchs oder auch das starke Gefühl von Adstringenz beim Trinken von Kakao oder Tee – all das sind Eigenschaften, die direkt mit der Existenz verschiedener phytochemischer Bestandteile in diesen Nahrungsmitteln einhergehen. Und diese Pflanzeninhaltsstoffe sind im Überfluss vorhanden: Eine ausgewogene Ernährung mit einer Mischung aus Obst und Gemüse und Getränken wie Tee und Rotwein enthält etwa 1 bis 2 Gramm sekundäre Pflanzenstoffe, was der Aufnahme eines Cocktails von 5000 bis 10 000 verschiedenen Verbindungen pro Tag entspricht! Der Gehalt an phytochemischen Molekülen in Obst und Gemüse ist daher alles andere als zu vernachlässigen, sondern vielmehr ohne Zweifel ein essenzielles Merkmal dieser Nahrungsmittel.

Bis vor Kurzem wurde der positive Einfluss von Obst und Gemüse zur Vorbeugung gegen chronische Krankheiten, insbesondere Krebs, allein den Vitaminen, Mineralstoffen und Ballaststoffen zugeschrieben. Eine Anzahl von Untersuchungsergebnissen der letzten Jahre haben indes Zweifel an dieser Vorstellung aufkommen lassen, und es scheint immer sicherer, dass die Schutzwirkung von Obst und Gemüse gegen Krebs vor allem auf ihren Gehalt an sekundären Pflanzeninhaltsstoffen zurückzuführen ist.

Tatsächlich konnte keine Untersuchung bisher den Beweis erbringen, dass massive Dosen von Vitaminzusätzen einen wie auch immer gearteten Schutz gegen chronische Krankheiten wie Krebs bieten. Zahlreiche Untersuchungsergebnisse deuten vielmehr in die entgegengesetzte Richtung:

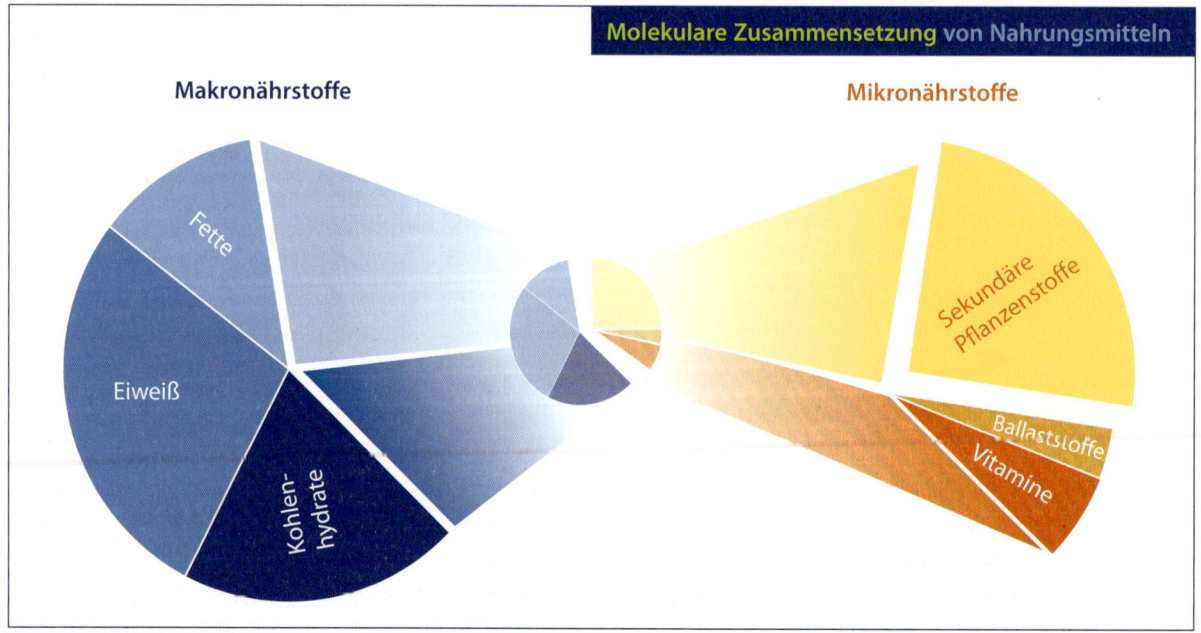

Molekulare Zusammensetzung von Nahrungsmitteln

Makronährstoffe

Mikronährstoffe

Fette

Eiweiß

Kohlenhydrate

Sekundäre Pflanzenstoffe

Ballaststoffe

Vitamine

Abbildung 19

Die Einnahme großer Mengen von Nahrungsergänzungsmitteln führt vielmehr zu einer *Erhöhung des Sterberisikos*. So zeigten zwei Untersuchungen über die Folgen hoher Gaben von Vitamin A oder Beta-Carotin (das Molekül, das zur Synthese dieses Vitamins in unserem Körper notwendig ist) gegen das Lungenkrebs-Risiko bei Rauchern nicht nur, dass die tägliche Aufnahme dieses Vitamins die krebsbedingte Sterblichkeitsrate nicht senkte; tatsächlich stieg diese sogar noch an (28% mehr Krebserkrankungen und 17% mehr Tote bei den Versuchspersonen in einer dieser Studien, die zusätzliche Vitamingaben erhielten).

Dieser negative Effekt von Ergänzungspräparaten mit hohen Dosen von Vitaminen wurde nicht nur bei Rauchern beobachtet. Eine neue Untersuchung zeigt, dass hohe Dosen dieser Ergänzungsmittel keinerlei Einfluss auf Krebserkrankungen des Magen-Darm-Trakts (Dickdarm, Leber, Bauchspeicheldrüse, Magen) haben; auch hier wurde, wenn überhaupt, nur eine leichte Erhöhung der Sterblichkeitsrate beobachtet. Noch beunruhigender sind die Ergebnisse einer anderen Untersuchung, derzufolge durch die zusätzliche Gabe von Vitamin E in einer Menge, die von vielen Menschen eingenommen wird (400 UI/Tag), die Sterblichkeitsrate ebenfalls leicht ansteigt. Wenn Sie dennoch nicht auf Nahrungsergänzungsmittel verzichten wollen, dann reduzieren Sie die in diesen Tabletten enthaltenen Dosen so weit wie möglich. Eines der wenigen positiven Ergebnisse hinsichtlich einer möglichen Schutzwirkung von Vitaminen bei Krebs ergab sich im Rahmen einer Studie, in der Vitaminkonzentrationen getestet wurden, die denen in der normalen Ernährung entsprachen.

Der phytochemische Cocktail: ein Arsenal an krebshemmenden Molekülen

Unter phytochemischen Verbindungen oder sekundären Pflanzenstoffen versteht man jene Moleküle, die es Pflanzen ermöglichen, sich vor Infektionen und Schäden zu schützen, die durch Mikroorganismen, Insekten oder andere Räuber verursacht wurden. Pflanzen können nicht vor ihren Angreifern fliehen – sie mussten daher ausgeklügelte Schutzmechanismen entwickeln, um Angreifer aus ihrer Umgebung abzuwehren und ihre schädlichen Auswirkungen zu bekämpfen. Die sekundären Pflanzenstoffe dienen folglich der wirkungsvollen Bekämpfung von Bakterien, Pilzen und Insekten; sie reparieren die von Aggressoren verursachten Schäden und ermöglichen der Pflanze das Überleben unter feindlichen Bedingungen. Wenn beispielsweise die Trauben von Weinstöcken, wie wir in Kapitel 15 noch sehen werden, von bestimmten Mikroorganismen angegriffen werden, dann sondern sie große Mengen einer Substanz ab, die pilztötend wirkt und den negativen Folgen dieses Parasiten entgegenwirkt. Die Produktion der sekundären Pflanzeninhaltsstoffe korreliert direkt mit dem Stress, dem die Pflanze ausgesetzt ist. Daher ist zu erwarten, dass Pflanzen, die auf natürliche Weise, also ohne synthetische Pestizide angebaut werden und daher leichter Angriffen ausgesetzt sind, größere Mengen dieser Moleküle enthalten.

Die Schutzwirkung dieser verschiedenen sekundären Pflanzenstoffe beschränkt sich freilich nicht auf die Pflanzengesundheit; diese Moleküle spielen auch eine Hauptrolle in unserem Abwehrsystem im Kampf gegen den Krebs. Tatsächlich haben viele Untersuchungen über Verbindungen, die aus diesen Nahrungsmitteln isoliert wurden, gezeigt, dass eine Vielzahl von ihnen Prozesse beeinflussen, die bei der Entwicklung von Krebs eine Rolle spielen. *Diese Substanzen bilden daher möglicherweise die beste uns zur Verfügung stehende Waffe im Kampf gegen die Entstehung von Krebs.*

Alle Pflanzen enthalten eine unterschiedliche Menge von mehreren Pflanzeninhaltsstoffen (Ta-

belle 7), und genau diese sind für die charakteristischen organoleptischen Eigenschaften dieser Nahrungsmittel verantwortlich (Bitterkeit, Adstringenz, Geruch …). Auch die mangelnde Begeisterung mancher Menschen für Gemüse hängt mit diesen organoleptischen Eigenschaften zusammen: Während unser Gehirn nämlich den Geschmack von Fett und Zucker sofort als Synonym von schneller und wirkungsvoller Energiezufuhr erkennt, werden Bitterkeit und Adstringenz eher als potenzielle Aggression gegen unsere Gesundheit wahrgenommen. Glücklicherweise wurden diese Reflexe unseres primitiven Gehirns im Laufe der Evolution allmählich abgeschwächt, sodass die Menschen fähig wurden, eine immer weiter wachsende Zahl von Pflanzenarten zu identifizieren, die aktiv zur Erhaltung unserer Gesundheit beitragen.

Oft ist es sehr einfach, die wichtigsten Pflanzeninhaltsstoffe eines Nahrungsmittels allein schon an seiner Farbe oder seinem Geruch zu erkennen. So sind beispielsweise die meisten Früchte mit leuchtenden Farben extrem wichtige Lieferanten einer Klasse von Molekülen, die als Polyphenole bezeichnet werden. Bis heute hat man

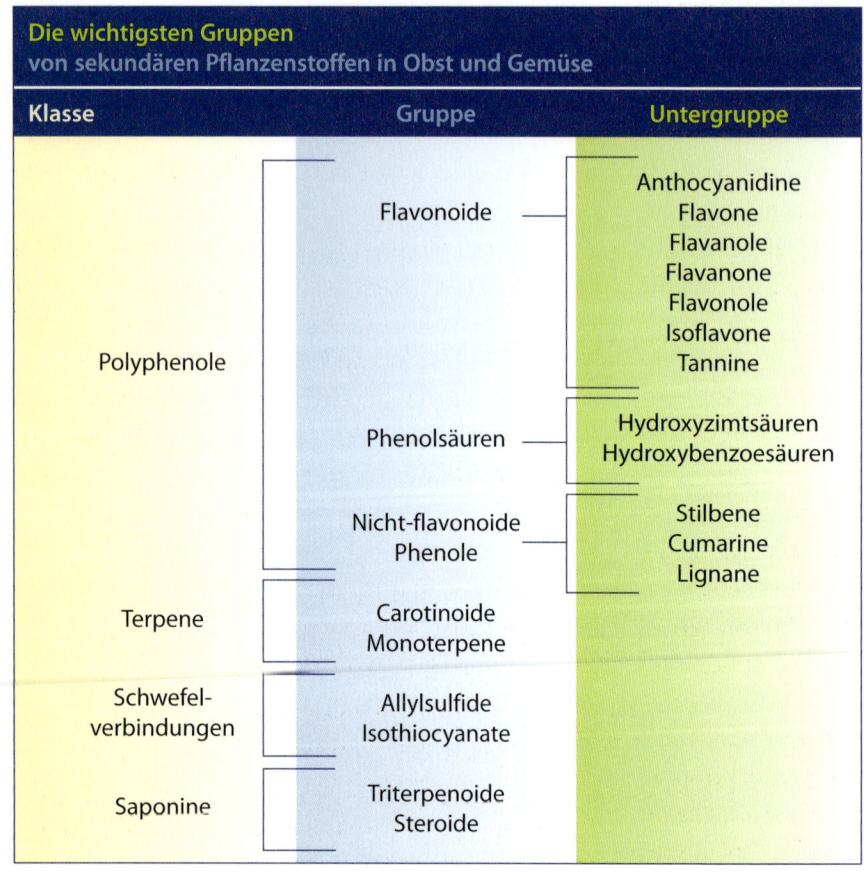

Die wichtigsten Gruppen von sekundären Pflanzenstoffen in Obst und Gemüse		
Klasse	**Gruppe**	**Untergruppe**
Polyphenole	Flavonoide	Anthocyanidine Flavone Flavanole Flavanone Flavonole Isoflavone Tannine
	Phenolsäuren	Hydroxyzimtsäuren Hydroxybenzoesäuren
	Nicht-flavonoide Phenole	Stilbene Cumarine Lignane
Terpene	Carotinoide Monoterpene	
Schwefel-verbindungen	Allylsulfide Isothiocyanate	
Saponine	Triterpenoide Steroide	

Tabelle 7

mehr als 4000 Polyphenole identifiziert; besonders große Mengen davon sind in bestimmten Getränken wie Rotwein oder grünem Tee enthalten sowie in mehreren festen Nahrungsmitteln wie Trauben, Äpfeln, Zwiebeln und wild wachsenden Beeren. Man findet sie außerdem in mehreren Kräutern und Gewürzen sowie in Gemüse und Nüssen. Andere Klassen von Pflanzeninhaltsstoffen werden vor allem durch ihren Geruch charakterisiert: Der Geruch von Schwefel, der mit zerdrücktem Knoblauch oder auch gekochtem Kohl verbunden ist, ist auf den Gehalt an **Schwefelverbindungen** in diesen Nahrungsmitteln zurückzuführen, während der (angenehmere) Geruch der Zitrusfrüchte durch ihren Gehalt an bestimmten **Terpenen** bestimmt wird.

Wir werden in späteren Kapiteln genauer auf diese verschiedenen Moleküle eingehen, eines jedoch wollen wir gleich festhalten: Es ist der hohe Gehalt an verschiedenen Klassen dieser Pflanzeninhaltsstoffe in bestimmten Nahrungsmitteln, der ihre präventive Wirkung gegen Krebs ausmacht und sie deshalb zu Nutrazeutika macht. Anders gesagt, jedes Nahrungsmittel, ob Obst, Gemüse, Getränk oder Fermentierungsprodukt, das eine große Menge von einem oder mehreren dieser Moleküle mit krebshemmendem Potenzial enthält, ist ein Nutrazeutikum.

Wenn wir dem Konzept der Nutrazeutika folgen, dann werden wir vorzugsweise Nahrungsmittel auswählen, die wir unbedingt auf unseren Speiseplan setzen müssen, um gegen Krebs vorzubeugen. Denn auch wenn alle Obst- und Ge-

Lebensnotwendige Substanzen
Wasser
Aminosäuren: 9
Fettsäuren: 2
Vitamine: 13
Mineralstoffe: 13
Sekundäre Pflanzenstoffe (10 000)

müsesorten sekundäre Pflanzenstoffe besitzen, so variiert die *Menge* und auch die *Art* dieser Inhaltsstoffe enorm von einer Frucht oder von einem Gemüse zum anderen. Nicht alle Früchte und Gemüsesorten sind gleich: Die Kartoffel oder die Karotte sind nicht vergleichbar mit dem Brokkoli oder dem Grünkohl, was ihren Gehalt an aktiv gegen Krebs wirkenden Pflanzeninhaltsstoffen betrifft, sowenig wie die Banane an Trauben oder Cranberrys (Moosbeeren) heranreicht. Es gibt große Unterschiede im Gehalt von aktiven Pflanzeninhaltsstoffen in Nahrungsmitteln, und in manchen Fällen kommt ein bestimmter Wirkstoff nur in einem einzigen Nahrungsmittel vor.

Diese Idee ist von zentraler Bedeutung, wenn man die anti-karzinogenen Eigenschaften von Obst und Gemüse zu erklären sucht, denn seltsamerweise **sind mehrere sekundäre Pflanzenstoffe, die am stärksten präventiv gegen Krebs wirken, nur in ganz bestimmten Nahrungsmitteln vorhanden** (Abbildung 20). Die Isoflavonoide

Polyphenole und Gesundheit

Die größte Gruppe der in der Natur existierenden sekundären Pflanzenstoffe

Die für Adstringenz und Bitterkeit in Nahrungsmitteln verantwortlichen Moleküle

Sehr große Variation der Zufuhr an Polyphenolen je nach Ernährungsweise: von 0 bis 1 Gramm pro Tag

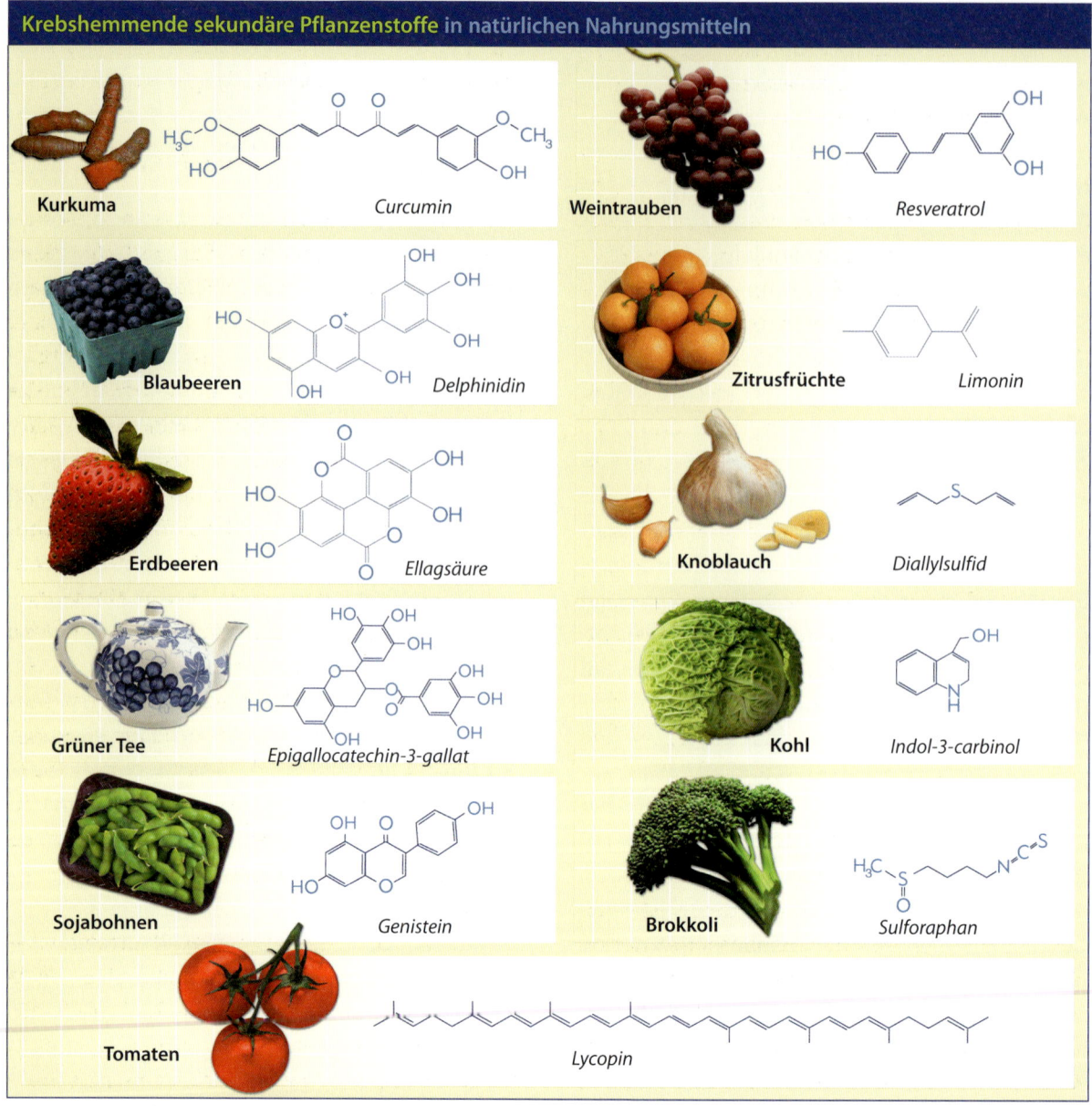

Krebshemmende sekundäre Pflanzenstoffe in natürlichen Nahrungsmitteln

Kurkuma — *Curcumin*

Weintrauben — *Resveratrol*

Blaubeeren — *Delphinidin*

Zitrusfrüchte — *Limonin*

Erdbeeren — *Ellagsäure*

Knoblauch — *Diallylsulfid*

Grüner Tee — *Epigallocatechin-3-gallat*

Kohl — *Indol-3-carbinol*

Sojabohnen — *Genistein*

Brokkoli — *Sulforaphan*

Tomaten — *Lycopin*

Abbildung 20

Nach Surh, Y-J (2003) Nature Review on Cancer 3, 768 – 780

in Soja, das Resveratrol in Trauben, das Curcumin im Gewürz Kurkuma, die Isothiocyanate und Indole im Brokkoli oder die Catechine im grünen Tee, all diese krebshemmenden Moleküle sind in der Natur nur sehr begrenzt verfügbar. Anders gesagt trifft es zwar zu, dass Obst und Gemüse im Allgemeinen unverzichtbare Bestandteile einer ausgeglichenen Ernährung sind, doch muss man unter dem Aspekt einer Ernährungsweise, die das Krebsrisiko senken will, ihren Gehalt an sekundären Pflanzenstoffen genauer analysieren.

In diesem Sinne müssen wir das Spektrum dieser Empfehlungen erweitern und drei Nahrungsmittel darin aufnehmen, die ein Höchstmaß an natürlichen Anti-Krebs-Wirkstoffen enthalten: nämlich grüner Tee, Soja und das Gewürz Kurkuma. Denn abgesehen von den wissenschaftlichen Studien, in denen die krebshemmenden Eigenschaften der in diesen Nahrungsmitteln enthaltenen Moleküle unzweifelhaft nachgewiesen wurden (wir werden in den folgenden Kapiteln näher darauf eingehen), muss man eine auffällige Koinzidenz hervorheben: Gerade in den Ländern mit den niedrigsten Krebsraten, besonders in den asiatischen Ländern, bilden grüner Tee, Soja und Kurkuma die Basis der alltäglichen Ernährung.

Das deutet darauf hin, dass in den westlichen Gesellschaften erhebliche Veränderungen der Ernährungsgewohnheiten erforderlich sind. Der Verzehr einer Kombination von so unterschiedlichen Nahrungsmitteln wie Tomaten, Kohl, grüner Tee, Piment, Kurkuma, Soja, Knoblauch und Trauben entspricht in gewisser Weise der Verschmelzung von Jahrtausende alten kulinarischen Traditionen sowohl europäischer als auch asiatischer Kulturen. Für die große Mehrheit der Menschen ist dies

heute jedoch dank des leichten Zugangs zu Nahrungsmitteln aller Art aus den fernsten Winkeln der Welt in den Bereich des Möglichen gerückt.

Viel, viel mehr als Antioxidantien!

Bevor wir nun genauer darauf eingehen, auf welche Weise die sekundären Pflanzenstoffe gegen Krebs vorbeugen können, müssen wir noch auf einen grundlegenden Punkt hinweisen: Diese Moleküle sind weit mehr als bloße Antioxidantien. Heutzutage ist es unmöglich, über die gesundheitsfördernden Eigenschaften eines Nahrungsmittels zu sprechen, ohne sein »Potenzial als Antioxidationsmittel« oder seinen hohen Gehalt an »Antioxidantien« zu erwähnen. Tatsächlich wird der Begriff Antioxidans sowohl in der wissenschaftlichen Literatur als auch in den Massenmedien so inflationär gebraucht, dass man meinen könnte, die einzige Funktion von Nahrungsmitteln bestünde darin, als Lieferant von Antioxidantien zu dienen (und natürlich von Vitaminen, aber nachdem die Vitamine zumeist selbst eine antioxidative Wirkung haben …), und der gesundheitliche Nutzen oder Schaden eines Nahrungsmittels hinge einzig und allein von dieser Eigenschaft ab (siehe Kasten S. 72).

In der Tat weisen mehrere Pflanzeninhaltsstoffe, besonders die Polyphenole, eine ideale chemische Struktur auf, um freie Radikale zu absorbieren; insofern sind diese Moleküle weitaus effektivere Antioxidantien als die Vitamine. Die antioxidative Wirkung eines mittelgroßen Apfels beispielsweise, der relativ wenig Vitamin C enthält – etwa 10 Milligramm – entspricht der von 2250 Milligramm Vitamin C! Anders gesagt, die antioxi-

Was sind Antioxidantien?

Der Sauerstoff in der Luft, den wir atmen, dient als Brennstoff für unsere Zellen bei der Produktion von chemischer Energie in Form eines extrem wichtigen Moleküls: des ATP (Adenosintriphosphat). Diese Verbrennung erfolgt allerdings nicht restlos und erzeugt beachtliche Mengen von »Abfall«, allgemein als »freie Radikale« bekannt. Die freien Radikalen sind schädlich für die Zelle, weil sie die Struktur vieler Zellbestandteile angreifen, insbesondere die DNS, die Proteine und die Lipide, und dadurch große Schäden bewirken. Im Laufe ihres Lebens kann eine Zelle mehr als 50 000 von freien Radikalen verursachte Verletzungen akkumulieren, und die durch diese »Wunden« verursachten Veränderungen der DNS tragen zur Entstehung von Krebs bei.

Zur Vereinfachung definieren wir Antioxidantien hier als Moleküle, die diese freien Radikalen in harmlose Nebenprodukte verwandeln und dadurch ihr schädliches Potenzial verringern. Unsere Zellen enthalten viele Moleküle mit antioxidativer Wirkung, um sich vor diesen freien Radikalen zu schützen. Manche Leute meinen indes, dass diese Abwehrmechanismen keinen ausreichenden Schutz gegen die Vielzahl an toxischen Aggressoren sowohl in der Nahrung als auch in der Umwelt bieten (ionisierende Strahlung, UV-Strahlen, Tabakrauch …). Dieser Theorie zufolge können wir durch die zusätzliche Aufnahme von Antioxidantien das natürliche Abwehrsystem unserer Zellen stärken und uns dadurch vor Krebs schützen. Diese auf den ersten Blick recht reizvolle Theorie hat allerdings in letzter Zeit an Glaubwürdigkeit verloren. Untersuchungen über Nahrungsergänzungsmittel mit hohen Dosen von Vitamin A und E haben nämlich gezeigt, dass diese Antioxidantien das Krebsrisiko bei Rauchern erhöhten, statt sie vor Krebs zu schützen.

dativen Eigenschaften von Obst und Gemüse sind weit mehr mit ihrem Gehalt an sekundären Pflanzenstoffen wie den Polyphenolen verknüpft als mit ihrem Vitamingehalt, der dabei nur eine geringe Rolle spielt.

Andere Gruppen von Pflanzeninhaltsstoffen hingegen – die Isothiocyanate –, auf deren Bedeutung wir im nächsten Kapitel eingehen werden, haben großen Einfluss auf die Entstehung von Krebs, obwohl sie nur sehr schwache Radikalfänger sind. Auch wenn also die antioxidative Wirkung vieler Pflanzeninhaltsstoffe eindeutig erwiesen ist, so ist diese Eigenschaft nicht notwendigerweise für ihre gesamte biologische Wirkung verantwortlich. Beispielsweise haben zwei Polyphenole, die etwa das gleiche antioxidative Potenzial besitzen, vollkommen unterschiedliche Wirkungen auf eine Krebszelle: Während ein Molekül ein Enzym vollkommen hemmen kann, ist das andere praktisch vollkommen wirkungslos. Die Theorie der Antioxidantien stimmt außerdem nur mehr oder weniger gut mit Erkenntnissen aus jüngster Zeit überein. So ist die antioxidative Wirkung einer in der Schale gebackenen Ofenkartoffel viermal höher als die von Brokkoli, zwölf Mal höher als die von Blumenkohl und fünfundzwanzig Mal höher als die einer Karotte – und dennoch hat sie nur ein geringes krebshemmendes Potenzial. Ebenso falsch wäre die Annahme, eine Tasse Kaffee sei besonders gesund, nur weil ihr Gehalt an Antioxidantien den eines Glases Orangensaft um das Zehnfache übersteigt. Zwar trifft es zu, dass viele pflanzliche Nahrungsmittel als Antioxidationsmittel wirken und folglich mit Sicherheit die schädlichen Auswirkungen der freien Radikalen bekämpfen können, besonders in Hinblick auf die Oxidation der Gefäßwände, die Ursache vieler Gefäßerkrankungen ist. Man muss sich indes der Grenzen dieser Theorie bewusst sein und aufhören, diese Nahrungsmittel einzig als Quelle von Antioxidantien zu betrachten.

Antioxidantien: einige Zahlen
- Eine alte Zelle kann bis zu 67 000 Verletzungen der DNS ansammeln.
- Eine Person mit 70 Kilo Gewicht produziert bis zu 1,7 kg freie Radikale pro Jahr.
- Vitamin C trägt nur 15 Prozent zum antioxidativen Schutz der Zelle bei.

Der Vorzug einer auf der täglichen Zufuhr von Nutrazeutika basierenden Ernährung beruht eben gerade auf der vielfältigen Wirkungsweise der in diesen Nahrungsmitteln enthaltenen Inhaltsstoffe. Die sekundären Pflanzenstoffe sind weitaus mehr als bloße Radikalfänger, sie sind vielmehr in der Lage, eine große Anzahl unterschiedlicher Vorgänge zu beeinflussen, die allesamt bei der

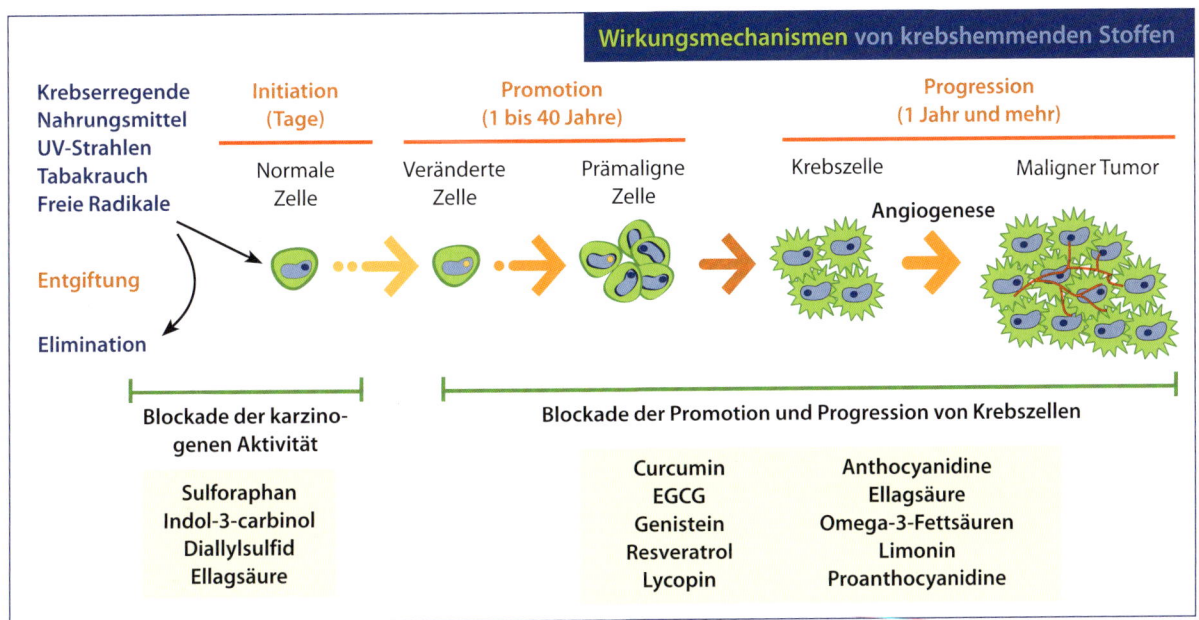

Abbildung 21

Entwicklung von Krebs eine Rolle spielen (Abbildung 21). Manche dieser Moleküle sind sogar auf mehreren Ebenen wirksam. Bestimmte aktive Inhaltsstoffe, etwa in Knoblauch und Kohl, verhindern die Aktivierung krebserregender Substanzen. Andere wiederum, wie die Polyphenole (Resveratrol, Kurkuma, Catechine oder Genistein), hindern den Tumor am Wachsen, indem sie die Tumorzellen direkt stören oder indem sie die Bildung neuer Blutgefäße bekämpfen, die für das Fortschreiten von Krebs unabdingbar sind. Die von den Pflanzeninhaltsstoffen beeinflussten Prozesse sind in vieler Hinsicht analog zu denen, auf die synthetisch hergestellte Moleküle in Medikamenten abzielen.

Das verdeutlicht einmal mehr, wie sehr die Wirkung von Nahrungsmitteln mit einem hohen Gehalt an krebshemmenden Substanzen der von Medikamenten ähnelt. Diese Kombination aus phytochemischen Wirkstoffen lässt dem Tumor also nur geringe Entwicklungschancen; indem sie die mutagene Aktivität der Karzinogene von Anfang an ausschalten und das Wachstum von trotzdem entstandenen Mikrotumoren kontrollieren, gelingt es ihnen, den Tumor in einem primitiven Stadium zu halten, das für den Organismus nicht schädlich ist.

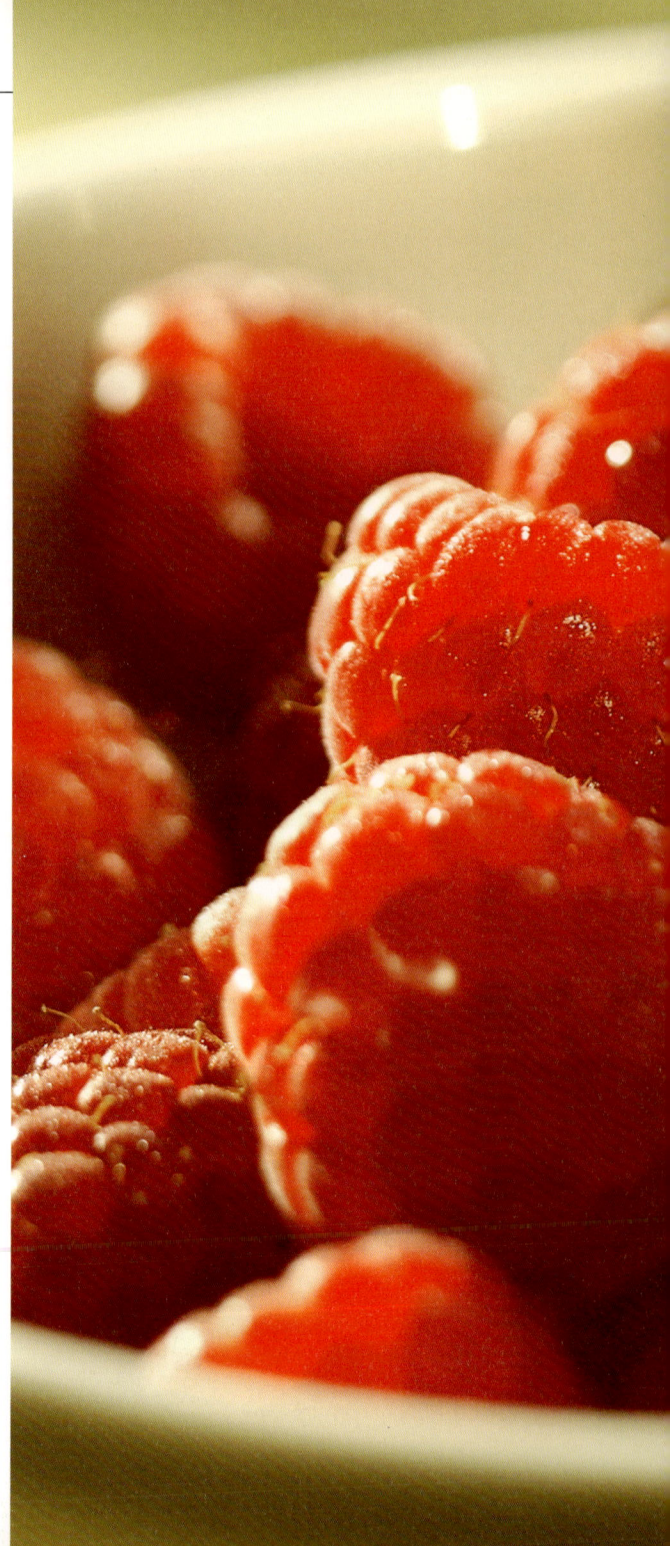

Zusammenfassung

● Obst und Gemüse sind nicht nur Lieferanten von Vitaminen und Mineralstoffen, sie enthalten auch mehrere tausend sekundäre Pflanzenstoffe, die eine Schlüsselrolle bei der Erhaltung der Pflanzengesundheit spielen.

● Diese sekundären Pflanzenstoffe besitzen hochwirksame krebshemmende Eigenschaften, die in die Prozesse eingreifen, welche an der Entwicklung von Krebs beteiligt sind.

● Eine Ernährung, die auf der konstanten Zufuhr von Nahrungsmitteln mit einem hohen Anteil dieser Inhaltsstoffe basiert, stellt derzeit unsere beste Waffe zur Vorbeugung gegen Krebs dar.

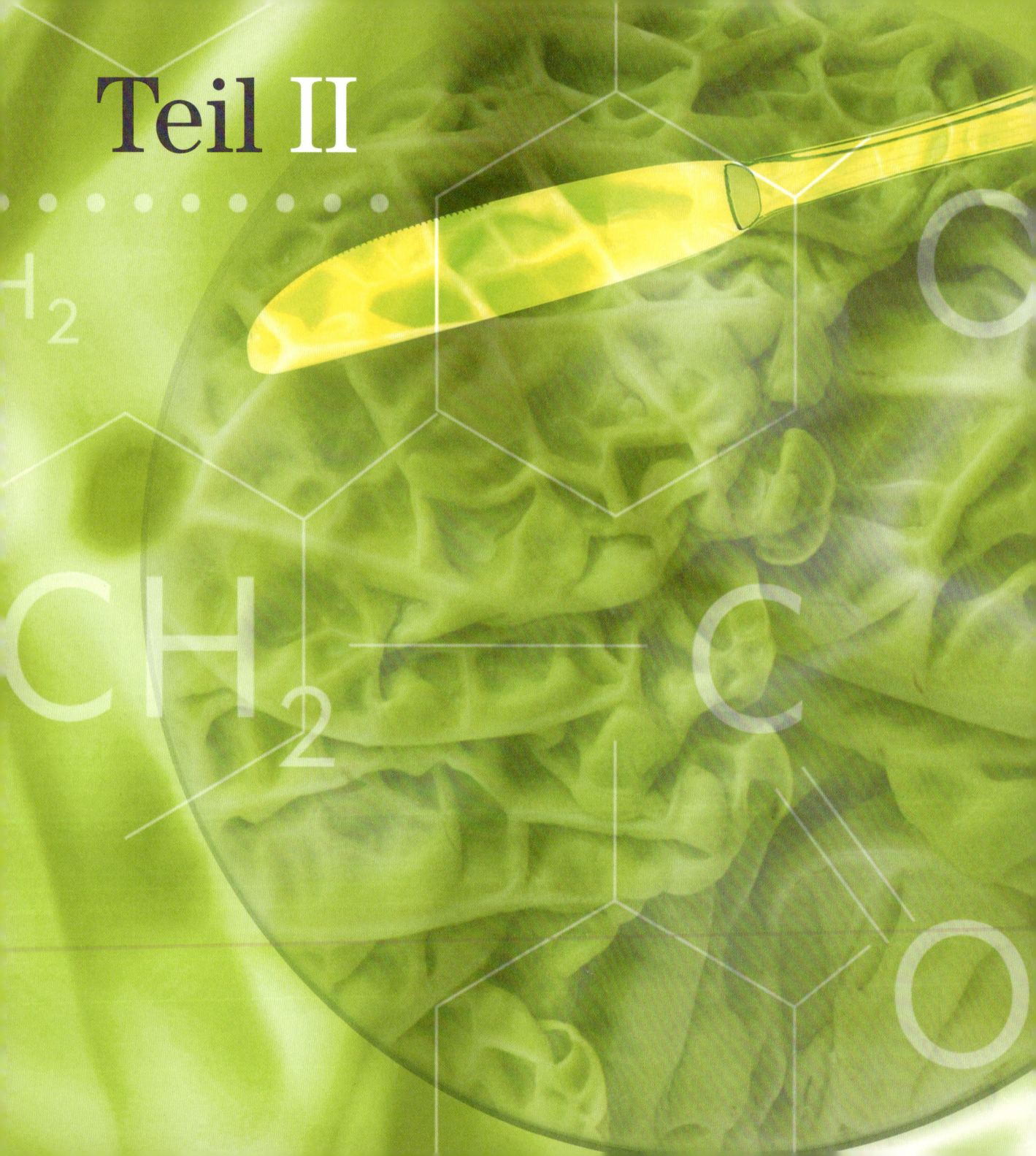

Teil II

Nutrazeutika:
krebshemmende Nahrungsmittel

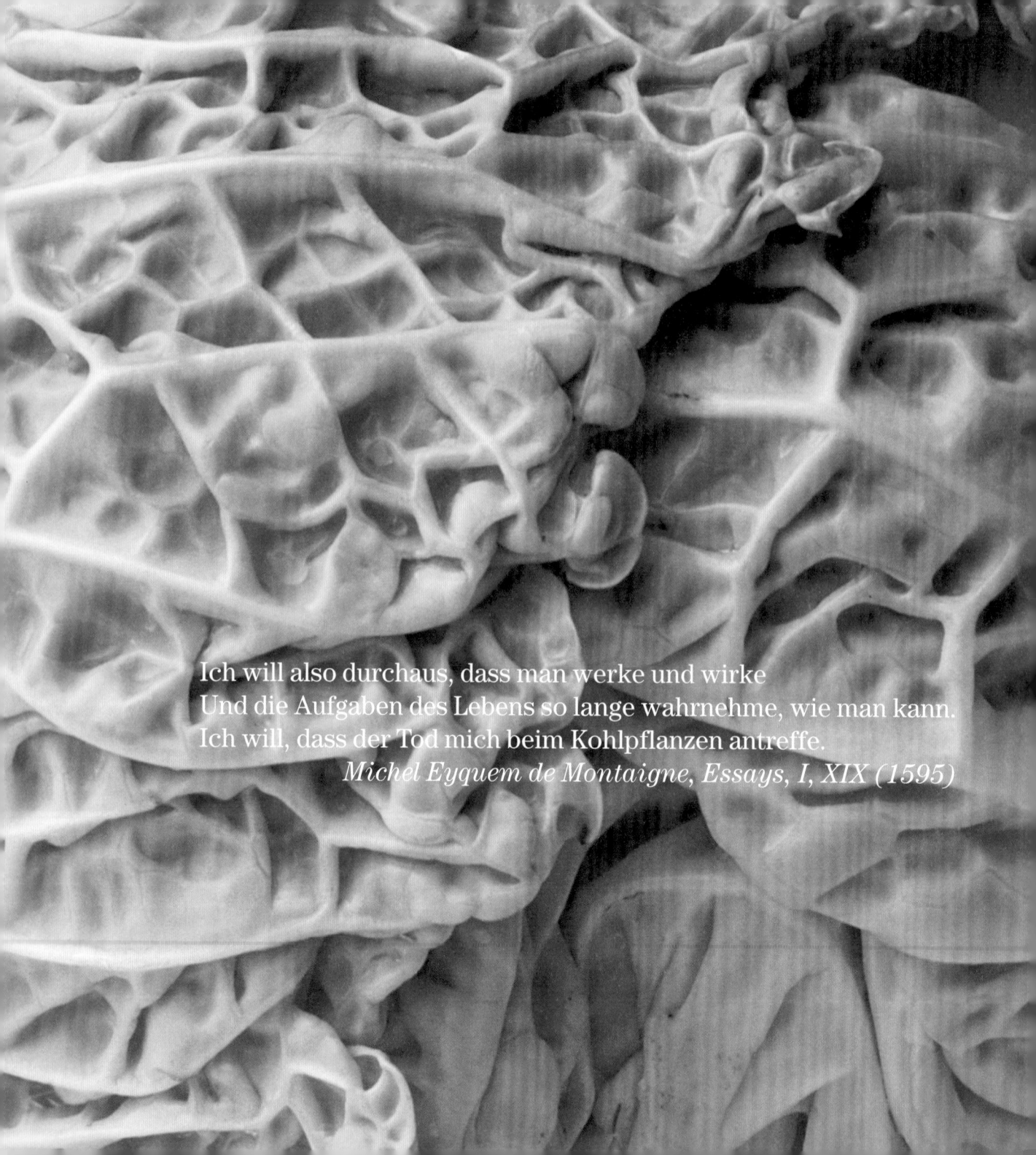

Ich will also durchaus, dass man werke und wirke
Und die Aufgaben des Lebens so lange wahrnehme, wie man kann.
Ich will, dass der Tod mich beim Kohlpflanzen antreffe.

Michel Eyquem de Montaigne, Essays, I, XIX (1595)

Kapitel 6
Krebszellen verabscheuen Kohl!

Eine alte griechische Sage aus der Ilias erzählt die Geschichte von Dionysos, dem Gott des Weines, dem auf seinem Eroberungsfeldzug in Thrakien ein ziemlich unfreundlicher Empfang bereitet wurde. Der kriegerische Lykurgos, König der Edoner, wehrte das Heer des Gottes mithilfe seines Viehsteckens ab und zwang ihn, in der Grotte der Meernymphe Thetis Zuflucht zu suchen. Doch Lykurgos verfiel durch diesen Sieg dem Wahnsinn und schlug und hackte auf die vermeintlichen heiligen Weinstöcke des Gottes ein, die jedoch in Wahrheit die Füße seines eigenen Sohnes Dryas waren. Dionysos bestrafte den König für dieses Sakrileg, indem er Thrakien mit einer schrecklichen Dürre überzog. Sein Zorn war so groß, dass er nur durch die Ermordung des Lykurgos gestillt werden konnte. Lykurgos wurde von den Edonern gefoltert und in Stücke gerissen, vor seinem Tod weinte er vor Schmerzen, und aus seinen Tränen sprossen Kohlköpfe …

Diese Geschichte ist nur eine von vielen phantastischen Erzählungen, die sich um den Kohl ranken, doch sie spiegelt den hohen Stellenwert wider, den dieses Gemüse in der europäischen und mediterranen Zivilisationsgeschichte einnimmt. Kohl wird seit mindestens 6000 Jahren angebaut und dürfte damit wohl das älteste kultivierte Gemüse sein; er ist sowohl in der Geschichte der Ernährung als auch in den literarischen Traditionen der Antike und des Mittelalters allgegenwärtig. Wie Rabelais es in den Abenteuern des Pantagruel ausdrückte: »Oh drei- und viermal so glücklich sind diejenigen, die Kohl anpflanzen.« Kohl anzubauen war ein Symbol für Ruhe und Beschaulichkeit.

Dabei kann man kaum behaupten, dass dieses Gemüse heute zu den Nahrungsmitteln gehört, die Begeisterungsstürme auslösen! Die einen finden es fade, die anderen kulinarisch reizlos, und so werden der Kohl und seine Verwandten von einer Menge Menschen mehr oder minder herzlich verabscheut. Dabei kann dieses Gemüse, wenn es zur rechten Zeit geerntet und ansprechend zubereitet wird, eine wahre Delikatesse sein! Wenn auch Sie zu den Leuten gehören, die Kohl nicht ausstehen können, dann laden wir Sie herzlich zum Weiterlesen ein; denn diese Gemüsefamilie gehört allem negativen Image zum Trotz zu unseren mächtigsten Waffen gegen die Entstehung von Krebs.

Kohl ist der Prototyp einer Gemüsefamilie, die man als *Crucifere*, Kreuzblütler, bezeichnet. Der Begriff leitet sich ab von der kreuzförmigen Anordnung der Blüten dieser Pflanzen. Es mag auf

Die Kohlfamilie

Die Pflanzen der Kohlfamilie gehören zu einer Unterart der Kruziferen oder Kreuzblütler, die in der Botanik unter der Gattung *Brassica* zusammengefasst werden. Die häufigsten verzehrten Kohlarten, allesamt Abkömmlinge der Art *Brassica oleracea*, sind der gemeine Grün- und Rotkohl (*Brassica oleracea capitata*), Brokkoli (*Brassica oleracea italica*), Blumenkohl (*Brassica oleracea botrytis*), Rosenkohl (*Brassica oleracea gemmifera*) und die Kohlsorten, die keinen Kopf ausbilden, wie der Grünkohl und Blattkohl. Die essbaren asiatischen Kohlsorten stammen von einer anderen Brassica-Art mit feinerem Geschmack ab. Es gab eine Zeit, in der Hunderte verschiedener Kohlsorten existierten, die heute bedauerlicherweise vermutlich aufgrund des Standardisierungs- und Produktivitätsdrucks des Marktes verschwunden sind. Beachten Sie, dass auch Senf, Kresse und Rettich zu den Kreuzblütlern gehören, ebenso wie die Ölpflanze Raps.

Kopfkohl

Zu dieser Kategorie gehören verschiedene Kohlarten, die sich durch Form und Farbe unterscheiden: Weißkohl und Rotkohl, beide mit glatten Blättern, und der Grünkohl.

Brokkoli

Brokkoli, heute ein Stargemüse in jeder gesunden Diät, blieb lange Zeit außerhalb seiner Herkunftsländer Süditalien und Griechenland weitgehend unbekannt. Das Wort »Brokkoli« ist im Übrigen vom lateinischen *bracchium* abgeleitet, was so viel wie »Ast« bedeutet, vermutlich aufgrund der Anordnung der Röschen, die blütenförmig wie um einen Baumstamm angeordnet sind. Der Anbau von Brokkoli war lange Zeit auf Italien begrenzt; später, nach dem Untergang des Römischen Reichs, auf das östliche Mittelmeer. Erst mit der Heirat von Katharina von Medici und Heinrich IV. Anfang des 16. Jahrhunderts hielt er unter der Bezeichnung »italienischer Spargel« Einzug in Frankreich.

Blumenkohl

Diese Kohlart, *Cauli-fiori* für die Römer, syrischer Kohl für die Araber des 12. Jahrhunderts, stammt wahrscheinlich von dem Brokkoli ab, der nach dem Fall des Römischen Reichs in den Mittleren Osten wanderte, um später nach Europa zurückzukehren. »Blumenkohl ist nichts weiter als ein Kohl mit College-Bildung«, spottete Mark Twain in *The Tragedy of Pudd'nhead Wilson*. Damit hatte er vielleicht gar nicht so unrecht, wenn man bedenkt, welche Anstrengungen notwendig waren, um diesen Kohl mit einer Fülle von Röschen zu erzeugen, die dank ihrer dichten Umhüllung mit Blättern kein Chlorophyll enthalten.

Rosenkohl

Man könnte beinahe sagen, dass hier die Welt in zwei Lager zerfällt: Da sind diejenigen, die Rosenkohl lieben, und die, die ihn verabscheuen. Es heißt, dass diese Kohlart im 13. Jahrhundert aufgetaucht ist, aber erst zu Beginn des 17. Jahrhunderts wurde sie in großem Umfang im Norden Europas in der Nähe von Brüssel angebaut, anscheinend mit dem Ziel, die kultivierbare Ackerfläche zur Ernährung der wachsenden Bevölkerung der Stadt maximal zu nutzen. Ein Erfolg auf der ganzen Linie, wenn man bedenkt, dass an einem einzigen Stängel 20 bis 40 kleine Kohlköpfe wachsen können. Was seinen Gehalt an krebshemmenden Pflanzeninhaltsstoffen angeht, so ist Rosenkohl wirklich eine Klasse für sich, und wenn man ihn nicht zu lange kocht, kann er eine Vorreiterrolle bei der Vorbeugung gegen Krebs einnehmen.

Blattkohlarten

Diese Kohlsorten der Varietät *acephala*, was wörtlich »ohne Kopf« bedeutet, sind gekennzeichnet durch dicke Blätter, die keinen Kopf bilden; sie sind relativ glatt beim Kuhkohl, oder stark gekräuselt im Fall des Grünkohls. Botaniker glauben, dass diese Kohlsorten dem ursprünglichen wilden Kohl in ihrer Form am nächsten stehen und daher mit Sicherheit als erste kultiviert wurden. Im Übrigen listet der Grieche Theophrastes, der Vater der Botanik (372 – 287 v. Chr.), in seinen Abhandlungen den Anbau mehrerer Arten von Kohl auf, darunter Grünkohl, ein Bericht, der später von den Römern Plinius und Cato bestätigt wurde. Diese vor allem in Nordeuropa beliebten Kohlsorten verdienen eigentlich eine größere Verbreitung, denn sie sind außerordentlich gute Lieferanten von Eisen, Vitamin A und C, Folsäure und krebshemmenden Inhaltsstoffen, wie wir später noch sehen werden.

den ersten Blick schwer zu glauben sein: Aber die wichtigsten heute existierenden Vertreter dieser Gattung, das heißt Brokkoli, Blumenkohl, Rosenkohl, Grünkohl usw., stammen alle direkt vom wilden Kohl ab (siehe Kasten). Tatsächlich haben die Menschen den Kohl ausgehend von dieser Pflanze (*Brassica olacerea*), die noch heute wild an den zerklüfteten Felsküsten des Atlantiks und des Mittelmeers wächst, domestiziert und vor vielleicht 4000 Jahren durch die Selektion bestimmter Varianten, die dem kulinarischen Geschmack dieser Zeit entgegenkamen, den Lauf der Evolution beeinflusst. So gelang es den Römern, die nach einem Kohl mit reichem Blütenstand suchten, schließlich die ersten Sorten Brokkoli und später Blumenkohl zu züchten. Diese Diversifizierung der Gattung Brassica war offenbar ein äußerst wichtiges Anliegen in der Antike; Historiker glauben, dass die meisten heute existierenden Arten von Kohl bereits in römischer Zeit, drei Jahrhunderte vor Christus bekannt waren.

Die therapeutischen Qualitäten von Kohl

In der Antike wurden die Pflanzen aus der Familie der Kreuzblütler offenbar in erster Linie wegen ihres Nutzens als Heilpflanzen angebaut. Vom Senf, der in China schon vor mehr als 6000 Jahren angebaut wurde, bis zu den verschiedenen Kohlarten, die griechische und römische Botaniker beschrieben haben, verfolgten diese Kulturen im Wesentlichen das Ziel, Heilpflanzen für verschiedene Krankheiten, von der Taubheit über Magen-Darm-Beschwerden bis hin zur Gicht, zu produzieren. Griechen und Römer maßen insbesondere dem Kohl eine außerordentlich große heilende Wirkung bei, sodass er eine Zeit lang sogar den Knoblauch als bevorzugtes Allheilmittel verdrängte. Von Pythagoras gepriesen und von Hippokrates (460–377 v. Chr.), der Kohl zur Behandlung von Diarrhöe und Ruhr empfahl, als »Gemüse mit tausend Tugenden« bezeichnet, galt Kohl in dieser Zeit wirklich als unverzichtbarer Bestandteil einer gesunden Ernährung. Mit gutem Grund im Übrigen, denn der Zyniker Diogenes (413–327 v. Chr.) lebte bis zum ehrwürdigen Alter von 83 Jahren – und das, obwohl er in einer armseligen Tonne als Behausung wohnte und sich fast ausschließlich von Kohl ernährte.

Marcus Porcius Cato, bekannt als Cato der Ältere (234–149 v. Chr.), ein mächtiger römischer Staatsmann, der das gefürchtete, höchste aller Ämter innehatte – das des Zensors nämlich, der die Höhe der Steuern festsetzte –, war der erste, der den Begriff »Brassica« einführte (vom keltischen *bresic*, »Kohl«). Er wird noch heute zur Bezeichnung dieser Gattung benutzt. Cato misstraute den Ärzten seiner Zeit – damals allesamt Griechen – zutiefst und betrachtete Kohl als Allheilmittel gegen alle Krankheiten und als einen wahren Jungbrunnen, dem er seine gute Gesundheit und seine Männlichkeit zuschrieb (er zeugte mit achtzig Jahren einen Sohn). Obwohl Cato in seiner Freizeit mehr als hundert Heilpflanzen anbaute, schrieb er in seinem *De agri cultura*, dass

»Kohl, roh mit Essig gegessen oder mit Öl oder Fett gekocht, alles vertreibt und heilt«, vom Kater nach übermäßigem Weingenuss bis hin zu schweren Krankheiten wie Krebs: So notiert er, dass ein zerstoßenes Kohlblatt ein Krebsgeschwür an der Brust heilen hilft. Zum Glück verfügen wir heute über modernere und wirksamere Mittel im Kampf gegen Brustkrebs, doch der Ruf des Kohls als Heilmittel nach Alkoholexzessen scheint die Zeit überdauert zu haben – jüngst tauchte auf dem russischen Markt ein salziges Getränk auf der Basis von Kohlsaft auf, das die schmerzlichen Folgen am Tag nach dem Fest lindern soll …

Die krebshemmenden Wirkungen der Kreuzblütler

Alle bisher durchgeführten Untersuchungen deuten darauf hin, dass Gemüsearten aus der Familie der Kreuzblütler an vorderster Stelle für die krebshemmende Wirkung einer an Obst und Gemüse reichen Ernährung verantwortlich sind. Bei einer Analyse von 252 Fällen von Blasenkrebs, die sich während eines Zeitraums von zehn Jahren bei 47 909 Beschäftigten des Gesundheitswesens entwickelt hatten, zeigte sich: Der Verzehr von fünf oder mehr Portionen von Kreuzblütlern und insbesondere Brokkoli oder Kohl pro Woche halbiert das Risiko, an Blasenkrebs zu erkranken, im Vergleich zu den Personen, die nur eine Portion oder weniger dieser Gemüsearten verzehren. Der gleiche Effekt wurde bei Brustkrebs beobachtet: Das Brustkrebsrisiko chinesischer Frauen, die am meisten Kreuzblütler zu sich nehmen, ist um die Hälfte geringer im Vergleich zu den Frauen, die keine oder wenig verzehren, und zwar unabhängig davon, wie viel Soja sie verzehren. Auch aus einer an 5000 schwedischen Frauen durchgeführten Untersuchung geht hervor, dass der Konsum von ein bis zwei Portionen Kreuzblütlern pro Tag das Risiko, an Brustkrebs zu erkranken, um 40 Prozent senkt.

Ohne hier noch genauer auf alle Studien einzugehen, die auf eine echte chemoprotektive Wirkung der Kreuzblütler hindeuten, sei noch darauf hingewiesen, dass deren Verzehr auch mit einer Verringerung des Erkrankungsrisikos für andere Krebsarten, etwa des Magen-Darm-Trakts sowie Lungen- und Prostatakrebs, verbunden ist. Im letzten Fall haben sich drei oder mehr Portionen Kreuzblütler sogar als wirksamer zur Vorbeugung gegen Prostatakrebs erwiesen als der Verzehr von Tomaten, obwohl diese sich wiederholt als besonders effektives Nahrungsmittel im Kampf dagegen (siehe Kapitel 13) erwiesen. Diese Ergebnisse zeigen, dass der Anteil von Obst und Gemüse in der Ernährung gewiss eine Schlüsselrolle bei der Vorbeugung gegen Krebs spielt, dass aber bestimmten Gemüsesorten und besonders den Kreuzblütlern dabei ein herausragender Stellenwert zukommt.

Die phytochemischen Wirkstoffe der Kohlfamilie

Die spektakuläre Senkung des Erkrankungsrisikos für mehrere Krebsarten durch den reichhaltigen Verzehr von Kohlgemüse legt nahe, dass diese Pflanzen wichtige Lieferanten von sekundären Pflanzenstoffen sind. Tatsächlich enthalten die Gemüsesorten aus der Familie der Kreuzblütler wahrscheinlich die größte Vielfalt an phytoche-

Glucosinolate-Gehalt der wichtigsten Kreuzblütlerarten	
Gemüsesorten	**Glucosinolate (mg/100g)**
Rosenkohl	237
Blattkohl	201
Grünkohl	101
Brunnenkresse	95
Weiße Rüben	93
Weiß- oder Rotkohl	65
Brokkoli	62
Blumenkohl	43
Chinesischer Kohl (Pak-Choi)	54
Chinesischer Kohl (Pe-Tsai)	21

Aus: Br. J. Nutrition (2003) 90, 687 – 697
Die angegebenen Mengen sind Durchschnittswerte aus allen bisherigen Forschungsergebnissen.

Tabelle 8

mischen Wirkstoffen mit krebshemmenden Eigenschaften. Abgesehen von vielen Polyphenolen, die man auch bei anderen Pflanzen mit einer Schutzwirkung gegen Krebs findet (auf die wir später noch eingehen werden), enthält Gemüse aus dieser Pflanzenfamilie hohe Konzentrationen einer als Glucosinolate bekannten Gruppe von Molekülen (Tabelle 8).

Glucosinolate

Im Gegensatz zu den meisten sekundären Pflanzenstoffen, auf die wir in den folgenden Kapiteln noch eingehen werden, ist die Bedeutung der

Glucosinolate für die Krebsvorbeugung nicht direkt mit diesen Molekülen verbunden, sondern vielmehr mit ihrer Fähigkeit, zwei Arten von Wirkstoffen freizusetzen, die eine sehr hohe anti-karzinogene Wirkung haben, nämlich die Isothiocyanate und die Indole.

In der Natur gibt es über hundert Glucosinolate. Sie dienen als eine Art »Reservoir« zur Lagerung vieler verschiedener Isothiocyanate und Indole, die alle ein sehr großes krebshemmendes Potenzial besitzen (Tabelle 9). Nehmen wir zur Veranschaulichung dieser Vorgänge einmal das Beispiel eines (selbstverständlich gesundheitsbe-

Kreuzblütler und Isothiocyanate	
Gemüse-sorte	Hauptsächliches Isothiocyanat
Kohl/Weiß-kohl/Rotkohl	Allylisothiocyanat 3-Methylsulfinylpropylisothiocyanat 4-Methylsulfinylbutylisothiocyanat 3-Methylthiopropylisothiocyanat 4-Methylthiobutylisothiocyanat 2-Phenylethylisothiocyanat Benzylisothiocyanat
Brokkoli	Sulforaphan 3-Methylsulfinylpropylisothiocyanat 3-Butenylisothiocyanat Allylisothiocyanat 4-Methylsulfinylbutylisothiocyanat
Weiße Rübe	2-Phenylethylisothiocyanat
Brunnen-kresse	2-Phenylethylisothiocyanat
Gartenkresse	Benzylisothiocyanat
Radieschen/Rettich	4-Methylthio-3-butenylisothiocyanat

Tabelle 9

wussten) Menschen, der in ein Brokkoliröschen beißt, eine gute Quelle von Glucosinolaten. Während er das Gemüse zerkaut, werden die Pflanzenzellen aufgebrochen und die vorher getrennten Kompartimente der Zelle vermischen sich.

Die in einem Kompartiment (gesondertem Raum, Anm. d. Ü.) der Brokkolizellen gespeicherten Glucosinolate kommen nun mit dem Enzym *Myrosinase* in Berührung, das in einer anderen Kammer der Zelle enthalten war. Myrosinase spaltet die Glucosinolate auf. In unserem Fall führt das Kauen des Brokkolis dazu, dass das wichtigste Isothiocyanat dieses Gemüses, das Glucoraphanin, plötzlich auf die Myrosinase trifft und unverzüglich in Sulforaphan umgewandelt wird, ein hochwirksames Anti-Krebs-Molekül (Abbildung 22). Anders gesagt, die krebshemmenden Moleküle der Kreuzblütler sind im intakten Gemüse in latenter Form präsent. Und erst der Verzehr dieser Gemüsearten setzt die aktiven krebshemmenden Wirkstoffe frei, die dann ihre Aufgaben bei der Krebsbekämpfung erfüllen, wie wir noch schildern werden.

Aufgrund der Komplexität dieses Mechanismus müssen mehrere Faktoren berücksichtigt werden, damit die enthaltenen Isothiocyanate und Indole ihre maximale Wirkung entfalten. Zum einen ist zu beachten, dass die Glucosinolate sehr wasserlöslich sind: Kocht man diese Gemüsearten zehn Minuten lang in reichlich sprudelndem Wasser, so reduziert sich die Menge der Glucosinolate auf die Hälfte; diese Zubereitungsart ist also nicht zu empfehlen. Zum andern ist die Myrosinase sehr hitzeempfindlich, sodass eine lange Kochzeit, ganz gleich ob in viel Wasser oder nicht, den Gehalt an beim Verzehr aufgenommenen Isothiocyanaten ebenfalls drastisch reduziert. Manche Untersuchungen deuten darauf hin, dass eine andere Myrosinase, die in der Darmflora zu finden ist, diese durch die Hitze bewirkte Inaktivierung des Enzyms kompensieren und dadurch die Menge der resorbierbaren Isothiocyanate erhöhen könnte. Doch die Rolle dieser Myrosinase des Verdauungssystems ist noch ungeklärt. Es ist daher empfehlenswert, Gemüse der Kreuzblütler-

familie so kurz wie möglich in möglichst wenig Wasser zu kochen, um die Wirkungsminderung der Myrosinase und der Glucosinolate, die durch das Einweichen in Wasser bewirkt wird, so gering wie möglich zu halten. Schnellkochverfahren wie Dämpfen oder Braten im Wok sind einfache und effektive Methoden, um die Menge der krebshemmenden Moleküle, die diese Gemüsearten liefern können, zu maximieren; außerdem werden sie dadurch im Allgemeinen appetitlicher und geschmacksintensiver. Tiefkühlprodukte werden während der Herstellung bei hohen Temperaturen blanchiert, was ihren Gehalt an Glucosinolaten wie auch die Aktivität der Myrosinase reduziert; infolgedessen sind diese Produkte als Lieferanten von krebshemmenden Wirkstoffen dem frischen Gemüse deutlich unterlegen. Und zum Schluss noch ein Rat: Vergessen Sie nicht, Ihr Gemüse gut zu kauen, bevor Sie es schlucken!

Sulforaphan, der »Star« unter den Isothiocyanaten

Die Isothiocyanate enthalten ein Schwefelatom, das für den charakteristischen Geruch verantwortlich ist, der beim allzu langen Kochen von Gemüse aus der Kohlfamilie freigesetzt wird. Da jedes Isothiocyanat aus der Transformation eines spezifischen Glucosinolats entsteht, hängt die Art der Isothiocyanate, die mit bestimmten Gemüsesorten verbunden sind, natürlich von der Art der in diesen Gemüsesorten enthaltenen Glucosinolate ab. Bestimmte Glucosinolate sind quasi in der gesamten Gemüsefamilie der Kreuzblütler gleich stark vertreten, während manche Mitglieder dieser Familie einen extrem hohen Gehalt eines

Entstehung von Sulforaphan beim Kauen von Brokkoli

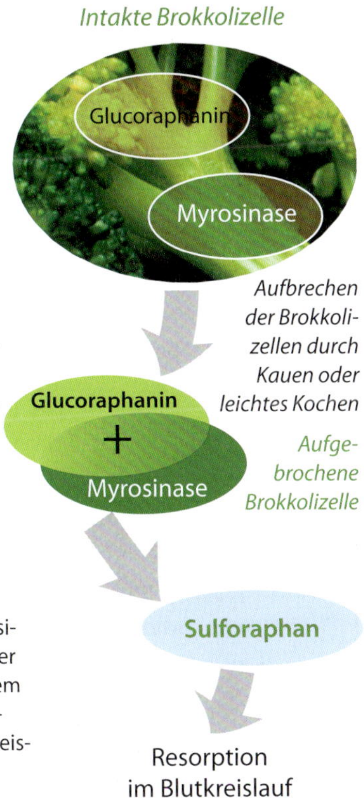

Intakte Brokkolizelle

❶ Glucosinolate wie das Glucoraphanin werden getrennt von der Myrosinase in den Zellen der Pflanze gelagert.

Glucoraphanin

Myrosinase

❷ Durch das Aufbrechen der Zellen vermischen sich die Zellkompartimente, und Glucoraphanin reagiert mit der Myrosinase, die es in Sulforaphan verwandelt.

Aufbrechen der Brokkolizellen durch Kauen oder leichtes Kochen

Glucoraphanin
+
Myrosinase

Aufgebrochene Brokkolizelle

❸ Das durch die Myrosinase im Brokkoli oder im Verdauungssystem freigesetzte Sulforaphan wird im Blutkreislauf resorbiert.

Sulforaphan

Resorption im Blutkreislauf

Abbildung 22

bestimmten Typs von Glucosinolaten und folglich von dazugehörigen Isothiocyanaten aufweisen. Diese unterschiedlichen Zusammensetzungen sind wichtig, denn bestimmte Isothiocyanate besitzen stärkere krebshemmende Eigenschaften als andere. Das gilt ganz besonders für das Sulforaphan des Brokkolis.

Sulforaphan wurde zum ersten Mal 1959 in der Pfeilkresse (*Cardaria draba*) isoliert, in der es in sehr großen Mengen vorkommt. Unter Ernährungsgesichtspunkten stellt allerdings der Brokkoli die bei Weitem beste Quelle von Sulforaphan dar; eine Portion kann bis zu 60 Milligramm dieses Moleküls enthalten. Interessant ist auch, dass Brokkolisprossen, die man gelegentlich in Naturkostläden findet, einen bis zu hundertfach höheren Gehalt an Sulforaphan aufweisen können als reifer Brokkoli. Es wäre wünschenswert, dass diese Sprossen weitere Verbreitung fänden und öfter konsumiert würden, beispielsweise in Sandwiches!

Sulforaphan und damit Brokkoli verdienen besondere Aufmerksamkeit im Rahmen einer Strategie der Krebsbekämpfung durch bewusste Ernährung. Dieses Interesse wird durch mehrere Forschungsergebnisse der vergangenen rund zehn Jahre gerechtfertigt, die nahelegen, dass Sulforaphan die Eliminierung potenziell krebsauslösender toxischer Substanzen aus dem Organismus deutlich beschleunigt. Dieses Phänomen ist keinesfalls bedeutungslos. Vielmehr werden durch die dank Sulforaphan gesteigerte Effektivität der Entgiftungsvorgänge das Auftreten, die Anzahl und die Ausdehnung von Brusttumoren bei Ratten oder Mäusen, die durch bestimmte karzinogene Stoffe ausgelöst wurden, deutlich reduziert.

Wie wir bereits gesehen haben, deuten epidemiologische Studien darauf hin, dass ein solcher Anti-Krebs-Effekt auch beim Menschen wirksam sein könnte.

Sulforaphan kann aber offenbar auch auf der Ebene der Krebszellen direkt ansetzen und deren Tod auslösen, indem es den Prozess der Apoptose in Gang setzt. In einer Reihe von Untersuchungen zur Klärung der Frage, ob aus der Nahrung extrahierte Stoffe den Tod von isolierten Zellen eines Gehirntumors, des Medulloblastoms, induzieren können, stellten wir fest, dass Sulforaphan das einzige getestete Molekül war, das eine solche Fähigkeit besaß. Diese Fähigkeit des Sulforaphans, den Tod von Krebszellen auszulösen, wurde auch bei anderen Tumortypen wie Dickdarm- oder Prostatakrebs sowie im Fall der akuten lymphoblastischen Leukämie beobachtet. Das spricht dafür, dass die krebshemmenden Eigenschaften dieses Moleküls auf seiner direkten Wirkung auf Tumorzellen beruhen.

Sulforaphan besitzt außerdem antibiotische und bakterizide Eigenschaften, insbesondere gegen *Helicobacter pylori*, das Bakterium, das Magengeschwüre hervorruft. Diese Wirkung, die auf den ersten Blick keinen direkten Zusammenhang zu Krebs erkennen lässt, könnte dennoch eine extrem wichtige Rolle beim Schutz vor Magenkrebs spielen. Man geht heute nämlich davon aus, dass eine Infektion mit *H. pylori* und die daraus folgenden Magengeschwüre das Risiko für Magenkrebs erheblich (um das Drei- bis Sechsfache) erhöhen. Durch den Verzehr von Brokkoli soll das Sulforaphan im Magen selbst in direkten Kontakt mit dem Bakterium treten und die Entwicklung dieser Krankheit schon an der Wurzel verhindern.

All diese Eigenschaften machen aus dem Sulforaphan das Isothiocyanat mit dem stärksten krebshemmenden Potenzial und infolgedessen Brokkoli zu einem der wichtigsten Nahrungsmittel zur Vorbeugung gegen die Entstehung mehrerer Krebsarten.

Trotz all dieser positiven Eigenschaften, die mit Sulforaphan verbunden sind, wäre es falsch zu glauben, dass man nur durch den regelmäßigen Verzehr von Brokkoli gegen Krebs vorbeugen kann. Auch die anderen Isothiocyanate und Indole, die in anderen Mitgliedern der Familie der Kreuzblütler enthalten sind, besitzen mehrere krebshemmende Eigenschaften, die wahrscheinlich zur Schutzwirkung dieser Gemüsearten beitragen. Unter diesen Molekülen verdienen zwei unsere besondere Beachtung: Phenetylisothiocyanat (PEITC) und Indol-3-carbinol (I3C).

PEITC. Es wird aus Gluconasturtiin gebildet, einem Glucosinolat, das in großen Mengen in Brunnenkresse und chinesischem Kohl enthalten ist. Wie Sulforaphan ist auch PEITC in der Lage, Versuchstiere im Labor vor Krebs zu schützen, der durch toxische Substanzen ausgelöst wurde, insbesondere vor Speiseröhren-, Magen-, Dickdarm- und Lungenkrebs. Es scheint allerdings immer wahrscheinlicher, dass der krebshemmende Effekt von PEITC auch auf einer direkten Wirkung auf die Krebszellen beruht. PEITC ist in der Tat eines der giftigsten Isothiocyanate für im Labor kultivierte Krebszellen, besonders wenn diese Kulturen aus Leukämien, Dickdarm- und Prostatakrebs gewonnen wurden. Diese Wirkung beruht auf der Fähigkeit dieses Moleküls, Zellen zum programmierten Selbstmord durch Apoptose zu zwingen. Diese Eigenschaft deutet darauf hin, dass PEITC nicht nur die Entwicklung von Tumoren verhindern, sondern auch im Fall bereits existierender Tumoren eine präventive Rolle spielen kann. PEITC-Lieferanten wie Brunnenkresse können also durch ihren Einfluss auf die Wirksamkeit hochgradig karzinogener Substanzen eine zusätzliche Hilfe gegen die Entstehung bestimmter Krebsarten sein. Einige Untersuchungen haben gezeigt, dass eine erhöhte Zufuhr von Kresse in der Ernährung bei einer Gruppe von Rauchern (drei Tage lang 60 g pro Mahlzeit) mit einem Rückgang der toxischen Formen von NNK einherging, einem krebserzeugenden Nitrosamin im Tabak. Hält man sich das extrem krebserregende Potenzial von NNK vor Augen, so wird deutlich, in welchem Ausmaß die Isothiocyanate als mächtige Schutzfaktoren gegen die Entstehung von Tumoren wirken, die durch krebserregende Substanzen ausgelöst wurden.

I3C. Obwohl I3C wie die Isothiocyanate durch die Hydrolyse von Glucosinolaten entsteht, gehört es sowohl hinsichtlich seiner chemischen Struktur (es besitzt kein Schwefelatom) wie auch seiner krebshemmenden Wirkung zu einer anderen Klasse von Molekülen. I3C entsteht durch den Abbau von Glucobrassicin, einem Glucosinolat, das man in beinahe allen Gemüsesorten der Kreuzblütler findet, wenn auch in etwas größerer Menge in Brokkoli und Rosenkohl.

Neueste Untersuchungen über die chemopräventive Rolle von I3C befassen sich immer weniger mit seinem Beitrag zur Entgiftung krebserregender Stoffe. Vielmehr konzentrieren sie sich vor allem auf seinen Einfluss auf den Östrogenstoffwechsel und auf seine Fähigkeit, bei östrogenabhängigen Krebsarten wie Brustkrebs, Gebärmutterschleimhaut- und Gebärmutterhalskrebs einzugreifen. I3C ist offenbar in der Lage, Veränderungen in der Struktur des Hormons Östradiol auszulösen und dadurch dessen Fähigkeit, das Zellwachstum dieses Gewebes anzuregen, einzuschränken. Diese Wirkung belegen auch verschiedene Studienergebnisse, nach denen Zellen sich aus dem Gebärmutterhals, die das menschliche Papillomvirus HPV16 enthalten (die Hauptursache für Gebärmutterhalskrebs) und die sich nach einer Behandlung mit Östrogenen zu Krebszellen weiterentwickeln können, durch die Gabe von I3C nicht mehr weiter vermehren.

Man kann also zusammenfassend sagen: Die beachtlichen Anstrengungen unserer Vorfahren, all diese Kohlvarianten zu erzeugen, waren die Mühe gewiss wert, wenn man den außerordentlich hohen Gehalt an sekundären Pflanzenstoffen der Kreuzblütler bedenkt, insbesondere an Gluco-sinolaten und ihren aktiven Formen, den Isothiocyanaten und I3C. Der regelmäßige Verzehr dieser Gemüsearten bietet also ein einfaches Mittel, um dem Organismus beachtliche Mengen dieser Wirkstoffe zuzuführen. Und dadurch lässt sich gegen die Entstehung mehrerer Krebsarten, insbesondere der Lunge und des gastro-intestinalen Systems, vorbeugen. Besonders die Erkenntnisse über den gesundheitlichen Nutzen von Brokkoli sind sehr vielversprechend. Eine Ernährungsweise mit drei bis vier Portionen Brokkoli pro Woche, was gewiss nicht exzessiv ist, hat sich als ausreichender Schutz vor Polypen des Dickdarms erwiesen – wichtigen Vorläufern bei der Entwicklung von Krebs an diesem Organ. Und schließlich macht die hemmende Wirkung bestimmter Bestandteile dieser Gemüsefamilie auf die Östrogene sie zu bedeutsamen Helfern im Kampf gegen den Brustkrebs.

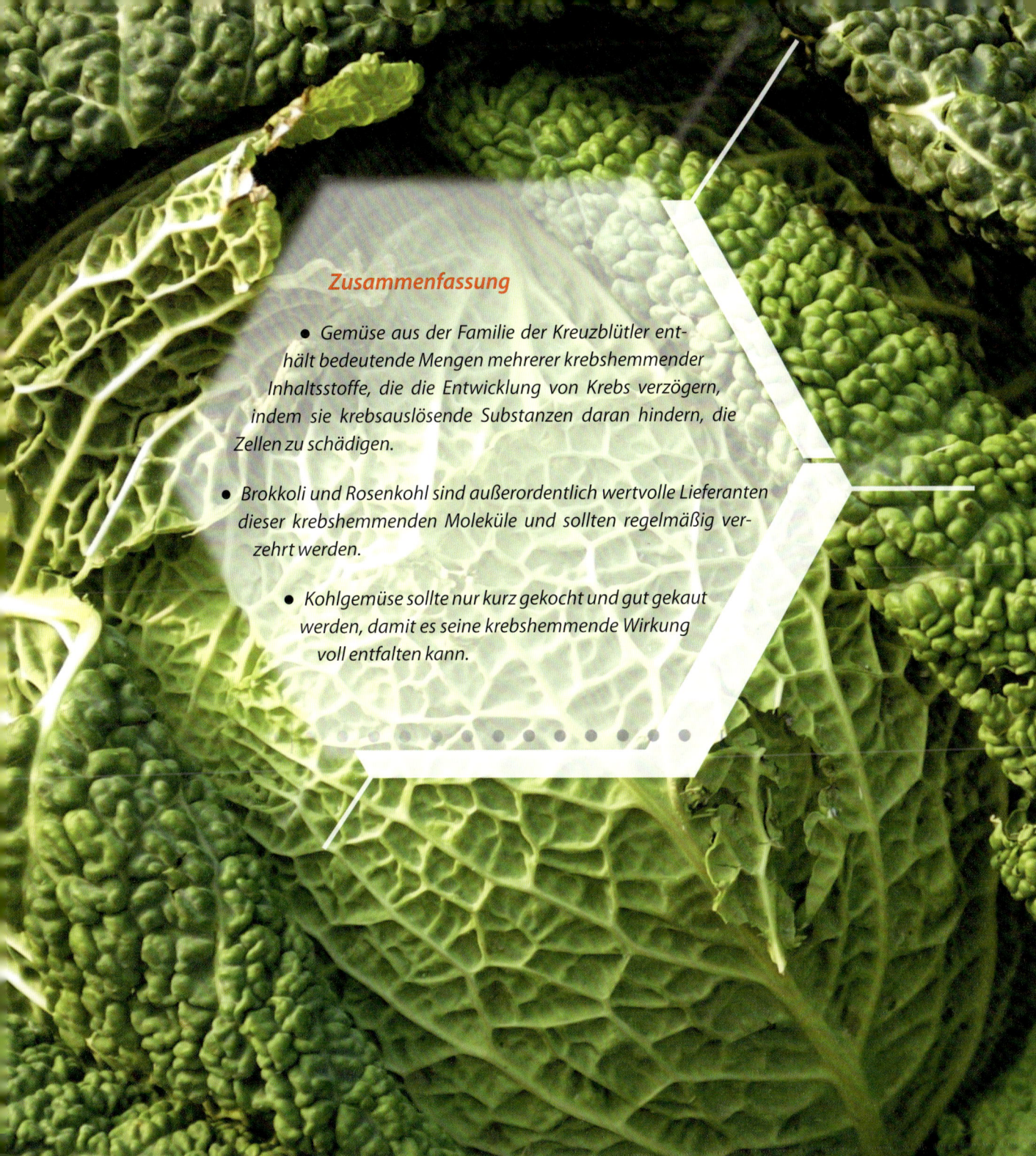

Zusammenfassung

- Gemüse aus der Familie der Kreuzblütler enthält bedeutende Mengen mehrerer krebshemmender Inhaltsstoffe, die die Entwicklung von Krebs verzögern, indem sie krebsauslösende Substanzen daran hindern, die Zellen zu schädigen.

- Brokkoli und Rosenkohl sind außerordentlich wertvolle Lieferanten dieser krebshemmenden Moleküle und sollten regelmäßig verzehrt werden.

- Kohlgemüse sollte nur kurz gekocht und gut gekaut werden, damit es seine krebshemmende Wirkung voll entfalten kann.

Wir denken noch an die Fische,
die wir in Mizrajim umsonst
gegessen haben, die Gurken,
Melonen, Lauch, Zwiebeln
und Knoblauch.

Tora, Buch der Zahlen 11 : 5

Knoblauch ist für die Gesundheit
Was der Duft für die Rose ist.

Provenzalisches Sprichwort

Kapitel 7
Knoblauch und Zwiebeln oder Wie man den Krebs in die Flucht schlägt

Die zahlreichen geschichtlichen Verweise auf die Verwendung von Knoblauch und seinen Verwandten aus der Familie Allium (Zwiebeln, Lauch usw.; siehe Kasten S. 92) bei den Völkern des Altertums gehören zu den am besten dokumentierten Beispielen über den Gebrauch von Pflanzen als Heilmittel und zur Gesundheitsförderung im Allgemeinen. In allen großen Kulturen wurde der Knoblauch immer gleichermaßen als Nahrungsmittel wie als Medikament betrachtet, daher ist keine andere Pflanzenfamilie so untrennbar mit dem Aufblühen der kulinarischen und medizinischen Kulturen der Welt verbunden.

Der Anbau von Knoblauch und Zwiebeln nahm seinen Anfang vermutlich vor mindestens 5000 Jahren in Zentralasien und im Vorderen Orient und breitete sich anschließend allmählich einerseits im Mittelmeerraum aus, besonders in Ägypten, und andererseits im Orient. In China war er bereits mehr als 2000 Jahre vor Christus fester Bestandteil des Speiseplans. Die Ägypter waren besonders verrückt nach Knoblauch und Zwiebeln und hielten sie für Kraft und Ausdauer fördernd. Der griechische Historiker Herodot von Halicarnassos (484–425 v. Chr.) schildert in seinen Schriften die Entdeckung von Inschriften auf der Großen Pyramide von Cheops, auf denen von der hohen Summe (1600 Talente) berichtet wird, die für die Ernährung der Arbeiter mit Knoblauch und Zwiebeln ausgegeben wurde.

Dabei war Knoblauch keinesfalls ein reines Nahrungsmittel der Arbeiterschicht, vielmehr spielte er eine große Rolle in den ägyptischen Gebräuchen, wie auch die Funde von Knoblauchzehen unter den Grabschätzen des Tutanchamun (etwa 1500 v. Chr.) zeigen. Der *Codex Ebers*, ein medizinischer Papyrus aus dieser Epoche, erwähnt im Übrigen mehr als zwanzig Heilmittel auf der Basis von Knoblauch als wirksame Behandlung für eine Vielzahl von Beschwerden wie Kopfweh, Würmer, Bluthochdruck und Tumore.

Der medizinische Gebrauch von Knoblauch beschränkte sich indes nicht auf Ägypten, vielmehr scheint er für die meisten alten Zivilisationen typisch gewesen zu sein. Zahlreiche Hinweise auf den medizinischen Gebrauch von Knoblauch finden sich auch bei Aristoteles, Hippokrates, Aristophanes und dem römischen Naturforscher Plinius dem Älteren. Letzterer beschrieb in seiner Naturgeschichte nicht weniger als 61 Heilmittel auf Knoblauchbasis. Knoblauch wurde zur Behandlung von Infektionen, Atemwegserkrankungen, Verdauungsstörungen sowie Energiemangel empfohlen. Nachdem die Römer ihn in Europa eingeführt hatten, fand er im Mittelalter immer häufiger Verwendung als Mittel gegen die Pest und andere ansteckende Krankheiten und später, im 18. und 19. Jahrhundert, gegen Krankheiten wie Skorbut und Asthma. Erst 1858 wies Louis Pasteur die starke antibakterielle Wirkung des Knoblauchs nach.

Die Schwefelverbindungen von Knoblauch und Zwiebeln

Man kann sich vorstellen, wie groß die Überraschung der ersten Menschen war, die in eine Knoblauchknolle oder in eine Zwiebel bissen; wie hätten sie auch wissen können, dass diese scheinbar so geruchlosen Nahrungsmittel ein derart starkes Aroma entfalten würden?

Die wichtigsten Vertreter der Allium-Familie

Knoblauch

Knoblauch (*Allium sativa*), zweifellos das am weitesten verbreitete Würzmittel der Welt, ist wesentlicher Bestandteil der meisten kulinarischen Traditionen auf der Welt. In der chinesischen Schrift wird das Wort für Knoblauch, *suan*, durch ein einziges Zeichen dargestellt, was auf eine sehr häufige Verwendung dieses Nahrungsmittels seit Beginn der Sprachentwicklung hinweist. Knoblauch wurde schon im Altertum zur Behandlung von Bissen wie etwa Schlangenbissen eingesetzt und erwarb sich im Laufe der Zeit den legendären Ruf, eines der besten Mittel gegen Vampire zu sein. Ein Ruf, der umso eigenartiger ist, als die gerinnungshemmenden Eigenschaften dieser Knolle eher eine anziehende Wirkung auf diese Blutsauger haben müssten!

Zwiebeln

Die aus Eurasien stammende Zwiebel von *Allium cepa* wird heute überall auf der Welt als Gemüse und Würzmittel angebaut. Die Zwiebel war wesentlicher Bestandteil der ägyptischen Kultur, die ihr Kraft und Stärke zusprach, sie galt als Symbol für Intelligenz im alten China, war Grundnahrungsmittel in der europäischen Küche des Mittelalters und ist seit langer Zeit unverzichtbarer Bestandteil der menschlichen Zivilisation. Unter phytochemischen Gesichtspunkten ist die Zwiebel ein Hauptlieferant des Flavonoids Quercetin, dessen Anteil bis zu 50mg/100g erreichen kann. Das Molekül Propanthial-Sulfoxid, das für die Tränen verantwortlich ist, wird ebenfalls durch die Verletzung der Knolle freigesetzt; da es jedoch sehr gut wasserlöslich ist, hilft es, wenn man die geschälte Zwiebel unter fließendes Wasser hält.

Lauch

Der Lauch (*Allium porrum*), der einen etwas feineren Geschmack als seine Verwandten hat, kommt ursprünglich aus der Mittelmeer-Region, wahrscheinlich aus dem Nahen Osten. Er ist schon seit sehr langer Zeit bekannt und Gegenstand vieler Anekdoten, die sich besonders mit seiner angeblichen Fähigkeit befassen, die

Dieser große Geruchsunterschied erklärt sich durch die chemischen Veränderungen, die in der Haut der Zwiebeln der *Allium*-Familie ausgelöst werden, nachdem sie auf mechanische Weise aufgebrochen wurden – ganz ähnlich wie die Prozesse, die wir für die Kreuzblütler beschrieben haben. Das Aroma und der Geschmack, die so typisch sind für die verschiedenen *Allium*-Arten, beruhen auf ihrem hohen Gehalt an mehreren

Schwefelverbindungen, Molekülen also, deren chemische Struktur ein Schwefelatom enthält. Nehmen wir als Beispiel den Knoblauch, um zu veranschaulichen, welche Reaktionen in der kleinen Zehe ablaufen, die Sie zerdrücken werden, bevor Sie sie in den Kochtopf geben. Während ihrer gesamten Lagerzeit bei kühlen Temperaturen hat sich in den Knollen Alliin, der Hauptbestandteil von Knoblauch, angesammelt. Wenn

Stimme zu kräftigen. Aristoteles beispielsweise war überzeugt davon, dass der durchdringende Schrei des Rebhuhns mit seiner Ernährung zusammenhing, die reich an Lauch war. Eine Hypothese, die es dem römischen Kaiser Nero antat, er verzehrte solche Unmengen von Lauch, um eine klare Stimme zu bekommen, dass er den Spitznamen »Lauchfresser« erhielt! Ferner ist zu beachten, dass der Lauch das Nationalemblem von Wales ist, und zwar zur Erinnerung an eine denkwürdige Schlacht gegen die heidnischen Sachsen (um 640). Der heilige David riet dabei angeblich dem König Cadwallader, seine Krieger durch eine Lauchstange auf dem Helm kenntlich zu machen. Die Waliser schlugen die Sachsen vernichtend, und dieser Sieg wird noch immer an jedem 1. März, dem Tag des heiligen David, feierlich begangen, indem man eine Lauchstange trägt und den *cawl* verzehrt, ein traditionelles Gericht auf der Basis von Lauch.

Schalotten

Der lateinische Name der Pflanze (*Allium ascalonicum*) bezieht sich auf den Herkunftsort dieses

Gewächses, Askalon (Ashqelon), eine antike palästinensische Stadt am Mittelmeer. Wahrscheinlich führten die Kreuzritter (12. Jahrhundert) die Schalotte in Europa ein, wo sie ihre bevorzugte Heimat in Frankreich fand. Tatsächlich wurde Frankreich und dort in erster Linie die Bretagne im Laufe der Jahre zum einzigen Produzenten von Schalotten.

Schalotten haben weit mehr Ähnlichkeit mit Knoblauch als mit Zwiebeln; ihre Knolle besteht ebenfalls aus mehreren Zehen, von denen jede mit einer Haut überzogen ist.

Lauchzwiebeln

Lauchzwiebeln (*Allium schoenoprasum*) stammen wahrscheinlich aus Asien und Europa und fanden besonders in China schon vor mindestens 2000 Jahren sowohl zur Verfeinerung von Gerichten als auch als Heilmittel gegen Blutungen und Vergiftungen Verwendung. Marco Polo war es, der nach seiner Rückkehr aus dem Orient den Europäern die medizinischen und kulinarischen Eigenschaften dieser Pflanze nahebrachte.

Sie die Zehen nun zerdrücken, werden die Zellen der Knolle aufgebrochen; dadurch wird ein Enzym namens Alliinase freigesetzt, das nunmehr mit dem Alliin reagiert und es sofort in Allicin verwandelt. Dabei handelt es sich um ein stark riechendes Molekül, das unmittelbar für den penetranten Geruch der Knolle verantwortlich ist.

Allicin ist in großen Mengen in Knoblauch vorhanden (bis zu 5 mg/g), aber sehr instabil und wird beinahe augenblicklich in mehr oder minder komplexe Schwefelverbindungen umgewandelt (Abbildung 23). Die meisten Menschen haben schon etwas von diesem berühmten Allicin gehört, denn alle Hersteller von Knoblauchpräparaten preisen die Vorzüge ihrer Produkte größtenteils mit Hinweis auf deren hohen Gehalt an Allicin an. Diese Werbung ist zwar nicht direkt betrügerisch, ganz gewiss aber ungenau, denn diese Nahrungsmittelzusätze enthalten nicht Allicin, sondern Alliin. Korrekterweise müsste man vom *Potenzial* dieser Nahrungsergänzungsmittel sprechen, Allicin freizusetzen – ein Potenzial, das direkt von der Erhaltung der enzymatischen Aktivität der Alliinase in diesen Mitteln abhängig ist. In amerikanischen Labors durchgeführte Tests haben im Übrigen ergeben, dass die Menge des von diesen Nahrungsmittelzusätzen freigesetzten Allicins je nach Hersteller zwischen 0,4 und 6,5 Milligramm variieren kann. Die einfachste Methode, um die genaue Menge von zu sich genommenem Allicin zu bestimmen, ist also der Verzehr von frischem Knoblauch.

Sehr ähnliche Reaktionen laufen beim Zwiebelschneiden ab; der unterschiedliche Geruch in diesem Fall geht hauptsächlich auf die leicht abweichenden Moleküle der Zwiebel zurück. Diese lösen die Produktion einer stark die Augen reizenden Verbindung aus, anstatt Allicin und seine Derivate (abgeleitete Stoffe ähnlicher Struktur, Anm. d. Ü.) zu produzieren.

Die krebshemmenden Eigenschaften von Knoblauch

Nach unserem aktuellen Wissensstand über das krebshemmende Potenzial von Gemüse aus der Knoblauchfamilie scheint dieses vor allem bei

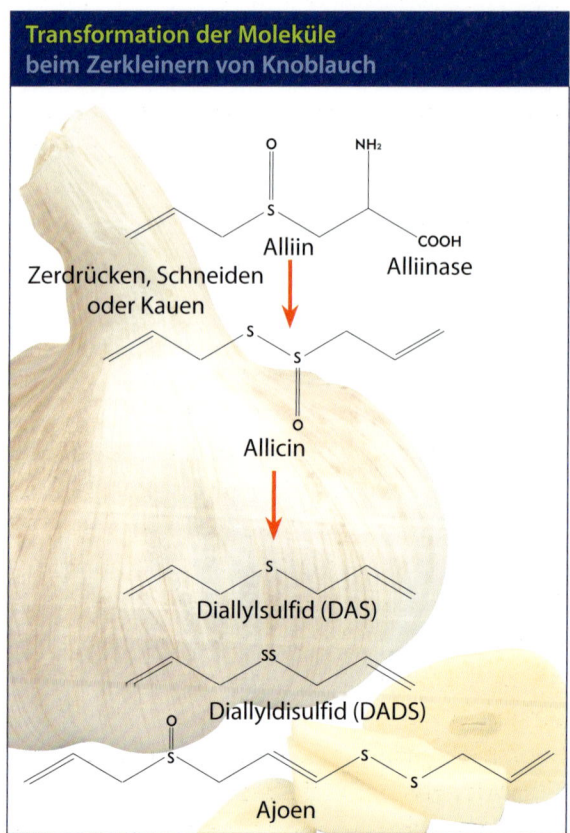

Transformation der Moleküle beim Zerkleinern von Knoblauch

Zerdrücken, Schneiden oder Kauen

Alliin

Alliinase

Allicin

Diallylsulfid (DAS)

Diallyldisulfid (DADS)

Ajoen

Abbildung 23

der Vorbeugung von Krebsarten des Verdauungssystems, insbesondere von Speiseröhren-, Magen- und Dickdarmkrebs, eine wichtige Rolle zu spielen.

Erste Hinweise auf die präventive Wirkung gegen Magenkrebs stammen aus epidemiologischen Untersuchungen in der Provinz Yangzhong im Nordosten Chinas, wo diese Krebsform stark verbreitet ist. Als man die Ernährungsgewohnheiten der Bewohner dieser Region analysierte, zeigte sich, dass manche Personen relativ wenig Knoblauch und Zwiebeln verzehrten und dass dieser geringe Verzehr mit einem dreimal höheren Erkrankungsrisiko für Magenkrebs verbunden war. Ähnliche Resultate erbrachten Studien in Italien, die die Ernährungsgewohnheiten des Nordens, wo nur wenig Knoblauch verwendet wird, mit denen des Südens, wo Unmengen von Knoblauch konsumiert werden, miteinander verglichen: Der reichliche und häufige Genuss von Gemüse der *Allium*-Familie reduziert die Häufigkeit von Magenkrebs erheblich.

Man glaubt außerdem, dass Gemüse aus der Knoblauchfamilie auch bei anderen Krebsarten, insbesondere bei Prostatakrebs, eine vorbeugende Wirkung haben kann. In einer Untersuchung an Einwohnern von Shanghai stellte man fest, dass bei Menschen, die täglich mehr als 10 Gramm Gemüse der *Allium*-Familie verzehrten, 50 Prozent weniger Fälle von Prostatakrebs auftraten als bei denen, die weniger als 2 Gramm pro Tag konsumierten. Dagegen ist eine Schutzwirkung von Knoblauch gegen Brustkrebs nach unserem aktuellen Wissensstand nicht gesichert. Eine holländische Untersuchung deutet darauf hin, dass der Verzehr von Zwiebeln zwar mit einem deutlichen Rückgang des Magenkrebsrisikos verbunden war, jedoch keine Auswirkung auf das Risiko einer Brustkrebserkrankung hatte. Man kann sich allerdings fragen, ob dieses Ergebnis nicht überhaupt auf die Ernährungsweise der holländischen Bevölkerung zurückzuführen ist, die auf einem hohen Anteil von Fett basiert (einem der höchsten auf der Welt); und ein hoher Fettverzehr gilt als wahrscheinliche Ursache von Brustkrebs. Unter diesem Aspekt ist es interessant, dass französische Forscher nachweisen konnten, dass der Verzehr von Knoblauch und Zwiebeln bei Frauen im Nordosten Frankreichs (Lothringen) mit einem Rückgang von Brustkrebserkrankungen einherging.

Die heutigen Daten zeigen, dass in bestimmten westlichen Ländern weitaus geringere Mengen von Gemüse der Allium-Familie verzehrt werden, als dies für eine Verringerung des Risikos für Prostata- oder Brustkrebs notwendig wäre. So essen nur 15 Prozent der britischen Männer 6 Gramm Knoblauch (etwa zwei Zehen) pro Woche und kaum 20 Prozent der Amerikanerinnen nehmen mehr als 2 Gramm Knoblauch pro Woche zu sich. Wenn man das hohe Risiko dieser Bevölkerungen bedenkt, Prostata- beziehungsweise Brustkrebs zu entwickeln, dann ist es wahrscheinlich, dass der Verzehr von Knoblauch eine Schlüsselrolle bei der unterschiedlichen Häufigkeit von Krebserkrankungen in Ost und West spielt. Diese Abweichungen verdeutlichen, wie wichtig es ist, die Gesamtheit der Ernährungsfaktoren zu berücksichtigen, wenn man den Einfluss der Ernährung auf die Entstehung von Krebs bestimmen will. Man sollte vermeiden, ein einziges Nahrungsmittel zum alleinigen Helden zu stilisieren, ohne den Beitrag anderer Lebensmittel zu würdigen.

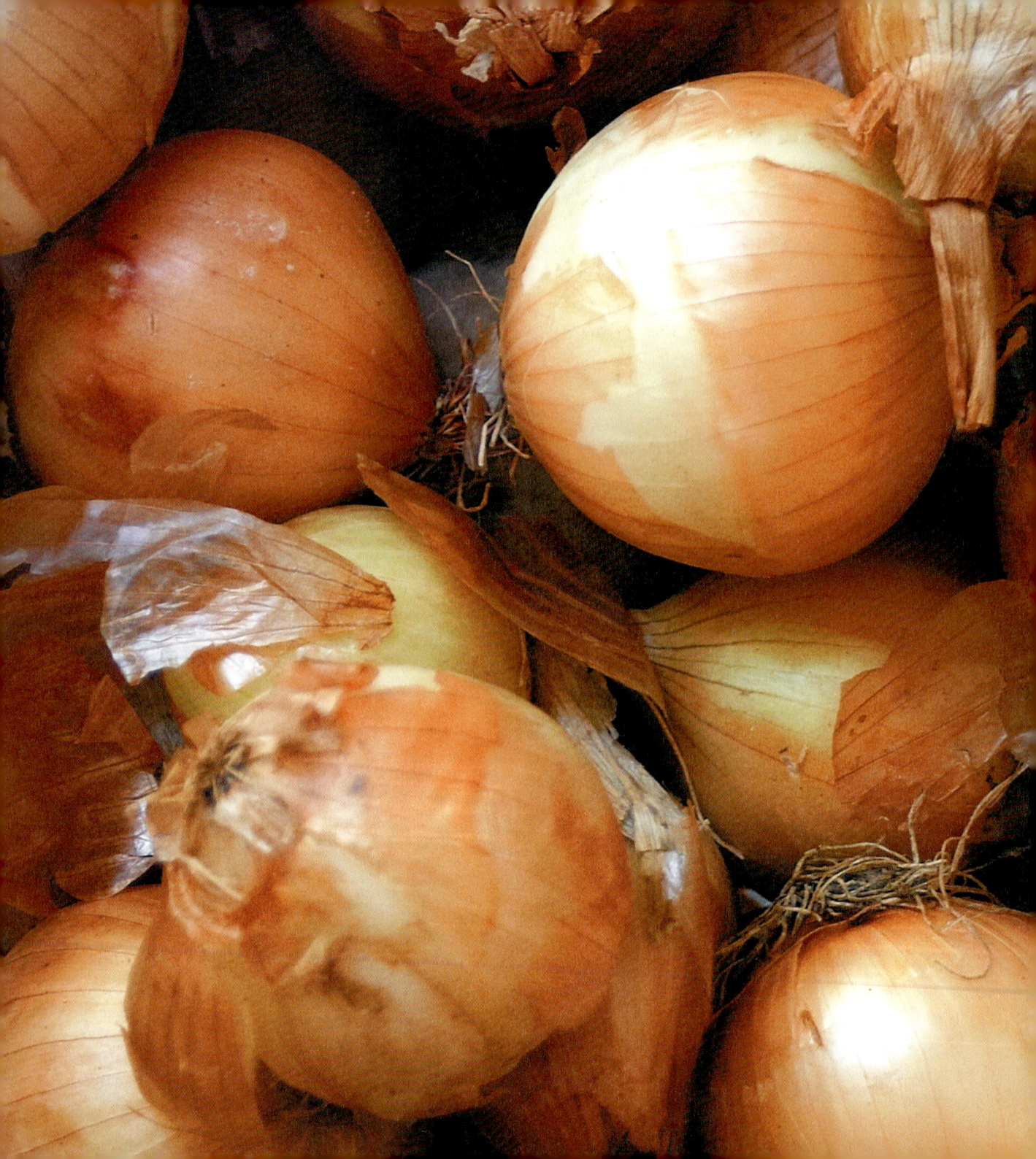

Auch wenn viele Forscher behauptet haben, Allicin sei für die Heilwirkung von Knoblauch verantwortlich, so wirft seine große chemische Instabilität doch einige Zweifel daran auf, wie effektiv es vom Organismus resorbiert werden kann und wie es auf die Zellen wirkt. Wie bereits erwähnt, ist heute wohlbekannt, dass Allicin sehr schnell in eine Fülle von Verbindungen wie Ajoen, Diallylsulfid (DAS), Diallyldisulfid (DADS) und mehrere andere Moleküle umgewandelt wird und dass diese Stoffe selbst wiederum sehr interessante biologische Aktivitäten aufweisen. Mindestens zwanzig von Knoblauch abstammende Verbindungen wurden bereits untersucht und wiesen selbst krebshemmende Eigenschaften auf. Allerdings gelten DAS und DADS – beides öllösliche Substanzen – im Allgemeinen als die Hauptverbindungen des Knoblauchs, die bei der Prävention von Krebs eine Rolle spielen können.

Im Labor wurden die krebshemmenden Eigenschaften der Knoblauchverbindungen vor allem in Tierversuchen untersucht, bei denen durch karzinogene chemische Stoffe Krebs ausgelöst worden war. Die Ergebnisse aus Tierversuchen stimmen im Allgemeinen mit den Beobachtungen in der Bevölkerung überein. Das heißt, die sekundären Pflanzenstoffe von Knoblauch und Zwiebeln haben die Fähigkeit, das Auftreten oder die Progression bestimmter Krebsarten, vor allem Magen- und Speiseröhrenkrebs, zu verhindern; auch bei Lungen-, Brust- und Dickdarmkrebs wurde ein Effekt nachgewiesen. Knoblauch schützt offenbar besonders wirkungsvoll vor der Entstehung von Krebs aufgrund von Nitrosaminen – einer Klasse chemischer Verbindungen, die ein sehr hohes krebserregendes Potenzial besitzen.

Diese chemischen Verbindungen werden von unserer Darmflora ausgehend von Nitriten gebildet – einer Klasse von Nahrungsmittelzusätzen, die häufig als Konservierungsmittel eingesetzt werden und besonders in Marinaden und Fleischprodukten wie Würsten, Speck und Schinken enthalten sind. Die phytochemischen Verbindungen des Knoblauchs verhindern also die Bildung von Nitrosaminen, hochwirksamen Karzinogenen, die sich mit der DNS verbinden. Sie verringern auf diese Weise das Risiko, dass diese Verbindungen Mutationen der DNS auslösen, und reduzieren so die Gefahr einer Krebserkrankung. Diese Schutzwirkung des Knoblauchs in Bezug auf die Nitrosamine scheint sehr stark zu sein, denn bei Laborratten ist DAS sogar in der Lage, die Entwicklung von Lungenkrebs zu stoppen, der durch NNK ausgelöst wurde, ein extrem giftiges Nitrosamin, das durch die Umwandlung von Nikotin bei der Verbrennung von Tabak entsteht. Dabei hat Knoblauch offenbar eine höhere Schutzwirkung als Zwiebeln, obwohl der Verzehr von Zwiebeln auch mit einem geringeren Erkrankungsrisiko für Magenkrebs verbunden scheint.

Ein weiterer Mechanismus, durch den Knoblauch- und Zwiebelverbindungen die Entwicklung von Krebs stören könnten, beruht auf ihrem Einfluss auf die Systeme, die für die Eliminierung und Entgiftung fremder Substanzen mit karzinogenem Potenzial zuständig sind (Kapitel 6). Mehrere Verbindungen wie etwa DAS hemmen in der Tat die Enzyme, die die Karzinogene aktivieren, und stimulieren zugleich diejenigen, die zur Eliminierung dieser Substanzen beitragen. Unmittelbare Folge dieser beiden Eigenschaften ist es, dass die Zellen den krebserregenden Stoffen weniger stark ausgesetzt sind und folglich weniger anfällig sind für Schädigungen der DNS, die die Entstehung von Krebs begünstigen. Die in Knoblauch enthaltenen Wirkstoffe können also ebenso wie die der Kohlfamilie als Anti-Krebs-Mittel ersten Ranges gelten, da sie die Krebsentwicklung von Beginn an blockieren können.

Zusätzlich zu ihrer Wirkung auf krebsauslösende Substanzen greifen Knoblauchverbindungen Tumorzellen möglicherweise auch direkt an und lösen ihre Zerstörung durch Apoptose aus (siehe Kapitel 2, S. 37 f.). Die Behandlung isolierter Zellen von Leukämien, Dickdarm-, Brust-, Lungen- oder Prostatakrebs mit verschiedenen, aus Knoblauch extrahierten Verbindungen bewirkt in der Tat hochsignifikante Veränderungen im Wachstum der Tumorzellen und setzt zugleich den Prozess in Gang, der zu ihrem Tod führt. Das Molekül, das den Tod dieser Krebszellen am besten induzieren kann, ist offenbar DAS, wenngleich auch bei anderen Derivaten wie Ajoen ähnliche Effekte beobachtet wurden. Wir haben weiterhin festgestellt, dass DAS auch zum Tod von Krebszellen beitragen kann, indem es ihre Fähigkeit, sich mithilfe bestimmter Proteine der Wirkung von chemotherapeutischen Medikamenten zu entziehen, einschränkt.

Die krebshemmenden Eigenschaften der Gemüsearten der Knoblauchfamilie hängen also offenbar in erster Linie mit ihren Schwefelverbindungen zusammen. Nichtsdestoweniger darf man

besonders im Fall der Zwiebel auch ihren Gehalt an bestimmten Polyphenolen wie Quercetin nicht vernachlässigen – einem Molekül, das das Wachstum einer großen Zahl von im Labor kultivierten Krebszellen verhindern kann und die Entwicklung von Krebs bei Tieren beeinflusst. In jedem Fall ist es nach unserem aktuellen Kenntnisstand so gut wie sicher, dass in Knoblauch und Zwiebeln enthaltene Verbindungen als mächtige Inhibitoren der Krebsentwicklung wirken, indem sie in mindestes zwei der Prozesse eingreifen, die bei der Tumorbildung eine Rolle spielen: Auf der einen Seite verhindern sie die Aktivierung von krebserregenden Substanzen, indem sie deren Reaktivität verringern und zugleich ihre Eliminierung beschleunigen. (Beide Effekte führen dazu, dass diese Substanzen geringere Schädigungen der DNS, des Hauptangriffspunkts der Karzinogene, verursachen.) Auf der anderen Seite sind diese Moleküle auch in der Lage, die Ausbreitung der Tumoren einzuschränken, indem sie das Wachstum der Krebszellen stören, was ihren Zelltod durch Apoptose auslöst. Auch wenn weitere Untersuchungen notwendig sind, um genauer zu bestimmen, auf welche Weise Knoblauch- und Zwiebelverbindungen dies bewirken, so steht doch außer Zweifel, dass Knoblauch und andere Gemüsesorten dieser Familie in einer Strategie der Krebsvorbeugung durch Ernährung von zentraler Bedeutung sind. Knoblauch kann viel mehr vertreiben als böse Geister und Vampire!

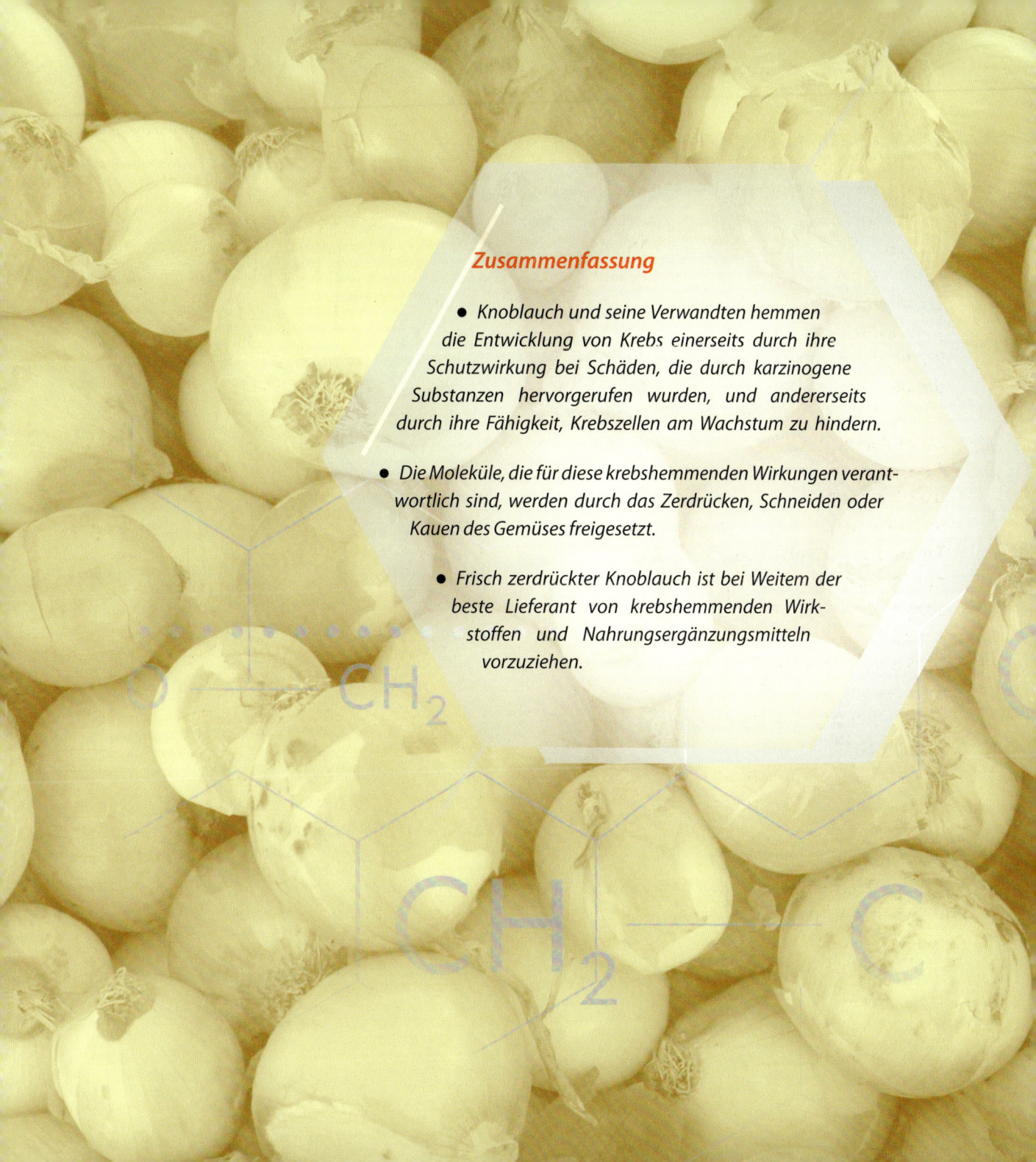

Zusammenfassung

● Knoblauch und seine Verwandten hemmen die Entwicklung von Krebs einerseits durch ihre Schutzwirkung bei Schäden, die durch karzinogene Substanzen hervorgerufen wurden, und andererseits durch ihre Fähigkeit, Krebszellen am Wachstum zu hindern.

● Die Moleküle, die für diese krebshemmenden Wirkungen verantwortlich sind, werden durch das Zerdrücken, Schneiden oder Kauen des Gemüses freigesetzt.

● Frisch zerdrückter Knoblauch ist bei Weitem der beste Lieferant von krebshemmenden Wirkstoffen und Nahrungsergänzungsmitteln vorzuziehen.

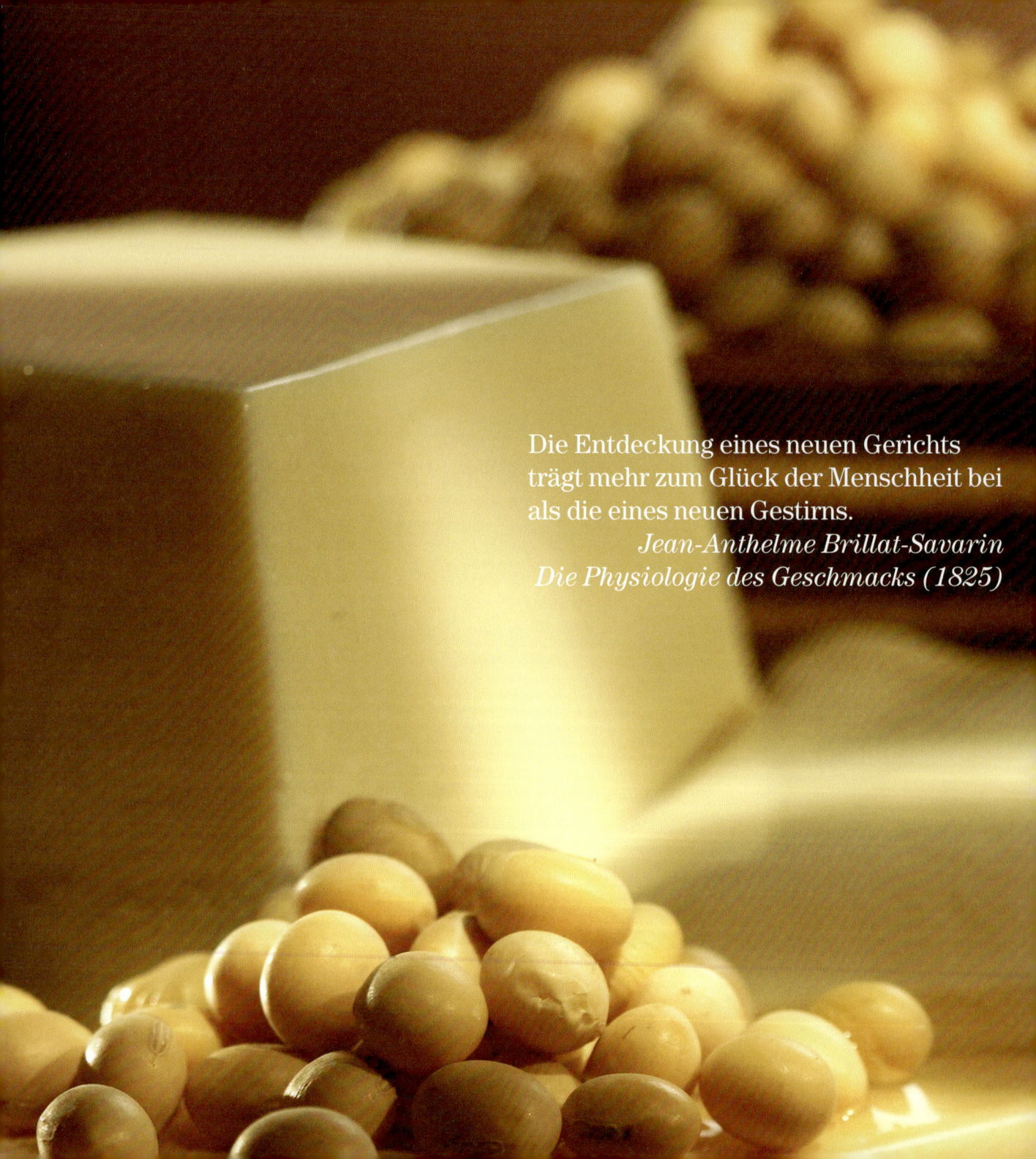

Die Entdeckung eines neuen Gerichts
trägt mehr zum Glück der Menschheit bei
als die eines neuen Gestirns.
Jean-Anthelme Brillat-Savarin
Die Physiologie des Geschmacks (1825)

Kapitel 8
Soja – nichts Unbekanntes mehr

Wir wissen nicht genau, wann mit dem Anbau von Soja begonnen wurde, sicher scheint jedoch, dass seine Nutzung vor etwa 3000 Jahren in der Mandschurei im Nordosten Chinas (den heutigen Provinzen Liaoning, Jilin und Heilongjiang) unter der Zhou-Dynastie (1122 – 256 v. Chr.) einen großen Aufschwung erlebte. In dieser Zeit galten Sojabohnen zusammen mit Hafer, Weizen, Hirse und Reis als eines der fünf heiligen Körner. Allerdings verdankten sie dieses Attribut des Heiligen nach Ansicht mancher Wissenschaftler vor allem ihrer Verwendung als Düngemittel aufgrund der Fähigkeit, Stickstoff zu binden. Tatsächlich zeichnet sich Soja wie die gesamte große Familie der Hülsenfrüchtler (z. B. Bohnen, grüne Bohnen, Erbsen und Linsen) durch seine Fähigkeit aus, den in der Luft vorhandenen Stickstoff zu binden und in den Boden zu leiten. Diese Pflanzen sind folglich äußerst vielseitig einsetzbar, denn sie tragen zur Verbesserung des Bodens bei und produzieren zugleich in einer relativ kurzen Zeitspanne sehr nährstoffreiche Substanzen.

Erst nach der Entdeckung von Fermentierungstechniken während der Zhou-Dynastie fanden Sojabohnen wirklich Eingang in die menschliche Ernährung. Die ersten Lebensmittel, die auf der Basis von Sojabohnen hergestellt wurden, waren, wie Miso oder Sojasauce, Ergebnis von Fermentationsprozessen, darauf folgte die Herstellung von Tofu (siehe Kasten S. 103). Jedenfalls breiteten sich während dieser Periode sowohl der Anbau wie die Fermentierungstechniken allmählich auf den Süden Chinas aus und von dort aus im Laufe der folgenden Jahrhunderte auf Korea, Japan und Südostasien. Auch dort wurden die relative Unkompliziertheit des Sojaanbaus, der außergewöhnliche Nährwert und die medizinischen Vorzüge von Soja bald sehr geschätzt. Auch heute ist der Verzehr von Soja und Sojaprodukten unverzichtbarer Bestandteil der kulinarischen Traditionen in den asiatischen Ländern.

Diese Nahrungsmittel stehen zwar auf dem alltäglichen Speisezettel von Chinesen, Japanern und Indonesiern, man muss allerdings feststellen, dass Soja im Westen noch immer recht unbekannt ist; nur ein Teil der Konsumenten hat es in die eigene Ernährung einbezogen. So liegt der durchschnittliche tägliche Verzehr von Soja in Japan etwa bei 65 Gramm pro Person und in China bei 40, während er im Westen (bisher) 1 Gramm nicht übersteigt. Im Westen verbergen sich Hülsenfrüchtler wie Soja in unseren Nahrungspyramiden allzu leicht unter der Rubrik »Fleisch und Fleischersatz« – eine nicht ganz zutreffende Klassifizierung, wenn man ihren Reichtum an Proteinen, an essentiellen Fettsäuren, an Vitaminen und Mineralstoffen sowie an Ballaststoffen bedenkt. Sojabohnen sind ein außergewöhnliches Nahrungsmittel, dessen Potenzial in unserer Gesellschaft noch weitgehend ungenutzt ist. Das ist umso bedauerlicher, als Sojabohnen nicht nur als Nährstofflieferanten interessant sind, sondern auch eine außerordentlich wichtige Quelle von krebshemmenden phytochemischen Wirkstoffen darstellen.

Die Hauptverwendungsarten von Soja in der Ernährung

Sojabohnen (Edamame)

Edamame, was auf Japanisch »Bohnen am Zweig« bedeutet, bilden die Knabberei schlechthin in Japan. Die Schoten werden schnell geerntet, damit die Bohnen nicht zu hart werden, und leicht gekocht; dann werden sie direkt aus der Schote gegessen. Im Westen findet man in manchen Asia-Läden tiefgefrorene Schoten. Diese Sojabohnen sind mit Sicherheit die köstlichste und angenehmste Art, Soja zu sich zu nehmen – zumal diese Bohnen außerdem hervorragende Lieferanten von krebshemmenden sekundären Pflanzenstoffen, nämlich den Isoflavonoiden, sind.

Miso

Miso ist eine fermentierte Paste, die aus einer Mischung aus Sojabohnen, Salz und einem gewöhnlich aus Reis hergestellten Fermentierungsmittel (*koji*) besteht, das *Aspergillus oryzae* enthält. Die Zutaten werden vermischt und während eines Zeitraums von sechs Monaten bis zu fünf Jahren vergoren. Miso tauchte um 700 in Japan auf und ist seit der Muromachi-Ära (1338–1573) eine der wichtigsten Zutaten der traditionellen japanischen Küche. Historisch betrachtet wurde Miso als Suppe verwendet, um den Mangel an Proteinen auszugleichen, der durch das buddhistische Verbot des Fleischverzehrs verursacht wird. Auch heute bildet die Misosuppe die Grundlage des japanischen Gerichts *ichiju issai* (eine Suppe, begleitet von einer Schale Gemüse und Reis). In Japan werden jedes Jahr nicht weniger als 4,9 Kilogramm Miso pro Person verzehrt!

Sojasauce

Sojasauce ist das Hauptwürzmittel der japanischen Küche und unbestreitbar das bekannteste Nahrungsmittel auf Sojabasis im Westen. Diese Sauce wird durch die Fermentierung der Sojabohnen mithilfe eines mikroskopisch kleinen Pilzes namens *Aspergillus sojae* hergestellt. Es gibt verschiedene Arten von Sojasauce: *shoyu*, eine Mischung aus Sojabohnen und Weizen, *tamari*, das ausschließlich aus Sojabohnen hergestellt wird, und *teriyaki*, das auch andere Bestandteile wie Zucker und Essig enthält.

Geröstete Bohnen

Die Bohnen werden in Wasser eingeweicht und geröstet, bis sie eine bräunliche Färbung annehmen. Sie ähneln nun im Aussehen und Geschmack den Erdnüssen und sind ein ausgezeichneter Lieferant von Proteinen und Isoflavonoiden. In Japan werden geröstete Sojabohnen vor allem jedes Jahr am 3. Februar, an »Setsubun« gegessen, dem Fest des Übergangs vom Winter zum Frühling – daher ihr Name *Setsubun no mame*. In jedem Haus trägt an Setsubun jemand eine Dämonenmaske, und die Kinder des Hauses verjagen den Dämon, indem sie Sojabohnen nach ihm werfen und rufen: »Fuku wa uchi, oni wa soto«. (Glück ins Haus, fort mit dem Dämon.) Der Brauch will es, dass man so viele Bohnen essen muss, wie man Jahre alt ist, um im folgenden Jahr nicht krank zu werden.

Tofu

Der Tofuverzehr hat seinen Ursprung in China, wahrscheinlich während der westlichen Han-Dynastie (202 – 22 v. Chr.). Diese frühe Technik beruhte auf dem Pressen von zuvor in Wasser eingeweichten, zerstoßenen Sojabohnen, wodurch eine weißliche Flüssigkeit, die »Milch«, extrahiert wird.

Tofu wird traditionell durch die Gerinnung dieser »Milch« mithilfe einer Meersalzverbindung, *nigari*, Magnesiumchlorid (einem Extrakt von nigari), Kalziumchlorid (gewonnen aus einem aus der Erde extrahierten Mineral), Kalziumsulfat (Gips) oder Magnesiumsulfat (Epsomsalz) oder von Säure (Zitronen, Essig) ge-

wonnen. Tofu nimmt mit einem Jahreskonsum von etwa vier Kilogramm pro Person einen zentralen Platz in allen asiatischen Küchen ein, verglichen mit etwa 100 Gramm im Westen. Tofu ist zwar eigentlich fast geschmacksneutral, kann jedoch je nach Zutaten und Würzung vielseitig variiert werden, denn er nimmt den Geschmack der Nahrungsmittel an, mit denen er zubereitet wird.

Sojamilch

Entgegen einer weit verbreiteten Meinung wird Sojamilch (*tonyu*) in Asien erst seit relativ kurzer Zeit verzehrt, ironischerweise wurde es vor allem durch Harry Miller, einen adventistischen Arzt und Missionar, populär und bekannt, der die ersten Fabriken zur Sojamilchherstellung 1936 in China und 1956 in Japan errichtete. In China und Korea stammen nur 5 Prozent der Sojazufuhr aus Milch, und in Japan ist dieser Prozentsatz noch niedriger. Sojamilch hat für viele Menschen einen unangenehmen Geschmack. Dieser ist auf die Präsenz stark riechender Moleküle zurückzuführen, die von einem Enzym namens Lipooxygenase produziert werden, das beim Pressen freigesetzt wird. Sie wird daher oft in Form von aromatisierten Getränken verkauft, die erhebliche Mengen Zucker enthalten. Wenn Sie wirklich Sojamilch trinken wollen, sollten Sie genau das Etikett lesen, denn manche Zubereitungen gleichen mehr einem synthetischen Getränk als echter Milch, weil sie auf der Basis von isolierten Sojaproteinen produziert und mit verschiedenen Zutaten angereichert wurden.

Isoflavonoide, ein wesentlicher Bestandteil der gesundheitsfördernden Eigenschaften von Soja

Die wichtigsten sekundären Pflanzenstoffe in Sojabohnen sind eine Gruppe von Polyphenolen, die als Isoflavonoide oder Isoflavone bekannt sind. Zwar finden wir sie auch in einigen anderen Gemüsesorten, wie etwa in Kichererbsen, doch nur durch den Verzehr von Soja kann der Organismus mit ausreichend großen Mengen von Isoflavonoiden versorgt werden.

Wie die Tabelle 10 zeigt, enthält die Mehrzahl der Sojaprodukte eine bedeutende Menge an Isoflavonen, mit Ausnahme von Sojasauce: Bei ihr ist die Mehrheit dieser Moleküle während des langen Fermentierungsprozesses zerstört worden; und auch Sojaöl (das oft unter der Bezeichnung »Pflanzenöl« in den Supermärkten verkauft wird), enthält überhaupt keine Isoflavonoide. Die stärksten Konzentrationen von Isoflavonoiden findet man in Sojamehl (*kinako*), in naturbelassenen oder gerösteten Sojabohnen sowie in einigen Fermentierungsprodukten wie Miso. Auch Sojamilch und Tofu enthalten eine bedeutende Menge von Isoflavonoiden.

Selbst wenn der Verzehr von Nahrungsmitteln auf Sojabasis im Westen verschwindend gering ist, so nehmen wir doch ohne unser Wissen viele Sojaproteine zu uns. Erzeugnisse auf Sojabasis im Westen nennt man Produkte der »zweiten Generation«; dabei handelt es sich um Industrieerzeugnisse, in denen tierische Proteine durch Proteine auf Sojabasis ersetzt oder angereichert wurden.

Sojaproteine gelten daher im Westen eher als unwesentliche Zutaten in so unterschiedlichen Produkten wie Hamburgern, Würsten, Milcherzeugnissen, Brot, Gebäck und Keksen, anstatt wie im Osten als eigenständige Lebensmittel.

Diese typischerweise im Westen verzehrten Produkte enthalten im Allgemeinen nur sehr wenig Isoflavonoide, weil sie mit Proteinkonzentraten hergestellt werden, die aus der industriellen Behandlung der Bohnen (Extraktion mithilfe von Lösungsmitteln auf Ölbasis, Ultrahocherhitzung, Waschen mit Lösungen auf Alkoholbasis) resultieren. Die durch diese Verfahren gewonnenen Sojaproteine haben nur mehr sehr wenig mit denen

Gehalt an Isoflavonoiden der wichtigsten Nahrungsmittel auf der Basis von Sojabohnen	
Nahrungsmittel	**Isoflavonoide (mg/100 g)**
Sojamehl (kinako)	199
Geröstete Bohnen (Setsubun no mame)	128
Gekochte grüne Bohnen (edamame)	55
Miso	43
Tofu	28
Sojamilch (Tonyu)	9
Sojasauce (Shoyu)	1,7
Kichererbsen	0,1
Sojaöl	0

Quelle: USDA database for isoflavone content of selected foods (2001)

Tabelle 10

der ursprünglichen Bohnen gemein. Auch wenn also der Ersatz tierischer Proteine durch pflanzliche Proteine in diesen Nahrungsmitteln unter Nährstoffaspekten vorteilhaft sein mag (obwohl die zunehmende Verwendung von genmanipuliertem Soja ebenfalls erhebliche ethische und ökologische Probleme aufwirft), so erhöht sich durch die Hinzufügung dieser Ersatzstoffe nicht ihr Gehalt an Isoflavonoiden. Denn die dabei verwendeten Proteine wurden vor ihrer Aufnahme in das Nahrungsmittel so vielen Bearbeitungsprozessen unterzogen, dass die krebshemmenden Eigenschaften von Soja seit Langem daraus verschwunden sind.

Der Gehalt an Isoflavonoiden in Sojaprodukten ist deshalb so wichtig, weil diese Moleküle die Fähigkeit besitzen, mehrere Prozesse, die mit dem unkontrollierten Wachstum von Krebszellen verbunden sind, zu beeinflussen. Die wichtigsten Isoflavonoide von Soja sind Genistein und Daidzein, während Glyzitein nur in geringen Mengen vorkommt. Ein interessantes Merkmal der Isoflavonoide ist ihre frappierende Ähnlichkeit mit einer Klasse von weiblichen Sexualhormonen, den Östrogenen. Daher nennt man diese Moleküle auch oft Phytoöstrogene (Abbildung 24). Die meisten Wissenschaftler, die sich mit dem antikarzinogenen Potenzial der Isoflavonoide befassen, machen in erster Linie das Genistein für diese Wirkung verantwortlich, und zwar aufgrund seiner Fähigkeit, die Aktivität mehrerer Enzyme zu blockieren, die bei der unkontrollierten Vermehrung von Tumorzellen aktiv sind, und dadurch das Zellwachstum zu stoppen.

Abgesehen von ihrer Wirkung auf die Aktivität mehrerer Proteine, die das Wachstum von Tumor-

zellen bei Brust- oder Prostatakrebs beeinflussen, wirken Phytoöstrogene also möglicherweise auch als Antiöstrogene und verringern so die Reaktion der Zellen auf diese Hormone. Das Prinzip dabei ist folgendes:

Genistein kann an Östrogenrezeptoren andocken, allerdings ist diese Affinität schwächer als die für

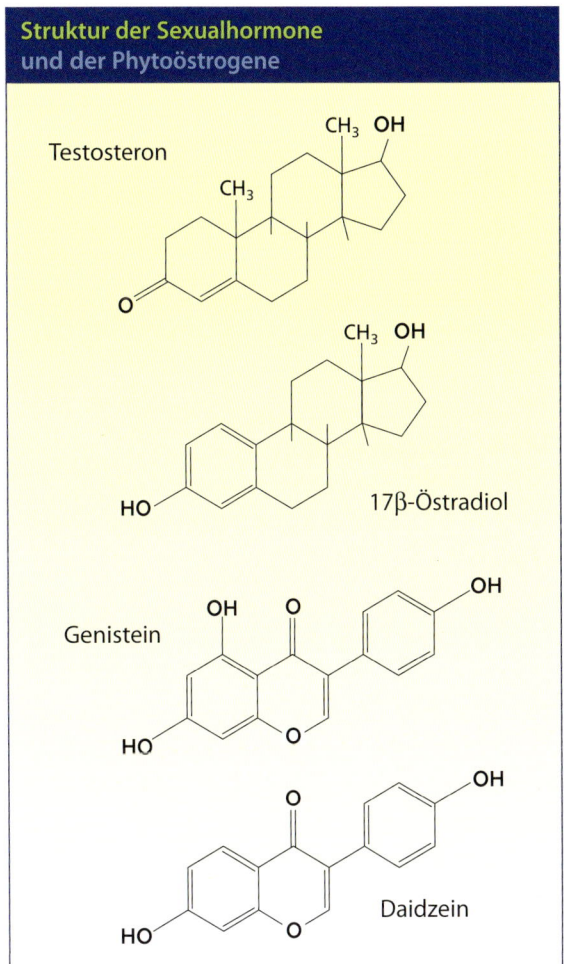

Struktur der Sexualhormone und der Phytoöstrogene

Testosteron

17β-Östradiol

Genistein

Daidzein

Abbildung 24

Isoflavonoide und Brust- und Prostatakrebs

Brustkrebs und Prostatakrebs werden als »hormon-abhängige« Krebsarten bezeichnet, das heißt, ihr Wachstum hängt zu einem großen Teil von Spiegel der Sexualhormone im Blut ab. Unter normalen Bedingungen wird die Menge dieser im Organismus vorhandenen Hormone genau durch mehrere Überwachungssysteme kontrolliert, die dafür sorgen, dass ihr Niveau eine gewisse Grenze nicht überschreitet. Diese Kontrollen sind wichtig, denn bestimmte Hormone wie die Östrogene sind mächtige Stimulatoren des Gewebewachstums, und eine zu große Menge dieser Hormone im Blut kann ein unkontrolliertes Wachstum auslösen und Krebs hervorrufen. Aus eben diesem Grund findet man im Blut von Brustkrebspatientinnen häufig einen weitaus höheren Östrogenspiegel als bei Menschen ohne Krebs. Welche Faktoren für den erhöhten Sexualhormonspiegel bei diesen Patientinnen verantwortlich sind, ist noch kaum bekannt – möglicherweise gehören aber auch Ernährungsaspekte dazu.

So stellt die massive Zufuhr von tierischen Fetten verbunden mit dem daraus folgenden Übergewicht einen extrem wichtigen Risikofaktor für die Entwicklung bestimmter hormonabhängiger Krebsarten wie Gebärmutterschleimhautkrebs oder Brustkrebs dar. Übergewichtige Frauen weisen einen erhöhten Insulinspiegel auf, und das führt durch ziemlich komplizierte Mechanismen zu einer vollständigen Veränderung des Östrogen- und Progesteronspiegels ihres Organismus. Der Östrogenspiegel ist deutlich erhöht. Dies führt zu einer Überstimulation der Zellen der Gebärmutterschleimhaut oder auch der Brust und in der Folge zu einem exzessiven Gewebewachstum.

Im Fall des Prostatakarzinoms steht zweifelsfrei fest, dass Androgene wesentlichen Einfluss auf die Entwicklung dieser Krankheit haben. Das exzessive Wachstum der Prostata ist augenscheinlich ein unvermeidbares Phänomen, denn etwa 30 Prozent der Männer über 50 haben ein latentes Prostatakarzinom.

Viele ernährungsabhängige Faktoren wurden bereits als mögliche Verursacher des Prostatakarzinoms angeführt, darunter tierische Fette und Übergewicht; daher kommt der Kontrolle dieser latenten Tumore durch Nahrungskomponenten wie Soja eine besondere Bedeutung zu. Dabei beschränkt sich der durch Soja bewirkte Schutzeffekt nicht allein auf dessen Einfluss auf die Androgenrezeptoren*, vielmehr kommt noch eine hemmende Wirkung auf Rezeptoren für Wachstumsfaktoren sowie eine Hemmung der Angiogenese hinzu.

* (Rezeptor = ein Protein in der Zellmembran, an das Moleküle von außen andocken, Anm. d. Ü.)

Östrogene und die dadurch ausgelöste Reaktion nicht so stark wie die durch das Hormon erzeugte. Doch die strukturelle Ähnlichkeit des Genisteins ermöglicht es ihm, die Bindungsstelle zu blockieren, an die normalerweise das Östrogen andockt. Dieser eingeschränkte Zugang reduziert die Gesamtbindung an den Rezeptor und dadurch die biologischen Folgen dieser Interaktion (s. Abbildung 12, S. 53). Dieser Mechanismus wirkt analog dem von Tamoxifen, jenem Medikament, das am häufigsten bei der Behandlung von Brustkrebs eingesetzt wird.

Seine Affinität für Östrogenrezeptoren ist identisch mit der von Genistein. Diese Fähigkeit des Genisteins und anderer Isoflavonoide, Hormonrezeptoren zu beeinflussen, gibt Anlass zu großen Hoffnungen für die Prävention von hormonabhängigen Krebsarten (siehe Kasten).

Die anti-karzinogenen Eigenschaften von Soja

Hormonabhängige Krebsarten wie Brustkrebs oder Prostatakarzinom stellen die häufigste Todesursache durch Krebs in westlichen Gesellschaften dar, während sie im Osten eher selten vorkommen. Die Allgegenwart von Soja in der asiatischen Ernährung und seine immer noch geringe Präsenz in den westlichen Ländern deuten darauf hin, dass die enormen Unterschiede zwischen westlichen und östlichen Krebsraten möglicherweise mit der Fähigkeit von Isoflavonoiden wie Genistein verbunden sind. Diese können die Reaktion auf Hormone reduzieren und damit ein zu ausgeprägtes Zellwachstum in bestimmten Geweben verhindern.

Isoflavonoide und Brustkrebs

Bis heute wurden 14 epidemiologische Untersuchungen über die Beziehung zwischen der Sojaaufnahme durch Nahrung und dem Brustkrebsrisiko von Frauen durchgeführt.

Den ersten Hinweis auf einen Zusammenhang zwischen der Rate von Brustkrebserkrankungen und dem Verzehr von Soja erbrachte eine in Singapur durchgeführte Studie, in der jene Frauen, die vor der Menopause am meisten Soja zu sich nahmen (55 g/Tag), halb so häufig an Brustkrebs erkrankten wie diejenigen, die täglich weniger als 20 Gramm konsumierten. Auch mehrere spätere Ergebnisse schienen die Schutzwirkung von Soja bei der Entstehung von Krebs zu bestätigen. In Shanghai, Japan und den Vereinigten Staaten durchgeführte Untersuchungen wiesen sämtlich nach, dass der Verzehr von Soja mit einer Senkung der Brustkrebsrate einherging. Eine umfangreiche Untersuchung aus jüngster Zeit, die zehn Jahre lang in Japan an 21 852 Frauen durchgeführt wurde, zeigte, dass der tägliche Verzehr einer Misosuppe und einer Zufuhr von 25 Milligramm Isoflavonoiden pro Tag mit einer starken Senkung des Risikos für eine Brustkrebserkrankung verbunden war. Paradoxerweise erbrachte eine große kalifornische Studie an 111 526 Lehrerinnen keinerlei Wechselbeziehung zwischen der Sojazufuhr und dem Risiko, an Brustkrebs zu erkranken; ein Ergebnis, zu dem auch drei Untersuchungen an kleineren Gruppierungen kamen.

Was soll man aus dieser Fülle widersprüchlicher Daten schließen? Zunächst einmal ist es wichtig festzustellen, dass in mehreren Untersuchungen, in denen der Verzehr von Soja nicht mit einer Risikoverringerung einherging, die Versorgung mit Isoflavonoiden extrem gering war. So lag die tägliche Aufnahme von Isoflavonoiden bei den Frauen mit dem höchsten Sojakonsum nur bei 3 Milligramm; und diese Isoflavonoide stammten in erster Linie aus Sojaproteinen, die industriell hergestellten Lebensmitteln zugesetzt wurden. Kaum 10 Prozent dieser Personen konsumierten mehr als einmal *pro Monat* Miso oder Tofu im Vergleich zu dreimal *pro Tag* bei den Japanerinnen mit einem niedrigen Erkrankungsrisiko! Tatsächlich war der Gehalt an Isoflavonoiden bei der kalifornischen Gruppe mit dem höchsten Sojakonsum (3 mg/pro Tag) nur halb so hoch wie bei der Gruppe mit dem geringsten Verzehr in der oben zitierten japanischen Studie, bei der keine schützende Wirkung von Soja beobachtet wurde. Wahrscheinlich ist daher ein bestimmter Mindestsojakonsum notwendig, um eine Senkung des Brustkrebsrisikos zu bewirken. Denn in allen Untersuchungen, die auf eine solche Schutzwirkung hinweisen, führt erst ein Sojakonsum, der mit mindestens 25 Gramm Isoflavonoiden verbunden ist, zu einem deutlichen Rückgang des Brustkrebsrisikos.

Zweitens scheint es, als ob ein Schlüsselfaktor für die Senkung des Brustkrebsrisikos das Alter ist, in dem Sojaprodukte in die Ernährung mit einbezogen werden. In Studien, die sich mit dem Risiko einer Brustkrebserkrankung und dem Sojaverzehr betroffener Frauen vor und während der Pubertät befassen, findet man einen sehr starken Zusammenhang zwischen einer niedrigen Rate dieser Erkrankungen und der Sojazufuhr bereits in jungen Jahren. Offenbar ist der frühe Konsum von Soja

von entscheidender Bedeutung, denn der dadurch erworbene Schutz vor Brustkrebs ist auch später noch wirksam – selbst bei Frauen, deren Sojakonsum im Erwachsenenalter abnimmt. So ist eindeutig nachgewiesen, dass sich das Risiko von ausgewanderten Japanerinnen, an Brustkrebs zu erkranken, deutlich erhöht und sich beispielsweise dem von Amerikanerinnen annähert; dieses Risiko ist jedoch weitaus geringer, wenn diese Frauen später emigrieren. Anders gesagt, je länger diese Frauen mit einer Ernährungsweise in Kontakt sind, in der Soja einen zentralen Platz einnimmt, umso geringer ist später ihr Risiko, an Brustkrebs zu erkranken – selbst wenn sich ihre Ernährungsgewohnheiten im Erwachsenenleben verändern.

Diese Beobachtungen stimmen vollkommen mit Ergebnissen aus Laborversuchen überein, die zeigen, dass Ratten, die vor der Pubertät ein sojareiches Futter erhielten, resistenter gegen ein karzinogenes Molekül wurden, das zur Bildung von Mammakarzinomen führt, als Ratten, die erst im Erwachsenenstadium Soja erhielten. Der Verzehr von Soja in jungen Jahren und besonders während der Pubertät könnte sich folglich als entscheidender Faktor für die krebshemmende Wirkung dieses Nahrungsmittels erweisen.

Isoflavonoide und Prostatakrebs

Wie wir bereits einleitend dargelegt haben, kann kein Zweifel daran bestehen, dass die Zusammensetzung unserer Ernährung eine wesentliche Rolle bei der alarmierend hohen Rate von Prostatakrebs in westlichen Gesellschaften spielt. Wie beim

Brustkrebs haben die Asiaten auch hier um ein Vielfaches niedrigere Erkrankungsraten, und das trotz einer ähnlichen Menge latenter Tumoren. Das deutet noch einmal darauf hin, dass die östliche Ernährungsweise Faktoren beinhaltet, die diese latenten Tumoren daran hindert, sich zu voll ausgebildeten Formen mit möglicherweise tödlichem Ausgang weiterzuentwickeln.

Im Gegensatz zum Brustkrebs sind allerdings nur wenige Untersuchungen der Rolle der Isoflavonoide aus Soja bei der Prävention von Prostatakrebs nachgegangen. Eine Untersuchung an 8000 Männern japanischer Herkunft, die in Hawaii leben, deutete darauf hin, dass der Verzehr von Reis und Tofu mit einer Senkung des Risikos verbunden war, an Prostatakrebs zu erkranken. Auch eine Studie an 12 395 Adventisten in Kalifornien legt nahe, dass der tägliche Verzehr von mindestens einer Portion Sojamilch zu einer deutlichen Verringerung (70%) des Risikos für ein Prostatakarzinom führt. Eine Ernährungsweise, in der Soja einen bedeutenden Stellenwert hat, spielt daher möglicherweise eine wichtige Rolle bei der Prävention dieser Krankheit – eine Hypothese, die auch durch Tierversuche massiv gestützt wird.

Insgesamt belegen die bis heute bekannten Untersuchungen klar die wichtige Rolle von Soja bei der Prävention von Brust- und Prostatakrebs. Offenbar sind die großen Unterschiede bei den Krebsraten der westlichen und östlichen Gesellschaften im Wesentlichen auf gravierende Differenzen in den Essgewohnheiten zurückzuführen, die für die beiden Kulturen typisch sind. Wir sehen auf der einen Seite eine Ernährungsweise, die auf dem massenhaften Konsum von tierischen Fetten beruht, zu Übergewicht führt und die Entwick-

lung dieser Krebsarten begünstigt; auf der anderen Seite reduziert der mäßige, aber konstante Verzehr von Sojaprodukten über einen langen Zeitraum die Wahrscheinlichkeit eines unkontrollierten Wachstums von Brust- oder Prostatagewebe. Dieses Beispiel veranschaulicht wunderbar das Konzept einer metronomischen Therapie durch Ernährung, das wir im Kapitel 3 erörtert haben: Ein aktiver phytochemischer Wirkstoff hält die Tumoren, die sich unser ganzes Leben lang zu entwickeln versuchen, in einer Art Schlafzustand.

Die Kontroverse um Soja

Obwohl die weit überwiegende Mehrheit der Forscher, Ärzte und Ernährungswissenschaftler übereinstimmend der Ansicht sind, dass die Einbeziehung von Soja in den Speiseplan gut für die Gesundheit ist, so besteht doch eine gewisse Uneinigkeit über seine Wirkung in zwei bestimmten Fällen: nämlich bei Frauen in der Menopause und bei Frauen, die Brustkrebs haben oder hatten. Diese Kontroverse beruht auf der leichten östrogenen Wirkung der Isoflavonoide sowie auf den widersprüchlichen Resultaten bei Versuchstieren, denen Brusttumoren eingepflanzt wurden. Die Art und die Menge widersprüchlicher Informationen, die in gedruckten wie in elektronischen Medien verbreitet werden, verdienen es, im Folgenden genauer auf dieses Thema einzugehen.

Soja und Menopause

Die Menopause wird durch den radikalen Rückgang der weiblichen Sexualhormone Östrogen und Progesteron im Blut verursacht, das führt mit dem Älterwerden zum Erlöschen der Fortpflanzungsfähigkeit. Dieser vollkommen natürliche Vorgang geht unglücklicherweise oft mit spezifischen Beschwerden einher: Hitzewallungen, Austrocknen der Vaginalschleimhaut und, wichtiger noch, einer Zunahme des Risikos für Herzerkrankungen sowie einer Verringerung der Knochenmasse (Osteoporose). Um die negativen Folgen dieses Hormonrückgangs zu mildern und dem Organismus die Hormone zuzuführen, die die Eierstöcke nicht mehr produzieren können, wurde die Hormonsubstitutionstherapie oder kurz gesagt Hormontherapie eingeführt. Die positive Wirkung dieser Behandlung wurde allerdings durch die Ergebnisse einer Untersuchung infrage gestellt, die zeigte, dass dieses Verfahren mit einer globalen Zunahme der Gesundheitsrisiken von Frauen verbunden war und insbesondere mit einer Steigerung des Brustkrebsrisikos um 2,3 Prozent pro Jahr. Aufgrund dieser Ergebnisse verweigern immer mehr Frauen eine Hormontherapie; und von den 40 Prozent, die sich trotzdem einer solchen Behandlung unterziehen, führen nur 15 Prozent sie über einen längeren Zeitraum durch.

Ohne hier über die Vorzüge oder Nachteile der Hormontherapie ein Urteil fällen zu wollen, möchten wir hier auf die Ergebnisse dieser Untersuchung hinweisen, denn die Verwendung von Produkten mit hohem Isoflavonoid-Gehalt wird gerade als Alternative zu einer Hormontherapie oft in Erwägung gezogen. Tatsächlich fallen die Beschwerden der Menopause sowohl in ihrer Häufigkeit als auch in ihrer Ausprägung bei asiatischen Frauen deutlich geringer aus: Gerade einmal 14 Prozent der Chinesinnen und 25 Prozent der

Japanerinnen klagen über Hitzewallungen, während 70 bis 80 Prozent der westlichen Frauen unter diesen Beschwerden leiden (Abbildung 25).

Auch in diesem Fall wurde wie beim Brustkrebs der gravierende Unterschied im Sojakonsum zwischen den Frauen beider Kulturen für die beobachteten Unterschiede verantwortlich gemacht. Das führte zum unvermeidlichen Erscheinen von Produkten auf dem Markt, die mit Isoflavonoiden aus Sojaextrakten oder auch aus Rotklee (einer weiteren reichhaltigen Quelle von Isoflavonoiden) angereichert sind. Diese Produkte geben Anlass zu einer gewissen Beunruhigung, denn in Laborversuchen zeigte es sich, dass die mit Isoflavonoiden angereicherten Präparate die Entwicklung von Brustkrebs bei Mäusen mit einem niedrigen Östrogenspiegel, wie ihn auch Frauen nach den Wechseljahren haben, beschleunigen; diese Ergebnisse erinnern an die Resultate der oben erwähnten Studie. Noch Besorgnis erregender

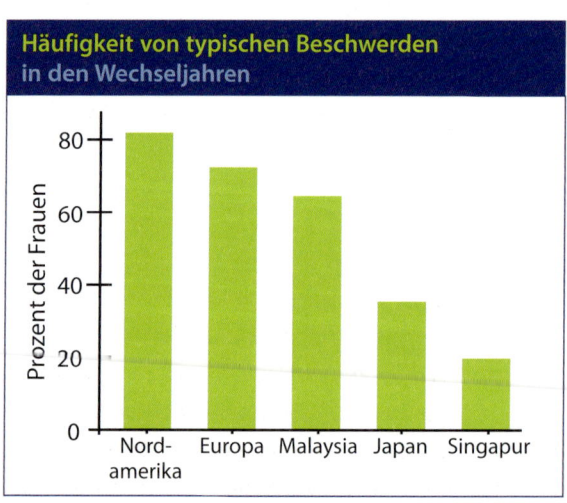

Häufigkeit von typischen Beschwerden in den Wechseljahren

Abbildung 25

werden diese Ergänzungsmittel, wenn man die Ergebnisse einer anderen Untersuchung berücksichtigt: Diese zeigte, dass die Verabreichung eines Präparats mit Sojaproteinen an Frauen zwischen 30 und 58 Jahren eine Zunahme mehrerer Marker bewirkte, die mit dem Risiko einer Krebserkrankung verbunden sind – wie etwa das Auftauchen hyperplasischer Zellen und eine Erhöhung des Östrogenspiegels im Blut.

All diese Ergebnisse zusammengenommen haben einige Forscher zu der Empfehlung bewogen, Frauen nach der Menopause sowie Frauen, die aktuell an Brustkrebs leiden, sollten auf den Verzehr von Soja verzichten. Unserer Ansicht nach kommt es jedoch darauf an, die beiden Fälle zu unterscheiden, bevor man voreilige Schlüsse zieht. Im Fall der Menopause ist diese Polemik absurd und entbehrt jeglicher Berechtigung. Denn es steht zweifelsfrei fest, dass Soja für die Gesundheit von Frauen unschädlich ist, ob sie nun vor oder nach der Menopause stehen; die niedrigen Krebsraten der Länder, in denen dieses Nahrungsmittel verzehrt wird, sprechen hier eine deutliche Sprache. Der schädliche Effekt, von dem die Rede ist, tritt vielmehr bei Nahrungsergänzungsmitteln auf, die mit Isoflavonoiden angereichert wurden und nur wenig mit ganzheitlichen Nahrungsmitteln auf Sojabasis gemein haben.

Anstatt Soja allmählich in den täglichen Speiseplan zu integrieren, um am Ende eine Versorgung mit Isoflavonoiden zu erreichen, die der der Asiaten vergleichbar ist, besteht der westliche Reflex darin, auf der Stelle die aktiven Wirkstoffe des Nahrungsmittels zu isolieren und sie als Nahrungsergänzungsmittel zu kommerzialisieren – am besten gleich in der höchstmöglichen Konzentration

von Isoflavonoiden, um die Verkaufszahlen in die Höhe zu treiben. Das ist der Kern des aktuellen Dilemmas bezüglich der Phytoöstrogene während der Wechseljahre: Manche Frauen in Europa und Nordamerika nehmen heute enorme Mengen dieser Wirkstoffe zu sich, die nichts mehr mit denen in der traditionellen Ernährung der Asiatinnen gemein haben. Man muss bedenken, dass Asiatinnen im Allgemeinen 40 bis 60 Gramm Soja pro Tag verzehren, was maximal 60 Milligramm Isoflavonoiden pro Tag entspricht. In der Untersuchung über den Einfluss der Misosuppe auf das Risiko einer Brustkrebserkrankung kamen Frauen mit einem geringen Risiko auf eine tägliche Zufuhr von 25 Milligramm Isoflavonoiden, während manche Ergänzungsmittel, die ohne jede staatliche Regulierung frei verkäuflich sind, bis zu 100 Milligramm pro Tablette enthalten können! Im Augenblick sind die Folgen, die sich aus der Verabreichung derart hoher Dosen von reinen Isoflavonoiden ergeben, noch nicht abzuschätzen. Schließlich können diese wie jedes Hormon eine übermäßige Reaktion des hormonell beeinflussten Gewebes auslösen, wenn sie in zu hohen Konzentrationen vorhanden sind.

Soja und Brustkrebs

Bei Frauen, die an Brustkrebs leiden oder bereits daran erkrankt waren und nun auf dem Weg der Heilung sind, stellt sich die Situation allerdings komplizierter dar. Mehr als 75 Prozent der Brustkrebsfälle werden bei Frauen über 50 diagnostiziert, und in der weit überwiegenden Zahl der Fälle hängen diese Erkrankungen von den Östrogenen ab. Da die Kombination von Östrogenen und Progesteron das Brustkrebsrisiko erhöht, haben manche Forscher die Hypothese aufgestellt, dass die Fähigkeit der Soja-Isoflavonoide, mit dem Östrogenrezeptor zu interagieren, die Entwicklung von Mammakarzinomen bei Frauen mit einem niedrigen Östrogenspiegel und einem bestehenden oder einem Residualtumor fördern könnte. Diese Hypothese wird gestützt durch die Beobachtung, dass die Verabreichung von Isoflavon-Präparaten an Mäuse mit Brusttumoren, deren Wachstum östrogenabhängig ist, ein verstärktes Wachstum dieser Tumore auslöste.

Selbstverständlich beruht ein beträchtlicher Teil dieser Kontroverse erneut auf der Verwendung von mit Isoflavonoiden angereicherten Produkten. In Hinblick auf unsere Ausführungen zur Menopause erscheint es jedoch offensichtlich, dass Frauen mit Brustkrebs absolut jede Form von Nahrungsergänzungsmitteln mit Isoflavonoiden vermeiden müssen. Im Übrigen belegt auch eine neue Studie, dass zwar die Gabe von extrahierten Isoflavonoiden bei einem Versuchstier im Labor zu einer Beschleunigung des Wachstums von bereits bestehenden Mammakarzinomen führt, der Verzehr des ganzen Nahrungsmittels jedoch, das die gleiche Menge an Isoflavonoiden enthält, keinerlei Auswirkung auf dieses Wachstum hat. Diese Ergebnisse stimmen mit den epidemiologischen Untersuchungen überein, die nicht nur zeigen, dass asiatische Frauen weit seltener an Brustkrebs erkranken, sondern dass außerdem diejenigen, die dennoch von der Krankheit befallen werden, bessere Überlebenschancen haben. Die Befunde deuten eigentlich darauf hin, dass der mäßige Verzehr von Soja keine wirklich negative Auswirkung auf die weitere Entwicklung von Mammakarzinomen bei betroffenen Frauen hat.

Eine andere neue Untersuchung – wieder ein Tierversuch – legt indes nahe, dass schon geringe Mengen von Soja in der Ernährung die präventive Wirkung von Tamoxifen, einem bereits erwähnten Medikament, das häufig zur Verhinderung von Rückfällen bei Krebs eingesetzt wird, aufheben; dies führte zugleich zu einer Zunahme der Brusttumoren bei diesen Tieren. So schwierig es ist, Ergebnisse aus Tierversuchen auf den Menschen zu übertragen, so scheint es im Augenblick unmöglich, mit Sicherheit die positiven oder negativen Folgen vorherzusagen, die der Verzehr von Soja auf das Risiko eines Rückfalls bei Brustkrebs hat. Frauen, die daran erkrankt sind oder waren, sollten daher ihren Sojakonsum extrem einschränken und besser auf andere Gemüsesorten zurückgreifen, die das Potenzial haben, die Entwicklung von Brustkrebs zu verhindern, insbesondere die Omega-3-Fettsäuren (Kapitel 12) und die Glucosinolate aus der Kohlfamilie (Kapitel 6).

Zusammenfassend lässt sich feststellen: Diese Beispiele verdeutlichen einerseits, dass es immer ratsam ist, Nahrungsmittel mit so hochwirksamen Molekülen wie den Isoflavonoiden in Maßen zu verzehren, und andererseits, dass man absolut vermeiden sollte, diese Wirkstoffe in Form von Nahrungsergänzungsmitteln zu sich zu nehmen, die nicht repräsentativ sind für das natürliche Vorkommen im ganzen Nahrungsmittel. Allen Kontroversen um Soja zum Trotz darf nicht übersehen werden, dass die beste Untersuchung über die positiven Wirkungen von Soja von den Asiatinnen selbst im Laufe der letzten Jahrtausende durchgeführt wurde; und deren Ergebnisse sind sehr beeindruckend. Der Verzehr von Soja während Kindheit und Pubertät oder auch während der

Wechseljahre hat für diese Frauen niemals ein Risiko bedeutet. Der mäßige Verzehr von Soja (etwa 50 bis 100 g/Tag), durch den eine Zufuhr von etwa 25 bis 40 Milligramm an Isoflavonoiden gewährleistet wird, kann sich nur positiv auf die Gesundheit auswirken, indem er das Risiko für Brust- und Prostatakrebs deutlich senkt; und von diesen beiden Krebsarten ist die westliche Gesellschaft schließlich, erinnern wir uns, am häufigsten betroffen. Außerdem ist der wichtigste Bestandteil dieser Nahrungsmittel, das Genistein, nicht nur ein Phytoöstrogen, sondern auch ein Molekül, das dem Auftreten mehrerer Tumoren entgegenwirken kann – insbesondere, indem es die Bildung neuer Blutgefäße verhindert.

Zusammenfassung

● *Die großen Unterschiede im Vorkommen von hormonabhängigen Krebsarten (Brustkrebs, Prostatakrebs) zwischen West und Ost könnten auf den Konsum von Sojaprodukten zurückzuführen sein, besonders wenn dieser Konsum bereits vor der Pubertät beginnt.*

● *Die krebshemmenden Wirkstoffe von Soja, die Isoflavonoide, sind in ihrer chemischen Struktur den Sexualhormonen vergleichbar und können infolgedessen die Entwicklung von Karzinomen stören, die durch eine zu große Menge dieser Hormone verursacht wurden.*

● *Der beste Weg, um sich die krebshemmende Wirkung von Soja zunutze zu machen, bleibt der tägliche Verzehr von etwa 50 Gramm des ganzen Nahrungsmittels, seien es rohe (Edamame) oder geröstete Sojabohnen. Nahrungsergänzungsmittel auf der Basis von Isoflavonoiden stellen keine Alternative zum ganzen Lebensmittel dar und sind zu vermeiden.*

Kochen bedeutet die Kenntnis aller Kräuter und Früchte und Aromen und Gewürze und all dessen, was bekömmlich und süß ist in Feldern und Wäldern.

John Ruskin (1819–1900)

Kapitel 9
Kurkuma: die Entdeckung eines krebshemmenden Gewürzes

In unserer heutigen Zeit, in der Gewürze in der modernen Kochkunst allgegenwärtig sind, ist es für uns kaum vorstellbar, dass diese Zutaten einmal ein ebenso kostbares Gut waren wie Gold oder Öl. Und dennoch versetzte die Entdeckung neuer Gewürze Europa mehr als zwei Jahrtausende lang in Erregung. Sie schürte die Begehrlichkeiten der Könige und war Beweggrund für die gefährlichsten Reisen, um neue Straßen zu entdecken, die den Weg zu diesen Reichtümern freilegen sollten. Ohne diese Gier nach Wohlstand und Macht hätte Vasco da Gama nicht das Kap der Guten Hoffnung umsegelt, und weder Christoph Kolumbus noch Jacques Cartier hätten Amerika entdeckt …

Weshalb die Menschen Gewürzen seit jeher eine so große Bedeutung beimaßen, bleibt rätselhaft. Manche glauben, dass sie vor allem dazu dienten, den faden oder üblen Geschmack von Nahrungsmitteln zu überdecken, insbesondere von Fleisch, das mithilfe großer Mengen von Salz konserviert wurde. Andere sehen in Gewürzen eine Art Luxusgut, das den Reichen vorbehalten war und es ihnen ermöglichte, ihren Reichtum und ihren sozialen Status zur Schau zu stellen. Ob es nun aber der Safran war, der bei Neros Einzug in Rom vor seine Füße gestreut wurde, oder auch

Pfeffer, Ingwer, Kardamom oder Zucker, mit denen die Advokaten früher für ihre Arbeit entlohnt wurden – ganz gewiss stellten die Gewürze ein Symbol von Reichtum und Macht dar (siehe Kasten S. 116).

Da Seltenheit eine Voraussetzung dafür ist, dass etwas wertvoll wird, ist es nur naheliegend, dass auch die ferne Herkunft der Gewürze zu ihrer mythischen Überhöhung und ihrer Begehrtheit beitrugen. Tatsächlich war eine Reise zur Entdeckung von Gewürzen gleichbedeutend mit einer Reise in den Orient – vor allem nach China oder Indien; denn eigenartigerweise wird die überwiegende Mehrheit der Gewürze wie Ingwer, Kardamom oder Safran aus Pflanzen gewonnen, die nur in dieser Region der Welt gedeihen. Angesichts des hohen Gehalts an krebshemmenden Inhaltsstoffen, die mit diesen Gewürzen verbunden sind, können wir uns glücklich schätzen, dass wir zu diesen Reichtümern Zugang gefunden haben …

Kurkuma

Kurkuma ist jenes leuchtend gelbe Pulver, das durch Zermahlen des getrockneten Rhizoms der Pflanze *Curcuma longa* gewonnen wird, einer

Das englische Wort *spice* sowie das französische *épice* stammt vom Lateinischen *species* ab, was so viel wie »Art«, »Sorte« bedeutet. Im Mittelalter wurden die Gewürze in speziellen Geschäften verkauft; im französischen Wort *épicerie* für Lebensmittelgeschäft (und im deutschen Wort *Spezereien*, Anm. d. Ü.) hat sich diese Bedeutung erhalten. Die Dienste eines Anwalts oder Schulden wurden damals üblicherweise mit Pfefferkörnern oder anderen Gewürzen bezahlt.

mehrjährigen tropischen Pflanze aus der Familie der Ingwergewächse *(Zingiberaceae)*, die hauptsächlich in Indien und Indonesien wächst. Kurkuma ist in diesen Ländern, besonders in Indien, ein heiliges Gewürz; so weit man auch in der Vergangenheit zurückgeht, es nahm immer einen bedeutsamen Platz in der sozialen, kulinarischen und medizinischen Tradition dieses Volks ein. Tatsächlich ist kein anderes in diesem Buch vorgestelltes Nahrungsmittel so eng mit der Kultur eines einzigen Landes verknüpft. Auch heute noch ist Kurkuma ein Grundnahrungsmittel der Inder, die im Durchschnitt 1,5 bis 2 Gramm täglich konsumieren.

Obwohl Kurkuma bereits seit ziemlich langer Zeit in Europa bekannt ist, fand es nie wirklich Eingang in die kulinarischen und medizinischen Traditionen des Westens. Man schätzte es vor allem seiner Farbe wegen: die Griechen, die damit ihre Kleidung färbten, ebenso sehr wie die Färber des Mittelalters, die durch die Mischung mit Indigo ein sehr schönes Grün erzielten. Bis heute

ist Kurkuma ein recht unbekanntes Gewürz in unseren Ländern; abgesehen von seiner Verwendung unter dem nichtssagenden Namen *E 100* als Lebensmittelfarbstoff, der für die gelbe Farbe beispielsweise im nordamerikanischen Senf verantwortlich ist. Allerdings beträgt der Anteil von Kurkuma in diesem Senf 50 Milligramm auf 100 Gramm, das heißt, man müsste vier Kilo Senf täglich essen, um eine einem Inder vergleichbare Menge Kurkuma zu sich zu nehmen!

Die Heilwirkung von Kurkuma

Kurkuma gehörte bereits zu den rund 250 Heilpflanzen, die in einer Reihe medizinischer Abhandlungen etwa dreitausend Jahre vor Christus erwähnt, in Keilschrift auf Steintafeln niedergeschrieben und von König Assurbanipal (669 – 627 v. Chr.) gesammelt worden waren. Der englische Archäologe R. C. Thompson veröffentlichte sie Mitte des 20. Jahrhunderts unter dem Titel *A Dictionary of Assyrian Botany*.

Das wissenschaftliche Interesse an Kurkuma als einem Nahrungsmittel, das möglicherweise eine krebshemmende Wirkung haben könnte, speist sich aus den zahlreichen medizinischen Traditionen, in denen dieses Gewürz allgegenwärtig ist. Kurkuma stellt in der Tat eine der Hauptzutaten der traditionellen indischen Medizin, der ayurvedischen Heilkunst dar (aus *ayur:* Leben und *vedic:* Wissen). Die ayurvedische Heillehre, wahrscheinlich die älteste medizinische Tradition der Menschheit (die erste Schule wurde 800 v. Chr. gegründet), bildet die Grundlage der wichtigsten traditionellen asiatischen Medizinschulen (der chinesischen, tibetischen und islamischen) und ist noch immer hoch angesehen in Indien, wo sie als wertvolle Alternative zur westlichen Medizin betrachtet wird. In der ayurvedischen Tradition gilt Kurkuma als ein Nahrungsmittel mit reinigenden Eigenschaften für den Organismus und wird bei der Behandlung einer sehr großen Zahl von Störungen eingesetzt – wie etwa bei Verdauungsbeschwerden, Fieber, Infektionen, Arthritis, Durchfall sowie Gelbsucht und anderen Lebererkrankungen.

Die Inder waren nicht die einzigen, die Kurkuma eine Heilwirkung zusprachen. Auch die chinesische Medizin verwendet Kurkuma zur Behandlung von Leberstörungen, Verstopfung und Blutungen. Besonders beliebt war Kurkuma in der Region Okinawa, der Hauptinsel der Ryukyu-Inselkette im Süden Japans. Dort fand es unter der Bezeichnung *ucchin* während der gesamten Periode des Reichs von Ryukyuan (12.–17. Jahrhundert) ebenso sehr als Heilmittel und Gewürz wie auch als Farbstoff für *takuan*, einen marinierten Rettich, vielfache Verwendung. Nach der Eroberung der Inseln durch den Clan der Satsuma 1609 geriet Kurkuma in Vergessenheit, doch vor Kurzem tauchte es wieder auf und wurde erneut sehr beliebt, besonders als Tee. Die Bewohner von Okinawa sind für ihre hohe Lebenserwartung (86 Jahre bei Frauen und 77 bei Männern) und die überdurchschnittliche Anzahl an Hundertjährigen (34 auf 100 000 Einwohner im Vergleich zu 10 auf

Der lateinische Name *curcuma* stammt ohne Zweifel vom arabischen *kurkum* ab, was »Safran« bedeutet; nicht umsonst wird Kurkuma auch »indischer Safran« genannt. Marco Polo erwähnt 1280 in seinen Erzählungen die Entdeckung einer »Pflanze, die alle Eigenschaften des echten Safran besitzt: den gleichen Duft und die gleiche Farbe, und dennoch ist es kein Safran«. Früher wurde Kurkuma im Französischen auch »terre-mérite« (*terra merita*) genannt, möglicherweise ein Hinweis auf seine ferne Herkunft oder auf seinen Wert. Dieser Begriff ist heute nicht mehr gebräuchlich, doch er bildet die Wurzel der englischen Bezeichnung für Kurkuma, nämlich *turmeric*.

Kurkuma darf nicht verwechselt werden mit Curry. »Curry« ist abgeleitet vom tamilischen *kari* – ein Begriff, der verschiedene Gerichte in einer würzigen Sauce bezeichnet. Dieses Wort wurde allerdings von den britischen Kolonialherren falsch interpretiert und irrtümlich auf die Gewürzmischung angewandt, die bei der Zubereitung dieser Gerichte Verwendung fand. Curry ist also kein Gewürz, sondern vielmehr eine Gewürzmischung, in der allerdings auch große Mengen Kurkuma enthalten sind (20 bis 30%). Er wird im Allgemeinen kombiniert mit Koriander, Kreuzkümmel, Kardamom, Samen von Bockshornklee und verschiedenen Pfeffersorten (Cayennepfeffer, roter und schwarzer Pfeffer). Allerdings gibt es viele Curry-Mischungen. Insbesondere die Menge des Pfeffers kann sehr stark variieren, was bei unvorsichtigen Tischgenossen gelegentlich zu Schweißausbrüchen führt. Und weil die Inder die niedrigste Alzheimerrate auf der ganzen Welt haben – ein Fünftel so hoch wie im Westen –, laufen sie auch nicht Gefahr, diese Erfahrung zu vergessen!

Curcumin

100 000 Einwohner in Amerika) berühmt und führen ihre außergewöhnliche Gesundheit auf *ucchin* als wesentlichen Bestandteil ihrer Ernährung zurück.

Die krebshemmende Wirkung von Kurkuma: das Curcumin

Seltsamerweise wurde unseres Wissens keine epidemiologische Untersuchung über einen möglichen Zusammenhang zwischen dem Verzehr von Kurkuma und der Entstehung von Krebs durchgeführt. Dennoch besteht innerhalb der wissenschaftlichen Zunft eine gewisse Einigkeit darüber, dass Kurkuma für die riesigen Differenzen zwischen den Häufigkeitsraten für bestimmte Krebsarten in Indien und in den westlichen Ländern, zum Beispiel den Vereinigten Staaten (Tabelle 11), verantwortlich ist. Diese Hypothese basiert zum einen auf der Tatsache, dass Kurkuma beinahe ausschließlich in Indien verzehrt wird, zum anderen auf einer beeindruckenden Reihe Ergebnisse aus Laboruntersuchungen

über die krebshemmende Wirkung des Hauptbestandteils von Kurkuma, des *Curcumins*.

Curcuminoide, die wichtigsten Moleküle (in etwa 5 Prozent der getrockneten Wurzel), sind nicht nur für die gelbe Farbe verantwortlich, sondern auch für die gesundheitsfördernde Wirkung, die mit dem Verzehr dieses Gewürzes verbunden ist. Curcumin (siehe unten), weist mehrere pharmakologisch interessante Eigenschaften auf, es senkt das Thrombose-Risiko, wirkt hypocholesterolämisch und antioxidativ (seine Wirkung ist der

Vergleich der Krebsraten in Indien und den Vereinigten Staaten				
	Indien		Vereinigte Staaten	
	Männer	Frauen	Männer	Frauen
Krebsraten für alle Organe, ausgenommen Hautkrebs	99	104	361	283
Lunge	9	2	59	34
Dickdarm/Rektum	5	3	41	31
Brust	–	19	–	91
Eierstock	–	5	–	11
Gebärmutterschleimhaut	–	2	–	16
Prostata	5	–	104	–
Leber	2	2	4	2
Blase	3	1	23	5
Niere	1	0,5	11	6

Die Raten entsprechen einer Population von 100 000 Personen.

Quelle: GLOBOGAN 2000: Krebshäufigkeit, Sterblichkeit und weltweite Prävalenz. Lyon, Frankreich: IARC Press, 2001.

Tabelle 11

von Vitamin E um ein Vielfaches überlegen) und besitzt außerdem ein sehr hohes antikarzinogenes Potenzial.

Die krebshemmende Wirkung des Curcumin bei Versuchstieren im Labor ist eindeutig nachgewiesen: Bei Verabreichung dieses Wirkstoffs an Mäuse war zu beobachten, dass er das Auftreten von Tumoren verhindert, die durch verschiedene Karzinogene erzeugt wurden. Diese Studien haben gezeigt, dass Curcumin bei der Prävention und Behandlung mehrerer Krebsarten wie Magen-, Darm-, Dickdarm-, Haut- und Leberkrebs nützlich sein könnte, und zwar sowohl in der Phase der Initiation als auch in der der Promotion des Tumors (siehe Kapitel 2, S. 37). Diese Ergebnisse stimmen im Übrigen mit den Beobachtungen an im Labor kultivierten Krebszellen überein, bei denen Curcumin das Wachstum einer bemerkenswert hohen Zahl von Zellen aus menschlichen Tumoren blockierte, besonders von Leukämie-, Dickdarm-, Brust- und Eierstockkrebszellen. Diese Wirkung scheint im Allgemeinen durch die Unterbindung bestimmter Prozesse zustande zu kommen, die für das Überleben der Krebszellen notwendig sind, dadurch können sie sich dem Zelltod durch Apoptose (siehe Kasten S. 38) nicht mehr widersetzen. Manche Untersuchungen sprechen außerdem dafür, dass Curcumin die Bildung neuer Blutgefäße durch Angiogenese verhindert und dadurch den Tumoren ihre Energiequelle raubt.

Mehrere Studien haben dieses präventive Potenzial des Curcumin in experimentellen Versuchsanordnungen belegt, in denen Krebs nicht durch karzinogene Substanzen ausgelöst wurde, sondern durch Faktoren, die mehr mit den alltäglichen Risiken des Menschen zu tun haben. Bei-

spielsweise zeigte sich bei einer transgenischen Maus, die spontan Polypen im Magen-Darm-Trakt entwickelte (ein wichtiger Risikofaktor für Dickdarmkrebs), dass die Entwicklung dieser Polypen durch die Verabreichung von Curcumin signifikant verlangsamt werden konnte (40%). Dieser Effekt des Curcumin ist offenbar in erster Linie auf die Blockade der gefährlichen Progressionsphase der Tumoren zurückzuführen; das deutet darauf hin, dass durch Kurkuma in der Ernährung von Menschen, die diese Polypen bereits aufweisen, verhindert werden kann, dass sie zu einem weiter fortgeschrittenen Krebsstadium degenerieren.

Dickdarmkrebs scheint ohnehin eine der Krebsarten zu sein, auf die Curcumin den größten positiven Einfluss hat. Diese Hypothese wird durch die Beobachtung gestützt, dass dieser Stoff den Spiegel eines Enzyms namens Cyclooxygenase-2 (COX-2) senkt, das für die Produktion von entzündungsfördernden Molekülen verantwortlich ist (Aspirin und die heute berühmten Entzündungshemmer Celebrex und Vioxx sind ebenfalls Inhibitoren dieses Enzyms). Diese Eigenschaft könnte eine positive Wirkung bei Dickdarmkrebs haben, denn alle bisherigen Untersuchungen deuten darauf hin, dass die genannten Entzündungshemmer die Häufigkeit jener Krebsart senken.

Auch in einer kürzlich erschienenen Studie über die Wirkung von oral eingenommenem Curcumin zeigte sich ein deutlicher Rückgang der Entzündungsmoleküle, die durch COX-2 im Blut der Untersuchungspersonen gebildet wurden. Diese Wirkung ist äußerst interessant, besonders im Lichte neuester Resultate: Sie beweisen, dass die synthetischen Entzündungshemmer schädliche Nebenwirkungen haben, die ihren zukünftigen Einsatz bei der Prävention von Dickdarmkrebs einschränken könnten.

Ein Aspekt, der auf den ersten Blick die Wirksamkeit des Curcumin begrenzt, ist seine schwache Bioverfügbarkeit, das heißt, seine geringe Resorption durch den Organismus. Allerdings muss man bedenken, dass ein Molekül des Pfeffers, das Piperin, die Resorption von Curcumin um mehr als das Tausendfache steigert. Diese Eigenschaft kann man sich gewiss zunutze machen, um das Potenzial des Moleküls auszuschöpfen (siehe Abbildung 38, S. 204). Möglicherweise ist hier die Volksweisheit einmal mehr der Wissenschaft voraus, denn Pfeffer war immer ein wesentlicher Bestandteil des Currys … Dieses Beispiel veranschaulicht wunderbar das Konzept der kulinarischen Synergie: Der Verzehr eines Nahrungsmittels in einem Gericht kann die Wirkung eines anderen potenzieren.

Zusammenfassung

- *Kurkuma und sein aktiver Hauptbestandteil, das Curcumin, besitzen zahlreiche krebshemmende Eigenschaften, die für die erheblichen Differenzen in der Häufigkeit bestimmter Krebsarten in Indien und westlichen Ländern (Beispiel Nordamerika) verantwortlich sein können.*

- *Die relativ schwache Bioverfügbarkeit des Curcumin kann durch die Kombination mit dem Piperin des Pfeffers drastisch verbessert werden.*

- *Die tägliche Zugabe eines Teelöffels Kurkuma zu Suppen, Salatsaucen sowie Nudelgerichten stellt eine einfache, schnelle und ökonomische Methode dar, um eine für die Krebsprävention ausreichende Menge Curcumin zu sich nehmen.*

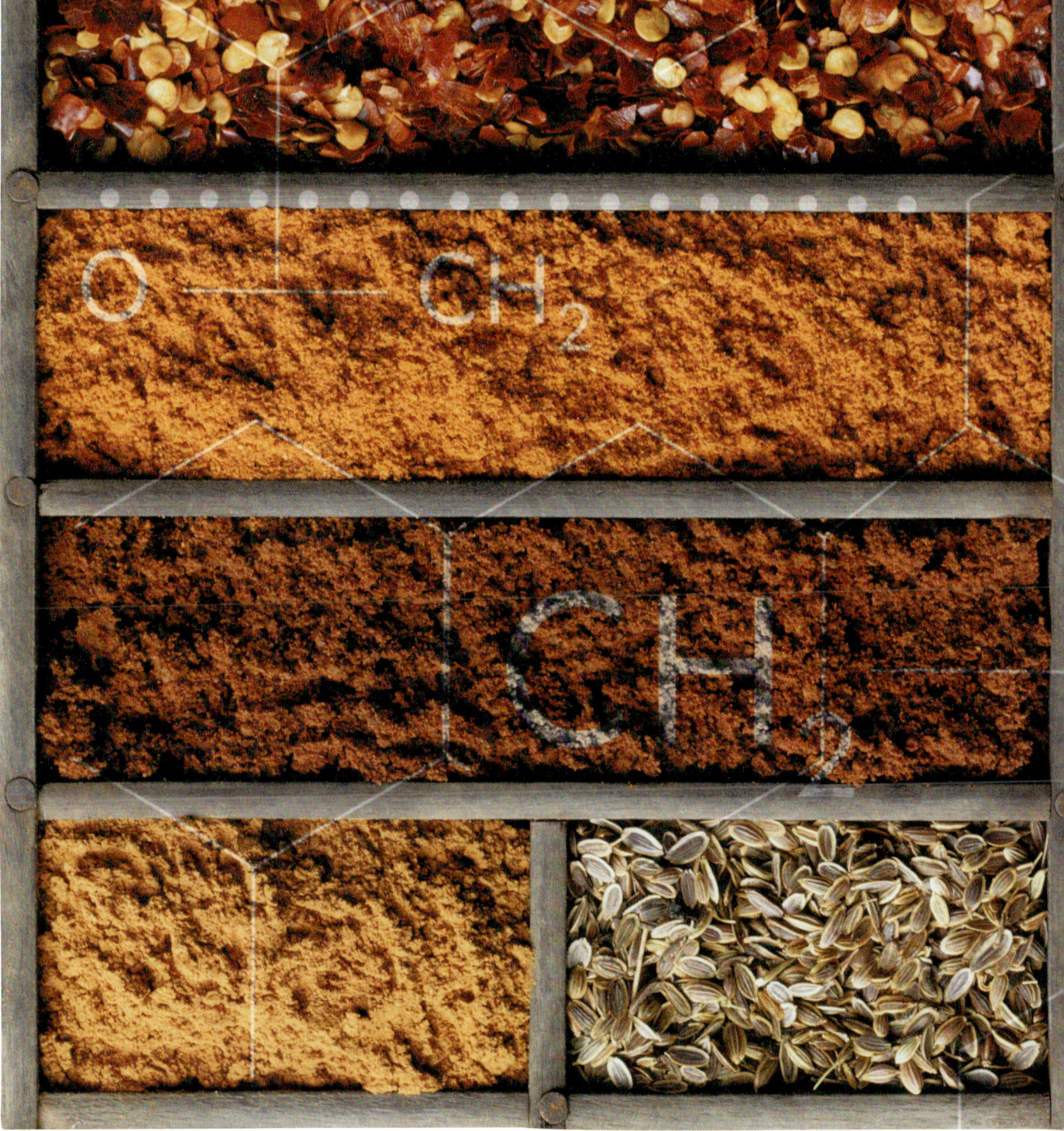

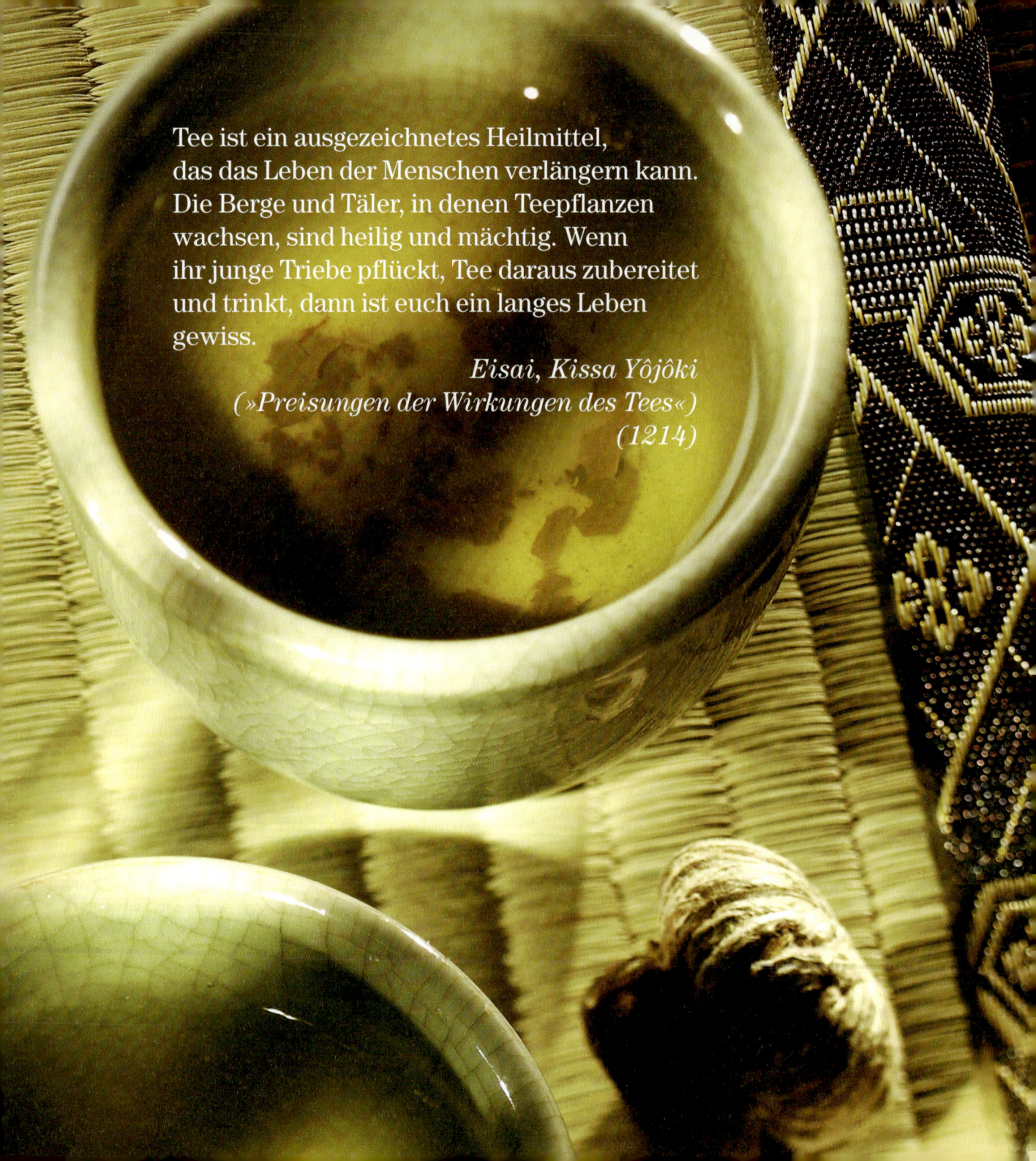

Tee ist ein ausgezeichnetes Heilmittel,
das das Leben der Menschen verlängern kann.
Die Berge und Täler, in denen Teepflanzen
wachsen, sind heilig und mächtig. Wenn
ihr junge Triebe pflückt, Tee daraus zubereitet
und trinkt, dann ist euch ein langes Leben
gewiss.

Eisai, Kissa Yôjôki
(»Preisungen der Wirkungen des Tees«)
(1214)

Kapitel 10
Grüner Tee: Balsam für die Seele und Waffe gegen Krebs

Es ist unmöglich, angemessen über das Konzept der Krebsprävention durch Ernährung zu diskutieren, ohne dem grünen Tee besondere Aufmerksamkeit zu schenken. Grüner Tee ist weit mehr als ein Getränk: Er hat sich im Laufe der Jahrhunderte zu einem unverzichtbaren Bestandteil der Traditionen in asiatischen Ländern entwickelt, und das nicht nur in gastronomischer Hinsicht, sondern auch als Mittel zu Vorbeugung und Behandlung von Krankheit. Bedauerlicherweise ist grüner Tee wie die anderen asiatischen Nahrungsmittel, die wir in diesem Buch vorstellen, im Westen immer noch zu wenig bekannt, und diese relative Unkenntnis erklärt möglicherweise die deutliche Differenz zwischen den Krebserkrankungsraten bei Asiaten und in westlichen Gesellschaften. Wie Sie im Folgenden noch sehen werden, bildet grüner Tee eine außergewöhnlich reichhaltige Quelle von hochwirksamen, krebshemmenden Molekülen. Das macht ihn zu einem Schlüsselelement jeder Ernährungsweise, die sich dem Kampf gegen Krebs verschrieben hat. Und als wäre das nicht genug: Diese Medizin schmeckt auch noch ganz köstlich!

Die Ursprünge von Tee

Die Entdeckung des Tees dürfte aller Wahrscheinlichkeit nach das Ergebnis zahlloser Versuche der Menschheit sein, Pflanzen mit besonderen Heilwirkungen zu finden. Der chinesischen Legende zufolge geht diese Entdeckung auf die Zeit des Kaisers Shen Nong 5000 Jahre vor Christus zurück; dieser ließ Wasser abkochen, um es zu reinigen, und sah, wie der Wind einige Blätter in das heiße Wasser fallen ließ. Verblüfft von der Farbe und dem aufsteigenden Duft beschloss der Kaiser, das Gebräu zu probieren, und entdeckte überrascht ein hocharomatisches Getränk, das noch viele andere Vorzüge haben sollte.

Viele Historiker datieren die Entdeckung des Tees erst auf wenige Jahrhunderte vor unserer Zeitrechnung zurück. In den Werken des Konfuzius (551–479 v. Chr.) wie auch in denen aus der Han-Periode (206 v. Chr. – 220 n. Chr.) wird er wiederholt erwähnt, allerdings beschränkte sich seine Verwendung damals auf medizinische Zwecke. Erst später wurde Tee Bestandteil des Alltagslebens, besonders während der Tang-Dynastie (618–907), während der er sowohl als Genussmittel als auch wegen seiner Heilwirkung zum Alltagsgetränk avancierte. In dieser Zeit entwickelten sich der Teeanbau und die Teeherstellung zu einer ebenso edlen Kunst wie Kalligraphie, Malerei und Poesie. Bis zum Ende des 7. Jahrhunderts gewann Teetrinken eine so große Bedeutung, dass Tee sogar besteuert wurde. So legten die Chinesen den Grundstein für eine Praxis, die einige Jahrhunderte später von den Briten wieder aufgegriffen wurde und gravierende Folgen für die Stabilität ihres Empires hatte. Denn um ihre Einnahmen aufzubessern, begingen die Briten den Fehler, bestimmte Lebensmittel wie Tee, die an ihre Kolonien verkauft wurden, mit horrenden Steuern zu belegen. Das rief den Zorn der amerikanischen Kolonie hervor, der sich 1773 in der Vernichtung von 342 Kisten Tee Bahn brach, die englische Schiffe im Hafen von Boston gelöscht hatten. Die »Boston Tea Party« gilt übrigens bis heute als erster Schritt auf dem Weg zur Unabhängigkeit der Vereinigten Staaten.

Auch Japan trug entscheidend zum Aufschwung des Tees bei – heute werden dort die besten grünen Tees hergestellt. Obwohl der Teeanbau bereits im 7. Jahrhundert eingeführt wurde, breitete er sich jedoch erst im 12. Jahrhundert aus, um allmählich die zentrale Stelle einzunehmen, die Tee heutzutage für die japanische Kultur hat. Nichts veranschaulicht besser die Bedeutung des Tees in dieser Kultur als der *chanoyu* – die formelle, rituelle Teezeremonie, die auf den Werten der Harmonie, des Respekts, der Reinheit und Gelassenheit basiert. Auch wenn diese Zeremonie heutzutage nicht mehr so weit verbreitet ist, so durchdringt der Geist des *chanoyu* doch noch immer die enge Beziehung zwischen den Japanern und dem grünen Tee.

Grüner und schwarzer Tee

Tee wird aus den jungen Trieben des Strauchs *Camellia sinensis* hergestellt, einer tropischen Pflanze, die vermutlich ursprünglich in Indien beheimatet war und über die Seidenstraße in China eingeführt wurde. Im Wildzustand kann diese Pflanze die Ausmaße eines Baumes erreichen; kultiviert wird sie jedoch als Strauch; einerseits, um die Ernte zu erleichtern, andererseits, um die Bildung junger Blatttriebe zu fördern. Wie im Kasten ausgeführt, werden die drei Hauptteesorten, grüner, schwarzer und *Oolong* allesamt aus den Blättern von *C. sinensis sinensis* (oder *C. sinensis assamica* in Indien) gewonnen, doch sie unterscheiden sich in den Verfahren, durch die die Blätter getrocknet werden.

Tee ist, natürlich nach Wasser, das populärste Getränk der Welt: 15 000 Tassen Tee werden in jeder Sekunde auf der Erde getrunken, das entspricht 500 Milliarden Tassen Tee pro Jahr, durchschnittlich 100 Tassen Tee pro Einwohner. Heute erfreut sich die schwarze Variante des Tees mit 78 Prozent des Weltkonsums der größten Beliebtheit, während 20 Prozent der Teetrinker dem grünen Tee den Vorzug geben. Schwarzer Tee ist vor allem im Westen beliebt, er macht dort 95 Prozent des Teekonsums aus, während er umgekehrt in Asien, das dem ursprünglichen, grünen Tee treu geblieben ist, extrem selten ist. 95 Prozent des schwarzen Tees in Asien werden in Indien getrunken. Allerdings ist dieses Phänomen relativ neu und stark von der britischen Kolonialvergangenheit des Landes beeinflusst.

Die Herstellung von Tee

Grüner Tee. Grüne Tees werden am wenigsten behandelt und bis heute großenteils handwerklich hergestellt. Für die Herstellung dieser Teesorten sind nur drei Schritte notwendig. Jeder von ihnen ist von entscheidender Bedeutung für die Qualität des Endprodukts: Der erste Schritt besteht in einem kurzen **Rösten** oder **Dämpfen** der frisch geernteten Blätter, wodurch die für die Fermentierung verantwortlichen Enzyme innerhalb weniger Sekunden deaktiviert werden und die ursprüngliche Farbe der Blätter erhalten bleibt. Nachdem die Blätter abgekühlt und getrocknet wurden, werden sie zu kleinen Kugeln **gerollt:** Durch das Rollen werden die Blattzellen aufgebrochen und die Aromen freigesetzt. Anschließend werden sie **getrocknet,** indem die Blätter zu immer kleineren Kügelchen gerollt werden, bis sie die Form einer Nadel annehmen. Alle diese Etappen, vom Pflücken bis hin zur Behandlung der Blätter, sind maßgeblich für die Qualität des Endprodukts. In direkter Sonne angebaute Tees, sogenannte *sencha*, sind beispielsweise erfrischender, während die im Schatten angebauten, *gyokuro*, süßer sind. Die erste Ernte im Mai liefert die feinsten und zartesten Blätter und dient der Herstellung von *sencha* und *gyokuro*. Die Sommerernte liefert einen kräftigeren Tee, den *bencha,* der weniger Koffein enthält. Gyokuro-Tees gelten vielfach als die besten grünen Tees der Welt.

Schwarzer Tee. Die Herstellung von schwarzem Tee ähnelt der von grünem Tee, nur liegt die Phase des Röstens am Ende des Herstellungsverfahrens anstatt zu Beginn desselben. Zuerst lässt man die Blätter welken, indem man sie Hitze aussetzt, um ihren Wassergehalt zu reduzieren und das Enzym Polyphenoloxidase freizusetzen, das für die Fermentation (Oxidation) der Blätter verantwortlich ist. Anschließend werden sie gerollt, um die Zellen aufzubrechen, darauf folgt die Fermentation, eine Reaktion, in deren Verlauf die Polyphenole in schwarze Pigmente umgewandelt werden. Durch die Endphase des Röstens wird der Fermentationsprozess gestoppt und das Enzym deaktiviert, zugleich wird die überschüssige Feuchtigkeit ausgeschieden. Wie beim grünen Tee ist auch die Qualität des schwarzen Tees direkt vom handwerklichen Können des Herstellers abhängig. *Darjeeling,* einer der bekanntesten schwarzen Tees, ist zugleich einer der wenigen schwarzen Tees, die noch einen nennenswerten Anteil an Catechinen enthalten – den krebshemmenden Wirkstoffen des Tees.

Oolong-Tee. Dieser Tee, der weniger verbreitet ist als die beiden anderen, ist ein »halb fermentierter« Tee; das heißt, seine Herstellung gleicht der des schwarzen Tees, doch die Fermentationsphase ist kürzer. Insofern nimmt dieser Tee eine Zwischenstellung bei grünem und schwarzem Tee ein. Oolong-Tee aus Formosa (Taiwan) ist etwas dunkler als chinesischer und die gesuchteste Sorte.

Trotz ihres gemeinsamen Ursprungs ist die chemische Zusammensetzung von grünem und schwarzem Tee vollkommen unterschiedlich. Während der Fermentationsphase bei der Herstellung von schwarzem Tee vollziehen sich nämlich dramatische Veränderungen in der Natur der Polyphenole, die ursprünglich in den Teeblättern vorhanden sind: Sie oxidieren und werden umgewandelt zu schwarzen Pigmenten, den sogenannten Theaflavinen. Diese Transformation hat gravierende Folgen für die Krebsprävention, denn die im frischen Teeblatt vorhandenen Polyphenole besitzen eine anti-kanzerogene Wirkung, und ihre Oxidation bewirkt die fast vollständige Eliminierung dieses krebshemmenden Potenzials. Unter dem Gesichtspunkt der Krebsprävention besitzt grüner Tee folglich einen gewaltigen Vorsprung vor der oxidierten Variante, dem schwarzen Tee. Bedenkt man diese bedeutsamen Unterschiede der chemischen Eigenschaften, dann ist es nur logisch anzunehmen, dass eine Veränderung des Teekonsums erhebliche Auswirkungen auf die Zahl der Krebsfälle im Westen haben könnte.

Ist eine solche Umstellung denkbar? Wir glauben, ja – aus dem einfachen Grund, dass grüner Tee bereits sehr früh Eingang in westliche Ernährungsgewohnheiten gefunden hatte und dass seinerzeit in erster Linie politische und ökonomische Faktoren zur Bevorzugung von schwarzem Tee führten, und nicht etwa eine wie auch immer geartete Aversion des Westens gegenüber grünem Tee.

Tatsächlich war der Tee, der um 1600 wahrscheinlich durch portugiesische Händler in Europa eingeführt wurde, mit Sicherheit in der Hauptsache grüner Tee, denn die für die Herstellung von schwarzem Tee (den die Chinesen »roten« Tee nennen, *hong cha*) notwendigen Fermentationstechniken waren gerade erst während der Ming-Dynastie (1368–1644) in China aufgekommen und noch nicht sehr verbreitet. Man kann allerdings vermuten, dass die langen Seereisen in die Einfuhrländer die empfindlichen Geschmackseigenschaften des grünen Tees veränderten (die erste Teelieferung nach Kanada 1716 brauchte mehr als ein Jahr, bis sie im Hafen eintraf). Der robustere schwarze hingegen konnte ohne sonderliche Geschmacksveränderungen lange Entfernungen zurücklegen, was auf Dauer zu einer Bevorzugung des schwarzen Tees führen musste.

Dennoch blieb grüner Tee bis zur Mitte des 19. Jahrhunderts eine sehr gesuchte Delikatesse und erzielte aufgrund seines Aussehens höhere Preise als schwarzer Tee. Doch als die chinesischen Erzeuger erkannten, dass das Aussehen des Tees die Verkaufszahlen in die Höhe treiben konnte, verfielen sie auf die eigenartige Idee, die grüne Farbe der Blätter durch Hinzufügen bestimmter chemischer Verbindungen (wahrscheinlich Kupfersalze) während der Herstellung zu intensivieren. Der auf diese Entdeckung folgende Skandal führte zur endgültigen Abkehr der Briten vom grünen Tee. Er ist im Übrigen bis heute nicht auf dem englischen Markt zu finden, obwohl England die größte Teetrinker-Nation ist. Die Kolonisierung Indiens durch die Engländer führte später dort zur Verbreitung der Teekultur in großem Maßstab und festigte endgültig die Vormachtstellung des schwarzen Tees in Europa. Indien ist bis heute mit einem Anteil von 38 Prozent an der Weltproduktion der Haupterzeuger von schwarzem Tee.

Trotz allem bzw. wegen der Historie ist grüner Tee in der westlichen Kultur gar nicht so fremd, wie die meisten Leute glauben, und erfreut sich inzwischen wachsender Beliebtheit. Wir sind deshalb davon überzeugt, dass es möglich ist, an alte Traditionen wieder anzuknüpfen und so den Konsum von grünem Tee im Westen zu steigern. Wie wir in diesem Kapitel noch sehen werden, ist grüner Tee hinsichtlich seiner krebshemmenden Eigenschaften wirklich eine Klasse für sich. Der bloße Ersatz von schwarzem Tee durch grünen Tee könnte einschneidende Folgen für die Krebsraten der westlichen Länder haben.

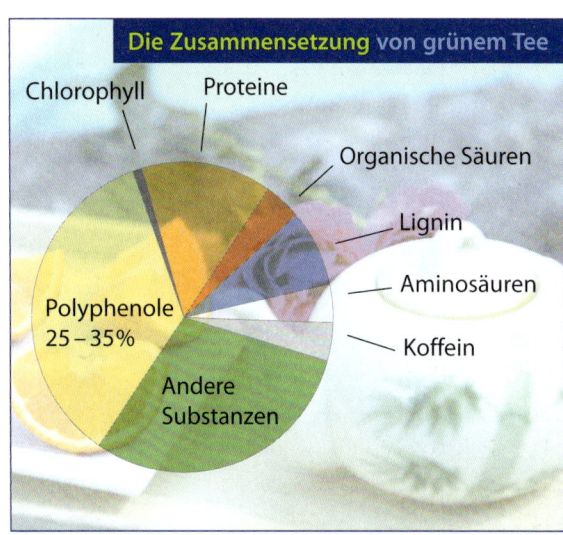

Abbildung 26

Die krebshemmenden Eigenschaften von grünem Tee

Tee ist ein komplexes Getränk, das aus mehreren hundert verschiedenen Molekülen besteht, die ihm sein Aroma, seinen Geschmack und seine typische Adstringenz verleihen (Abbildung 26). Ein Drittel des Gewichts eines Teeblatts setzt sich aus einer Untergruppe von Polyphenolen, den *Flavanolen,* zusammen, besser bekannt als *Catechine* – und diese Moleküle sind die Hauptverantwortlichen für das krebshemmende Potenzial des grünen Tees.

Wie alle anderen Polyphenole sind auch die Catechine komplexe Moleküle, die eine äußerst wichtige Rolle in der Physiologie der Pflanze spielen, denn sie besitzen antifungale (pilztötende, Anm. d. Ü.) und antibakterielle Eigenschaften, die der Pflanze helfen, sich gegen das Eindringen einer großen Anzahl pathogener Stoffe zu wehren. Grüner Tee enthält mehrere Catechine, darunter EGCG oder Epigallocatechin-gallat, den Star

mit dem größten anti-karzinogenen Potenzial unter den Catechinen (Abbildung 27).

Es ist wichtig festzustellen, dass der Gehalt von Catechinen in grünem Tee je nach Anbauort, Erntezeit und Herstellungsverfahren enorm variiert. Anders gesagt, das bloße Etikett »Grüner Tee« auf einem Produkt beweist nicht notwendig, dass dieses große Mengen an krebshemmenden Wirkstoffen enthält. Bei unseren Analysen mehrerer Sorten von grünem Tee stellten wir beispielsweise fest, dass der Anteil von EGCG, der beim Ziehen freigesetzt wird, sehr große Schwankungen aufweist (Abbildung 28). Grüne Tees aus Japan enthalten in der Regel weitaus mehr EGCG als solche aus China. (Ziffern hinter den Teesorten verweisen auf die Erntezeit im Jahr: 1 = die erste Ernte, 4 = die letzte Ernte, Anm. d. Ü.)

Auch die Zeit, in der die Blätter im heißen Wasser ziehen, ist ein sehr wichtiger Faktor für den

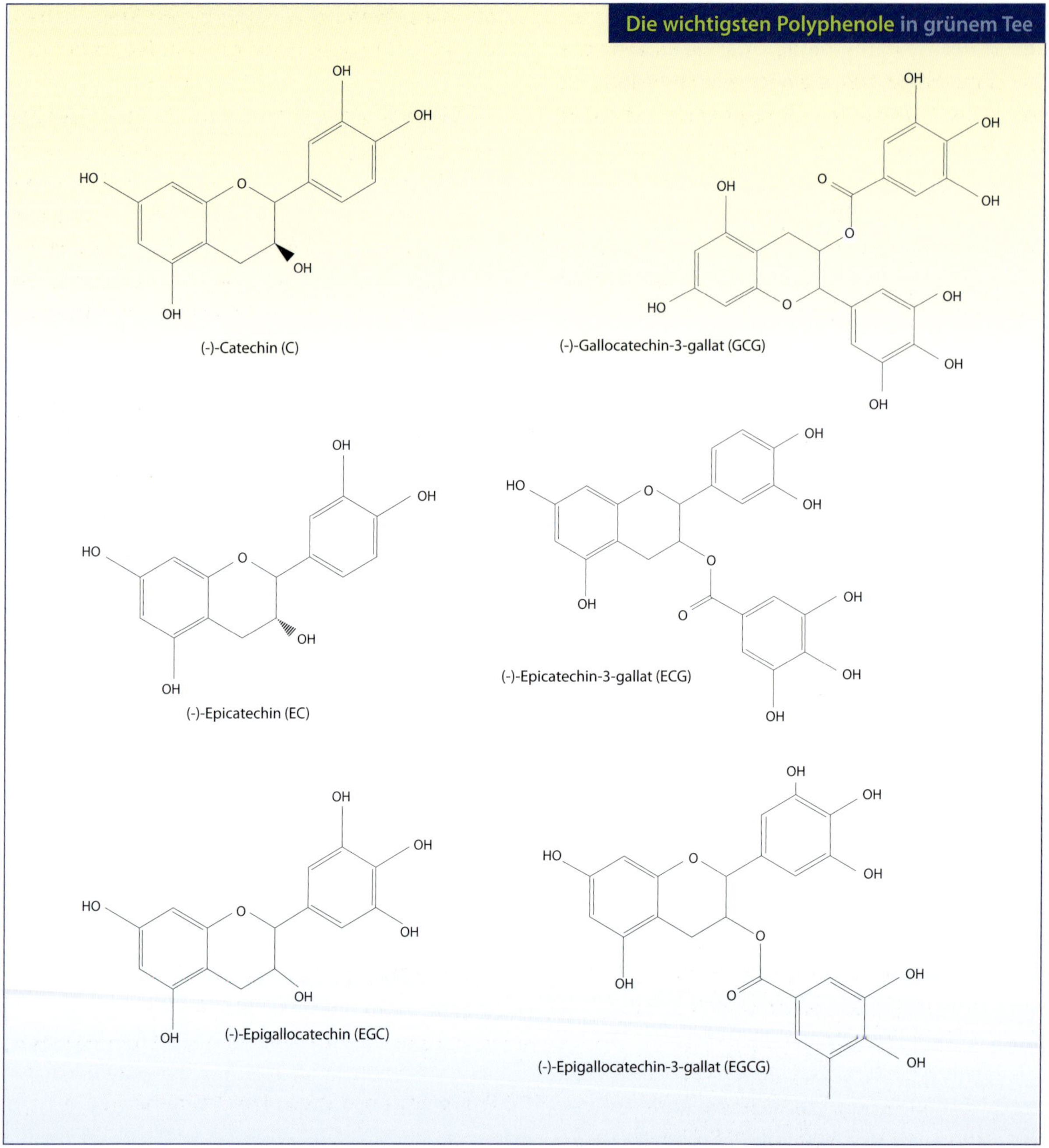

Die wichtigsten Polyphenole in grünem Tee

(-)-Catechin (C)

(-)-Gallocatechin-3-gallat (GCG)

(-)-Epicatechin (EC)

(-)-Epicatechin-3-gallat (ECG)

(-)-Epigallocatechin (EGC)

(-)-Epigallocatechin-3-gallat (EGCG)

Abbildung 27

Gehalt an Polyphenolen. Zieht der Tee weniger als fünf Minuten, dann werden nur 20 Prozent der Catechine freigesetzt, die nach einer Infusionszeit von 8 bis 10 Minuten normalerweise extrahiert werden würden. Ein Tee von mittelmäßiger Qualität, der nur kurz gezogen hat, kann also beinahe 60-mal weniger Polyphenole enthalten als ein hochwertiger Tee, der lange genug ziehen konnte (Abbildung 29). Es versteht sich von selbst, dass diese enormen Variationen beträchtlichen Einfluss auf die präventive Wirkung gegen Krebs haben, die mit dem Konsum von grünem Tee verbunden ist.

Die sehr große Schwankungsbreite in der Zusammensetzung von grünem Tee erschwert auch jede Analyse seiner möglichen Schutzwirkung bei Krebs auf der Basis epidemiologischer Untersuchungen. Dennoch deuten mehrere Untersuchungen aus den letzten Jahren auf eine positive Wirkung von grünem Tee bei der Krebsprävention

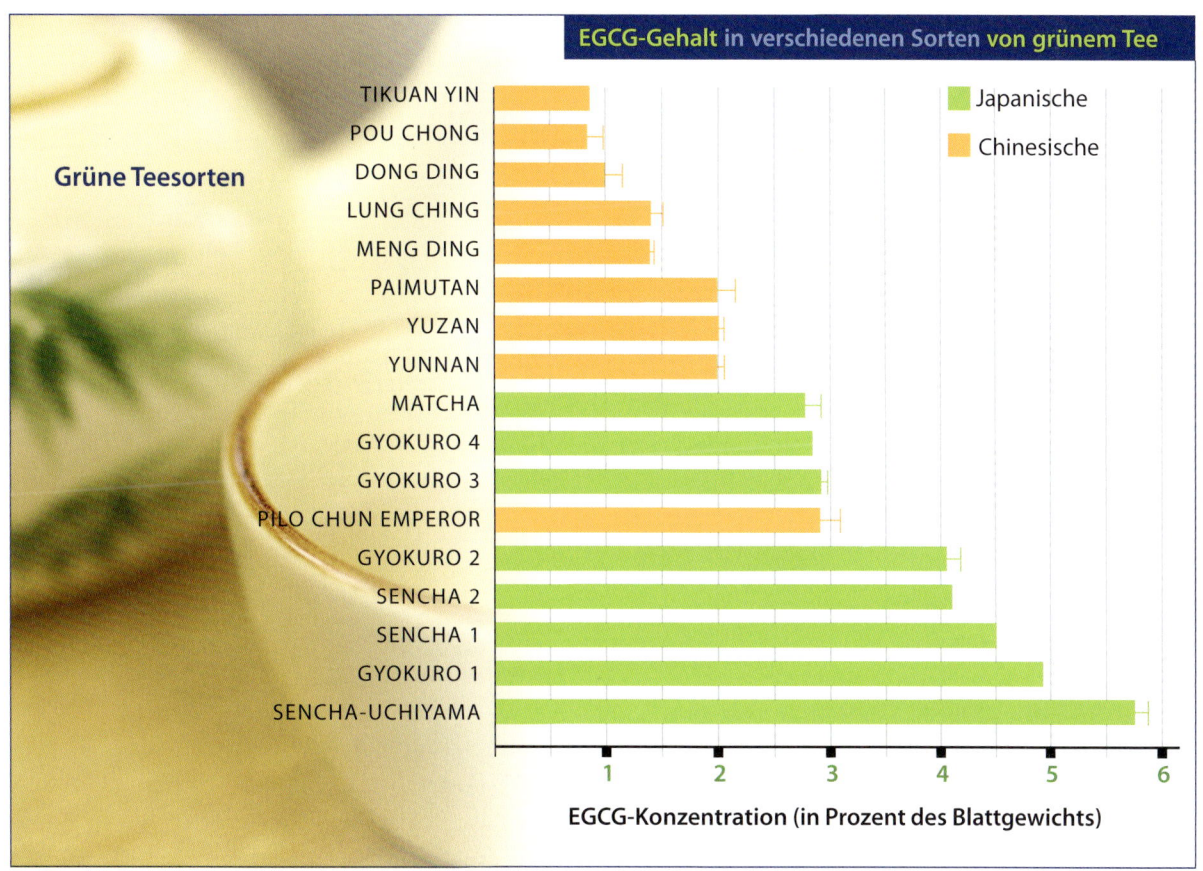

Abbildung 28

hin, wobei dieser Effekt am ausgeprägtesten bei Blasen- und Prostatakrebs zu sein scheint. Auch bei Brust- und Magenkrebs wurde eine gewisse Schutzwirkung beobachtet, diese ist allerdings aufgrund widersprüchlicher Resultate in verschiedenen Studien nicht gesichert. Wahrscheinlich sind diese Unterschiede zum großen Teil auf die extremen Schwankungen im Polyphenol-Gehalt des grünen Tees zurückzuführen. Zukünftige Untersuchungen, die das krebshemmende Potenzial von grünem Tee eindeutig nachweisen wollen, sollten daher die reale Aufnahme an Polyphenolen erfassen und nicht die Menge des konsumierten Tees.

Doch schon jetzt sprechen viele Gründe dafür, dass der Konsum von grünem Tee das Krebsrisiko erheblich senken kann. Bei Zellkulturen im Labor wurde festgestellt, dass EGCG das Wachstum mehrerer Krebszelllinien hemmt, darunter Zellen aus menschlichen Leukämien, Erythroleukämien, Nieren-, Haut-, Brust-, Mund- und Prostatakrebs. Diese Effekte sind vermutlich wesentlich. Denn in Tierversuchen hat es sich gezeigt, dass grüner Tee die Entwicklung vieler durch Karzinogene verursachte Tumoren verhindert, besonders bei Haut-, Brust-, Lungen-, Speiseröhren-, Magen- und Darmkrebs. Diese Schutzwirkung beschränkt sich aber offenbar nicht nur auf Tumoren, die durch Karzinogene ausgelöst wurden: Verabreicht man transgenen Mäusen, die spontan ein Prostatakarzinom entwickelten, grünen Tee im Futter, wird das Wachstum dieser Tumoren dadurch beträchtlich eingeschränkt – und das bereits bei Mengen, die Menschen durch den regelmäßigen Konsum von grünem Tee zu sich nehmen können.

Ein Wirkungsmechanismus des grünen Tees, der vielleicht am meisten zur Hemmung des Tumorwachstums beiträgt, ist sein extrem hoher Einfluss auf den Prozess der Angiogenese (Neubildung von Blutgefäßen – siehe auch Kapitel 3, Anm. d. Ü.). Unsere Arbeiten haben gezeigt, dass EGCG unter allen in Nahrungsmitteln natürlich vorhandenen Molekülen, die bisher identifiziert wurden, die stärkste Blockadewirkung auf den VEGF-Rezeptor hat. Dieser nimmt eine Schlüsselrolle bei der Auslösung der Angiogenese ein. Das Interessanteste daran ist, dass diese Hemmung des Rezeptors sehr schnell erfolgt und dafür schon geringe Konzentrationen des Moleküls genügen, die problemlos durch den Konsum einiger Tassen grünen Tees pro Tag erreicht werden können. Die Hemmung der Angiogenese stellt folglich mit Sicherheit einen der wichtigsten Mechanismen dar, durch die grüner Tee zur Krebsprävention beitragen kann.

Man kann die Geschichte nicht neu schreiben, aber wenn man alle krebshemmenden Eigenschaften des grünen Tees kennt, dann kann man sich des Gedankens nicht erwehren, dass der

Effekt des unterschiedlichen Gehalts an Polyphenolen in grünem Tee	
	mg Polyphenole in einer Tasse
Chinese, der einen Tijkuan Yin-Tee nach 2 Minuten Ziehenlassen trinkt	9
Japaner, der einen Gyokuro nach 10 Minuten Ziehenlassen trinkt	540

Abbildung 29

Krebs vielleicht weniger schwer auf unseren Ländern lasten würde, wenn der Westen seine Vorliebe für grünen Tee bewahrt hätte, anstatt ihn durch schwarzen zu ersetzen. Doch die Situation ist ja durchaus umkehrbar: Denn die Liebhaber von schwarzem Tee, die neugierig genug sind, um jenseits ihrer Gewohnheiten zu experimentieren, werden angenehm überrascht sein vom appetitlichen Aussehen des grünen Tees, von seinem durstlöschenden Geschmack und geringen Koffeingehalt (ein Viertel des schwarzen Tees). Grüner Tee kann weit mehr sein als ein schlichter Bestandteil der Ernährung – er kann die »Seele« dieser Ernährungsweise werden, ein Symbol für die Leichtigkeit und das Vergnügen, mit dem wir dem Organismus unaufgeregt und ohne Aufwand seine tägliche Dosis krebshemmender Wirkstoffe zuführen können. Der große Teemeister Sen-no-Rikyu (1522–1591) sagte, der Weg des Tees sei nichts anderes als dies: »Zuerst kochst du Wasser, dann machst du den Tee und dann trinkst du ihn.« Nach allem, was wir inzwischen erfahren haben, könnten wir als Viertes hinzufügen: Und so bekämpfst du den Krebs.

Zusammenfassung

- *Im Unterschied zum schwarzen Tee enthält grüner Tee große Mengen an Catechinen, also Molekülen, die eine Vielzahl krebshemmender Eigenschaften besitzen.*

- *Um einen maximalen Schutzeffekt zu erzielen, wählen Sie besser japanischen Grüntee, der mehr krebshemmende Wirkstoffe enthält, und lassen Sie den Tee 8 bis 10 Minuten ziehen, damit die Moleküle für den Körper verfügbar werden. Trinken Sie immer frisch gebrühten Tee (vermeiden Sie Thermoskannen) und verteilen Sie Ihre drei Tassen über den Tag.*

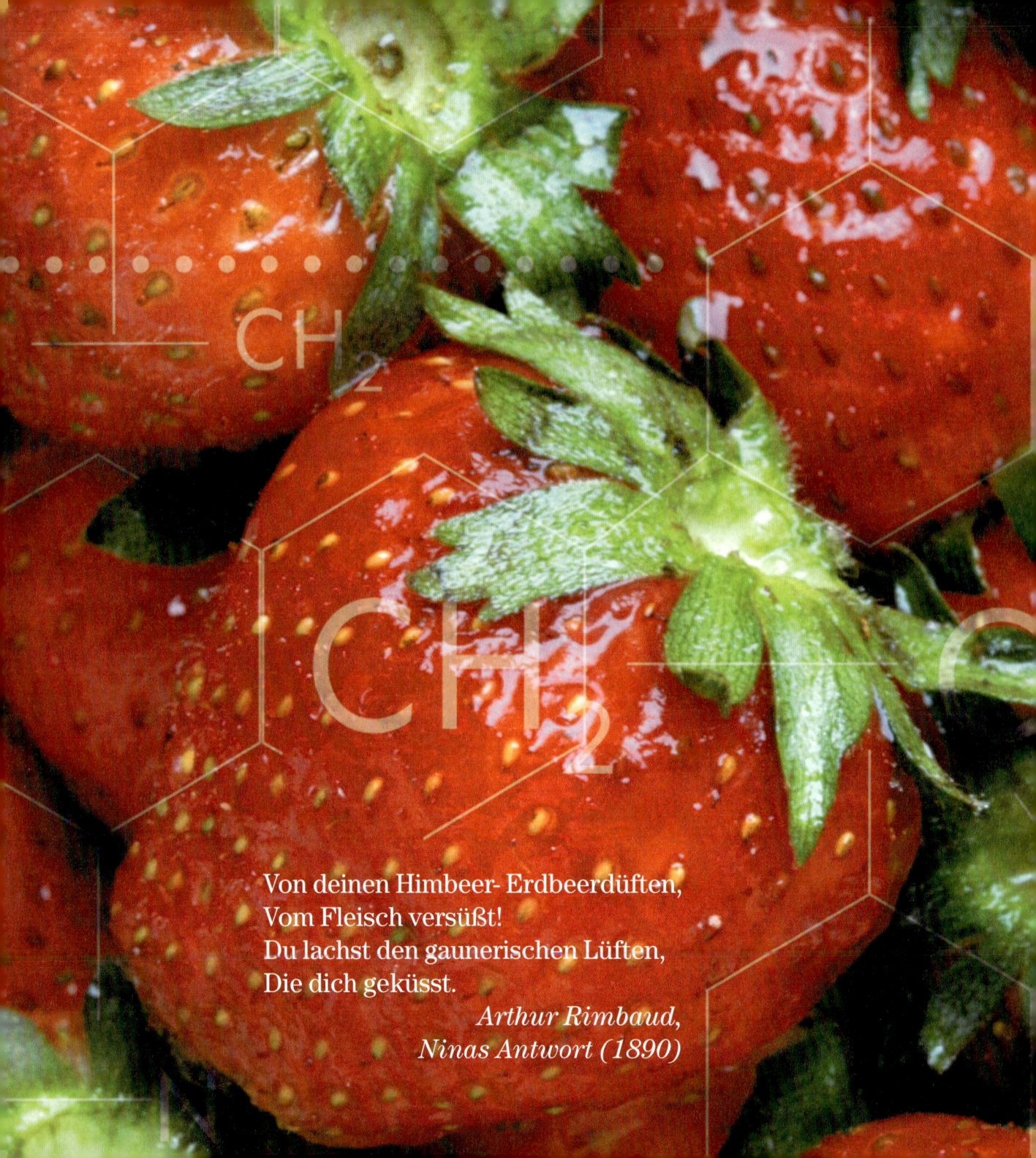

Von deinen Himbeer- Erdbeerdüften,
Vom Fleisch versüßt!
Du lachst den gaunerischen Lüften,
Die dich geküsst.

Arthur Rimbaud,
Ninas Antwort (1890)

Kapitel 11
Die Liebe zu den Beeren

Die Beeren – mit ihren köstlichen Aromen, ihren leuchtenden Farben und ihren raffinierten Geschmacksnuancen ein Synonym für Leichtigkeit und Frische – gehören zu einer sehr kleinen Gruppe von Nahrungsmitteln, die ihren Platz in der menschlichen Ernährung mehr der Begeisterung verdanken. Einer Begeisterung, die man mehr ihrem Aroma und ihrem erlesenen Geschmack entgegenbringt, als ihrem potenziellen Nährwert. Wenn Sie verrückt nach Beeren sind, werden Sie nun vielleicht überrascht feststellen, dass diese köstlichen Früchte eine wahre Schatzkammer phytochemischer Wirkstoffe mit krebshemmenden Eigenschaften sind. Woran man sieht, dass etwas, das gut schmeckt, auch gut für die Gesundheit sein kann!

Die Himbeere

Die Himbeere, deren Name vom althochdeutschen *hintperi* (zu *hinta,* Hirschkuh, also Beere der Hirschkuh), abgeleitet ist, ist offenbar seit langer Zeit eine begehrte Frucht; selbst die Götter des Olymp schätzten diese Frucht mit dem außergewöhnlichen Geschmack. In der griechischen Mythologie heißt es, die Nymphe Ida – Amme des Zeus – habe an den Gebirgshängen auf Kreta (wo man ihn vor den Mordgelüsten seines Vaters Kronos verbarg) zwischen den Dornbüschen eine Himbeere gepflückt, um den Kleinen mit seinen schrecklichen Wutausbrüchen zu beruhigen. Unglücklicherweise zerkratzte sie sich dabei die Brust, und ihr Blut floss über die Himbeeren, die damals noch weiß waren, und färbte sie für immer scharlachrot … Diese Sage überdauerte die Zeiten, und Anfang des 1. Jahrhunderts glaubte Plinius der Ältere noch immer, der Berg Ida auf Kreta sei der einzige Ort auf der Welt, an dem Himbeeren gediehen. Obwohl der Himbeerstrauch seinen Ursprung wahrscheinlich eher in den bergigen Regionen Ostasiens als in Griechenland hat, gaben die Wissenschaftler ihm eingedenk dieser schönen Geschichte den Namen *Rubus idaeus,* das heißt »Dornstrauch des Ida«.

Abgesehen von ihren unbestreitbaren geschmacklichen Qualitäten spielen Himbeeren seit Langem eine bedeutende Rolle in der traditionellen Medizin vieler Kulturen, sei es als Gegengift bei den Russen oder als Anti-Aging-Mittel bei den Chinesen. So wie die Erdbeere enthält auch die Himbeere große Mengen eines hochwirksamen, krebshemmenden Inhaltsstoffes, der *Ellagsäure,* und ist daher ein interessantes Nahrungsmittel mit therapeutischen Qualitäten.

Die Erdbeere

Erdbeeren sind extrem widerstandsfähige Pflanzen, die in den meisten Regionen der Erde wild wachsen – in Amerika ebenso wie in Europa oder Asien. Insofern kann man vermuten, dass der Beginn des Verzehrs von Walderdbeeren mit dem Ursprung der Menschheit selbst zusammenfällt – eine Tatsache, die auch durch die Entdeckung großer Mengen von Erdbeersamen in prähistorischen Behausungen untermauert wird. Die Walderdbeere der Antike (*Fragaria vesca*), von den Römern wegen ihres köstlichen Dufts *fraga* genannt, wurde ausschließlich im Unterholz gepflückt. Seltsamerweise schätzten die Römer ihren Geschmack nur wenig. Vergil schrieb in seinen *Bucolica*: »Ihr Knaben, die ihr Blumen pflückt und am Boden wachsende Erdbeeren, flieht von hier! Eine eiskalte Schlange liegt im Grase verborgen.«* Man darf getrost annehmen, dass die jungen Römer beim Pflücken dieser Erdbeeren angenehmere Begegnungen erlebten, die wichtiger waren als die Erdbeeren selbst!

Anscheinend begann die Nutzbarmachung der Erdbeere als Kulturpflanze Mitte des 14. Jahrhunderts in Frankreich, als Gärtner die Walderdbeeren in die königlichen Gärten verpflanzen wollten. Ein höchst aufwendiges Unterfangen, das gewiss eine königliche Vorliebe für diese Früchte widerspiegelt; denn im Jahr 1368 verpflanzte Jean Dudoy, der Gärtner von Charles V., nicht weniger als 1200 Erdbeerpflanzen in die königlichen Gär-

ten des Louvre in Paris. Diese enge Beziehung zwischen dem Königshaus und den Erdbeeren machte sich im Übrigen immer wieder im Laufe der französischen Geschichte bemerkbar. Als König Ludwig XIII. 1622 nach Aquitanien reist, um dort die protestantische Rebellion niederzuschlagen, besteht seine Verpflegung aus in Wein eingelegten Erdbeeren sowie einer Erdbeer-Sahnetorte.

Die Erdbeere, die wir heute kennen, unterscheidet sich deutlich von denen der damaligen Zeit; sie stammt aus Züchtungen, die aus zwei Sorten von nicht in Europa beheimateten Erdbeerstauden gewonnen wurden. Zu Beginn des 17. Jahrhunderts brachten französische Entdecker von ihren Reisen nach Amerika eine interessante Erdbeersorte mit – die Scharlacherdbeere (*Fragaria virginiana*), die unter Ludwig XIII. und Ludwig XIV. in großem Maß in den Gewächshäusern von Versailles angebaut wurde. Der Sonnenkönig war derart versessen auf Erdbeeren, dass er sie aß, bis er sich den Magen verdarb. Der Hauptverantwortliche dafür, dass heute überall auf der Welt die gleiche Erdbeer-Sorte verzehrt wird, ist Amadée-François Frézier, durch seinen Namen für eine bedeutende Rolle in der Geschichte der Erdbeeren vielleicht bestens prädestiniert (das französische Wort für Erdbeere lautet »fraise«, Anm. d. Ü.). Frézier war Offizier und Kartograph des Pionierkorps der französischen Marine und wurde 1712 mit der Überwachung der spanischen Häfen und dem Bau der Befestigungsanlagen an der Westküste Südamerikas beauftragt. Ihm fällt an der chilenischen Küste eine Erdbeersorte mit großen weißen Früchten auf, die später sogenannte Chile-Erdbeere (*Fragaria chiloensis*). Es ge-

---

* »Qui legitis flores, et humi nascentia fraga, frigidus o pueri, fugite hinc, latet anguis in herba«

Symbole und Mythen um die Erdbeere

Auch wenn der Ursprung der Erdbeere weniger poetisch ist als der der Himbeere, so sind gleichwohl viele Symbole, Mythen und Sagen mit dieser Beere verknüpft. Manche amerikanische Stämme glauben, dass die Seele eines Verstorbenen die Welt der Lebenden erst vergessen kann, wenn sie eine riesige Erdbeere gefunden und gegessen hat, die sie sättigt und ihn auf ewig in Frieden ruhen lässt. Im Westen ist die Erdbeere mit ihrer roten Farbe, ihrem süßen Saft und ihrer Ähnlichkeit mit einem Herzen eher ein Sinnbild für Versuchung, Liebe und Sinnlichkeit.

Die Erdbeere wird außerdem seit langer Zeit als Schönheitsmittel benutzt, unter anderem zur Bekämpfung von Falten und zur Straffung der Haut. Die verführerische Madame Tallien, Botschafterin der Pariser Mode nach der Revolution, zerdrückte regelmäßig zwanzig Pfund Erdbeeren in ihrem lauwarmen Badewasser, um sich die Frische und Straffheit ihrer Haut zu bewahren; eine schändliche Vergeudung, die ihr allerdings erlaubte, in weißer, ärmelloser Seidentunika und ohne jede Unterwäsche in der Oper zu erscheinen! Der einzige negative Aspekt der Erdbeere ist, dass sie wie eine Reihe anderer Nahrungsmittel (Schokolade, Banane, Tomate) die Freisetzung von Histaminen im Immunsystem stimulieren kann und dadurch oft »falsche« Lebensmittel-Allergien auslöst, die mit einer Reihe unangenehmer Begleiterscheinungen wie Asthma oder Nesselsucht verbunden sind. Diese Pseudoallergien führen jedoch nicht zur Bildung spezifischer Antikörper und sind nicht so gefährlich wie echte Erdbeerallergien, die bei Erwachsenen nur selten vorkommen (weniger als 1 Prozent aller Nahrungsmittel-Allergien).

lingt ihm, fünf Pflanzen dieser Sorte nach Europa mitzubringen; sie trugen zwar keine Früchte, doch mit ihren Blüten konnten andere Arten bestäubt werden, insbesondere *F. virginiana*. Aus dieser Kreuzung entstand die Vorgängerin der heute auf allen Kontinenten angebauten Erdbeere, der *Fragaria ananassa*.

Die Verwendung der Erdbeere und der Erdbeerstaude als Heilpflanze scheint sehr weit zurückzureichen. Die Ojibwa-Indianer östlich von Ontario beispielsweise bereiteten Infusionen mit Erdbeerblättern zu, um Magenschmerzen und Magen-Darm-Beschwerden wie Durchfall zu behandeln. Erdbeeren waren jedoch nicht nur für ihre reinigende Wirkung bekannt: Der berühmte schwedische Botaniker Linné war davon überzeugt, dass ihn eine intensive Erdbeerbehandlung auf wundersame Weise von einem schweren Gichtanfall geheilt hatte; und der französische Philosoph Fontenelle, der hundert Jahre alt wurde (1657 – 1757), führte das Geheimnis seines langen Lebens auf seine alljährlichen Erdbeerkuren zurück. Diese Anekdoten mögen uns ein Lächeln entlocken, doch sie stimmen mit neuesten wissenschaftlichen Erkenntnissen überein: und die deuten darauf hin, dass Erdbeeren in der Tat ein

Nahrungsmittel mit besonderen therapeutischen Qualitäten sind, insbesondere in Bezug auf die Krebsprävention.

Die Heidelbeere

Die Kulturheidelbeere (*Vaccinium angustifolium*), ein naher Verwandter der europäischen Waldheidelbeere (*Vaccinium myrtillus*) oder Blaubeere, ist eine im Nordosten Nordamerikas beheimatete Art und infolgedessen erst seit der Entdeckung der Neuen Welt durch die Europäer Teil ihrer Ernährung. Die Verwendung von Heidelbeeren zu Nahrungszwecken geht selbstverständlich viel weiter zurück. Die amerikanischen Ureinwohner verehrten die Frucht geradezu. Sie glaubten, die Götter hätten sie ihnen geschickt, um ihre Familien vor dem Hunger zu schützen. Kaum in Amerika angekommen, nahmen die Europäer alsbald die Heidelbeere in ihren Speiseplan auf und ahmten die kulinarischen Gebräuche der Ureinwohner nach, die sie in sämtlichen Gerichten verwendeten – von Suppen über Ragouts und bis hin zu Nachspeisen natürlich.

Die amerikanischen Indianer nutzten Heidelbeeren aber nicht nur in der Küche, sondern auch ihrer Heilwirkung wegen. Unter anderem stellten sie einen Tee aus den Wurzeln der Pflanze her, der zur Entspannung während der Schwangerschaft getrunken wurde, sowie einen Tee aus den Blättern zur Belebung des Organismus und bei Koliken von Kindern. Die Ojibwa und die Algonquin glaubten wirklich an die entspannenden Eigenschaften von Blaubeeren, denn sie verwendeten die Blüten der Pflanze sogar zur Behandlung des Wahnsinns!

Auch in der Alten Welt wurde die Heidelbeere zur Behandlung vieler gängiger Krankheiten wie Durchfall, Ruhr und Skorbut eingesetzt. Seit Langem schon gilt diese Beere als geeignetes Mittel, um Kreislaufprobleme sowie bestimmte Augenkrankheiten wie die diabetischen Retinopathien, grünen und grauen Star zu behandeln; manche Ärzte setzen sie noch heute dafür ein. Diese Verwendung ist umso interessanter, als man heute weiß, dass die diabetischen Retinopathien beispielsweise durch eine unkontrollierte Angiogenese der Blutgefäße in der Netzhaut verursacht werden – ein Phänomen vergleichbar dem Prozess, der das Tumorwachstum durch die Bildung neuer Blutgefäße beschleunigt (Kapitel 3). Wie wir später noch sehen werden, deuten neuere wissenschaftliche Ergebnisse darauf hin, dass die Anthocyanidine, eine Klasse von Molekülen, die in Heidelbeeren in großer Menge enthalten sind, für die angiogenesehemmende Wirkung dieser Beeren verantwortlich sind und dadurch zur Verlangsamung des Tumorwachstums führen.

Die Cranberry

Cranberrys oder Moosbeeren, wie sie oft auch hierzulande genannt werden, gehören trotz ihrer roten Farbe und ihres extrem säuerlichen Geschmacks hundertprozentig zur Familie *Vaccinium* und sind damit nahe Verwandte von Wald- und Kulturheidelbeeren. Wie die Blaubeere besitzt auch die Moosbeere einen europäischen Cousin, nämlich die Preiselbeere (*Vaccinium vitis idaea*). Aber ihre bekanntesten Vertreter sind die aus Nordamerika, nämlich *Vaccinium oxycoccus* (kleine Früchte) und *Vaccinium macrocarpon* (große

Früchte), wobei letztere üblicherweise zu kommerziellen Zwecken angebaut wird.

Die Moosbeere nimmt in der modernen Ernährung normalerweise nur einen recht unbedeutenden Platz ein, abgesehen als Beilage zum Weihnachtstruthahn. Die amerikanischen Ureinwohner hingegen waren verrückt nach dieser Frucht, die sie »atoca« nannten und buchstäblich in alle Saucen gaben. Meistens verzehrten sie sie getrocknet oder in einem Gericht mit Dörrfleisch und Fett namens *pemmican*, das für die langen Wintermonate zubereitet wurde. Ohne den wissenschaftlichen Grund zu kennen, machten sich die Indianer den hohen Gehalt an Benzoesäure der Cranberrys zunutze, denn dieses natürliche Konservierungsmittel verlängerte die Haltbarkeit ihrer Nahrungsmittel. Heute werden Cranberrys vor allem als Saft konsumiert, was sehr bedauerlich ist: Diese Säfte enthalten nämlich große Mengen Zucker und weit weniger phytochemische Wirkstoffe, die für die gesundheitsfördernde Wirkung der Cranberrys verantwortlich sind. Zu den bekanntesten Indikationen der Cranberry in der traditionellen Medizin gehören Harnwegs- und Nierenentzündungen. Als seinerzeit die ersten Siedler sahen, dass die Indianer Cranberrys zur Behandlung von Blasen- und Nierenerkrankungen benutzten, entdeckten auch sie den therapeutischen Nutzen dieser kleinen Früchte. Bemerkenswert dabei ist, dass auch diese medizinische Tradition eine wissenschaftliche Grundlage hat; denn später stellte eine Gruppe amerikanischer Wissenschaftler fest, dass bestimmte Bestandteile der Cranberry das Andocken der Bakterien an Zellen der Harnröhre verhindern und dadurch das Risiko einer Infektion des Gewebes verringern.

Wie wir noch sehen werden, könnten die Moleküle der Cranberry, die auch in Heidelbeeren vorhanden sind, bei der Krebsprävention ebenfalls eine Rolle spielen.

Das krebshemmende Potenzial von Beeren: Ellagsäure, Anthocyanidine und Proanthocyanidine

Da Beeren aufgrund ihrer jahreszeitlichen Beschränkung nur einen relativ unbedeutenden Platz in unserer Ernährung einnehmen, ist es ziemlich schwierig, ihren Einfluss auf die Entwicklung eines Tumors genau zu bestimmen. Tatsächlich existiert unseres Wissens überhaupt keine aussagekräftige Studie über eine mögliche Beziehung zwischen dem Verzehr von Beeren und dem Risiko einer Krebserkrankung. Dennoch werden in Beiträgen über die krebshemmende Wirkung verschiedener Nahrungsmittel ständig auch Beeren als wichtige Faktoren der Krebsvorbeugung erwähnt. Sehen wir uns einmal an, weshalb.

Die Ellagsäure

Unter allen phytochemischen Wirkstoffen, die in Beeren enthalten sind, ist die bereits erwähnte Ellagsäure wohl der Bestandteil mit der größten krebshemmenden Wirkung. Dieses Molekül ist ein

Ellagsäure

Polyphenol mit ungewöhnlicher Struktur und findet sich vor allem in Himbeeren, Erdbeeren sowie in manchen Nüssen wie Haselnüssen und Pekannüssen (Tabelle 12). Himbeeren enthalten zwar auf den ersten Blick eine größere Menge Ellagsäure, doch man muss wissen, dass sich 90 Prozent davon in den Körnern befindet, während bei den Erdbeeren mehr als 95 Prozent im Fruchtfleisch enthalten ist. Es ist daher möglich, ja wahrscheinlich, dass die aus Erdbeeren stammenden Wirkstoffe leichter aufgenommen werden als die aus den Himbeeren. In Hinblick darauf ist es interessant, dass vor Kurzem in Kanada eine Erdbeersorte mit einem sehr hohen Anteil an Ellagsäure (sowie anderen phytochemischen Bestandteilen) gezüchtet wurde – die »Authentique Orléans« –, was sie zur ersten »nutrazeutischen« Erdbeere der Welt machen dürfte.

Die krebshemmenden Eigenschaften der wichtigsten Lieferanten von Ellagsäure, Erdbeeren und Himbeeren, wurden sowohl an im Labor kultivierten Krebszellen untersucht als auch an Versuchstieren, die krebserregenden Substanzen ausgesetzt worden waren: Erdbeer- wie Himbeerenextrakte können das Wachstum von Tumorzellen stören, und diese Wirkung hängt direkt vom Polyphenolgehalt der Früchte und nicht von ihrer antioxidativen Wirkung ab. Untersuchungen an Tieren haben gezeigt, dass eine Diät mit einem relativ hohen Anteil von Erdbeeren oder Himbeeren (5 % der Nahrungsaufnahme) zu einem erheblichen Rückgang der Speiseröhrentumoren führt, die durch NMBA, eine stark krebserregende Substanz, ausgelöst wurden.

Die Mechanismen, durch die die Ellagsäure die Entwicklung von Krebs beeinflusst, ähneln

Ellagsäuregehalt verschiedener Früchte und Nüsse	
Früchte	**Ellagsäure (mg/Portion*)**
Himbeeren (und Brombeeren)	22
Nüsse	20
Pekannüsse	11
Erdbeeren	9
Cranberrys	1,8
Verschiedene Früchte (Heidelbeeren, Zitrusfrüchte, Pfirsiche, Kiwis, Äpfel, Birne, Kirschen …)	weniger als 1,0

* Portion von 150 g (1 Tasse) bei Früchten und 30 g bei Nüssen, wie von der *USDA National Nutrient Database for standard reference* vorgeschlagen (www.nal.usda.gov/fnic/foodcomp).

Tabelle 12

auf den ersten Blick denen, die wir bereits für eine Reihe von Nahrungsmitteln beschrieben haben. Tatsächlich deuten unsere derzeitigen Erkenntnisse darauf hin, dass die Ellagsäure die Aktivierung krebserregender Substanzen als Zellgifte verhindert. Dadurch verlieren diese ihre Fähigkeit, mit der DNS zu reagieren und Mutationen in Gang zu setzen, die Krebs auslösen können. Die Ellagsäure erhöht möglicherweise auch die Fähigkeit der Zellen, sich gegen toxische Aggressoren zu wehren, indem sie die Eliminierungsmechanismen gegen krebserregende Stoffe stimuliert.

Unsere eigenen Ergebnisse legen allerdings nahe, dass die Ellagsäure vielfältigere Wirkungen hat als bisher angenommen: Wir haben in der Tat entdeckt, dass dieses Molekül extrem hemmend auf zwei Proteine wirkt, die für die Entwicklung der Gefäßversorgung von Tumoren von entscheidender Bedeutung sind (VEGF und PDGF), das heißt für den bereits geschilderten Prozess der Angiogenese (Kapitel 3). Ähnlich wie manche Bestandteile des grünen Tees ist auch die Ellagsäure ein fast genauso effektives Mittel im Kampf gegen bestimmte Prozesse, die zur Entstehung der Blutgefäße des Tumors führen, wie von der Pharmaindustrie entwickelte Moleküle. Bedenkt man, wie entscheidend die Angiogenese für die Entstehung und das Wachstum von Tumoren ist, dann versteht es sich von selbst, dass die angiogenesehemmende Wirkung der Ellagsäure deren krebshemmendes Potenzial nur verstärken kann; daher verdienen Erdbeeren und Himbeeren in jeder auf Ernährung basierenden Strategie gegen Krebs besondere Beachtung.

Die Anthocyanidine

Die Anthocyanidine sind eine Klasse von Polyphenolen, die für beinahe alle leuchtenden Farben – rot, rosa, lila, orange und blau – in vielen Früchten und Blumen verantwortlich sind. Diese Pigmente finden sich in Beeren besonders zahlreich, vor allem in Himbeeren und Heidelbeeren – Letztere können bis zu 500 Milligramm/100 Gramm davon enthalten. Die tägliche Zufuhr an Anthocyanidinen kann bei starkem Beerenkonsum 200 Milligramm erreichen. Das macht sie zur am meisten verzehrten Gruppe von Polyphenolen.

Auf diesen hohen Gehalt an Anthocyanidinen sowie an Proanthocyanidinen (siehe S. 140) in Beeren dürfte auch ihre starke Wirkung als Antioxidationsmittel zurückzuführen sein. Wie aus der folgenden Tabelle hervorgeht, nehmen Heidelbeeren die Spitzenstellung unter den Antioxidantien ein; dicht gefolgt von Himbeeren, Erdbeeren und Cranberrys und weit vor allen anderen Früchten und Gemüsesorten, die regelmäßig bei uns auf den Tisch kommen (Tabelle 13).

Wie bereits erwähnt, ist nicht immer ganz klar, inwiefern die antioxidativen Wirkungen von Nahrungsmitteln eine Rolle bei der Krebsprävention spielen. Einige Daten deuten darauf hin, dass die Anthocyanidine nicht nur wirkungsvolle Antioxidantien sind, sondern auch auf andere Weise die Entwicklung von Krebs beeinflussen können. Gibt man beispielsweise zu isolierten Tumorzellen, die im Labor kultiviert wurden, bestimmte Anthocyanidine hinzu, dann führt das zu einem Stopp der DNS-Synthese und damit des Zellwachstums, was den Zelltod durch Apoptose bewirkt.

Ein weiterer krebshemmender Effekt der Anthocyanidine ist mit der Angiogenese-Hemmung verbunden. Wir stellten fest, dass ein Anthocyanidin der Heidelbeere, das *Delphinidin,* die Aktivität des VEGF-Rezeptors hemmen kann, der eine wichtige Rolle bei der Angiogenese spielt; und das schon in Konzentrationen, die wir durch die Nahrung aufnehmen können. Interessanterweise steht diese Aktivität wohl in keiner Beziehung zur antioxidativen Wirkung des Delphinidins. Denn

Delphinidin

Antioxidative Wirkung bestimmter Früchte und Gemüsesorten			
Frucht	**Antioxidative Wirkung pro Portion***	**Gemüsesorten**	**Antioxidative Wirkung pro Portion***
Waldheidelbeere	13 427	Rote Bohne	13 727
Cranberry	8983	Artischocken(herzen)	7904
Brombeere	7701	Kartoffel	4649
Himbeere	6058	Rotkohl	2359
Erdbeere	5938	Spargel	1480
Apfel (Delicius)	5900	Zwiebel	1281
Kirsche	4873	Süßkartoffel	1195
Pflaume	4118	Rettich	1107
Avocado	3344	Spinat	1056
Birne	3172	Aubergine	1039
Orange	2540	Brokkoli	982
Rote Weintraube	2016	Kopfsalat	620
Grapefruit	1904	Rote Paprika	576
Pfirsich	1826	Erbsen (tiefgefroren)	480
Mango	1653	Mais (in der Dose)	434
Aprikose	1408	Grüne Paprika	418
Mandarine	1361	Tomate	415
Ananas	1229	Sellerie	344
Banane	1037	Blumenkohl	324
Nektarine	1019	Karotte	171
Kiwi	698	Eisbergsalat	144
Cantaloup-Melone	499	Gurke	60
Honigmelone	410		
Wassermelone	216		

* Ausgedrückt als »Einheiten mit antioxidativer Schutzwirkung«, bezogen auf ein Vitamin-E-Homolog als Standardbezugsgröße. Je höher der Wert, umso größer die antioxidative Schutzwirkung des Nahrungsmittels.

Quelle: J. Agric. Food Chem. 2004, 4026 – 4037

Tabelle 13

ein sehr ähnliches Molekül, das auch in großen Mengen in Blaubeeren vorhanden ist – das Malvidin –, besitzt die gleiche antioxidative Schutzwirkung wie das Delphinidin, zeigt jedoch keine Fähigkeit, mit dem Rezeptor (siehe S. 106) zu interagieren.

Die Proanthocyanidine

Die Proanthocyanidine sind komplexe Polyphenole, die durch den Zusammenschluss vieler Einheiten des gleichen Moleküls, des bereits erwähnten Catechins, entstehen und eine Kette von variabler Länge bilden. Diese Polymere können Komplexe mit Proteinen bilden, insbesondere mit Proteinen im Speichel; eine Eigenschaft, die für die adstringierende Wirkung von Nahrungsmitteln verantwortlich ist, die solche Moleküle enthalten. Proanthocyanidine sind zwar in großen Mengen in den Samen, Blüten und Schalen vieler Gemüsesorten zu finden, in essbaren Nahrungsmitteln kommen sie jedoch eher selten vor (Tabelle 14). Abgesehen von den zwei extrem wichtigen Lieferanten Zimt und Kakao, die man allerdings nicht täglich in großen Mengen zu sich nehmen kann (eine Behauptung, die manch einer im Fall des Kakao bestreiten würde), bilden Cranberrys und Heidelbeeren die wichtigsten Nahrungsquellen für diese Moleküle. Die anderen in diesem Kapitel vorgestellten Beeren enthalten viel weniger Proanthocyanidine, wenngleich Erdbeeren im Vergleich zu anderen Nahrungsmitteln auch nicht schlecht dastehen. Wichtig jedoch ist festzustellen, dass der Saft der Cranberrys viel weniger Proanthocyanidine enthält als die ganze Frucht und daher nicht als bedeutender Lieferant für diese Wirkstoffe gelten kann.

Die Proanthocyanidine sind vor allem wegen ihrer außergewöhnlichen Schutzwirkung als Antioxidantien bekannt. Diese Eigenschaft schildert uns auch Jacques Cartier, der auf seiner zweiten Reise nach Amerika gezwungen war, den Winter im heutigen Québec zu verbringen, wo seine Mannschaft schrecklich unter Skorbut litt. Cartier schrieb 1535 in sein Schiffstagebuch: »Der Mund wurde so entzündet und faulte bis aufs Zahnfleisch, dass das ganze Fleisch bis zu den Zahnwurzeln abfiel, und die Zähne fielen beinahe alle aus.« Domagaya, ein Irokese, der Cartier auf seiner ersten Reise nach Frankreich begleitet hatte, enthüllte ihm daraufhin das Geheimnis eines

Der Gehalt an Proanthocyanidinen in verschiedenen Nahrungsmitteln	
Nahrungsmittel	**Gehalt an Proanthocyanidinen (mg/100g)**
Zimt	8108
Kakaopulver	1373
Rote Bohnen	563
Haselnüsse	501
Cranberry	418
Waldheidelbeere	329
Erdbeere	145
Apfel (roter Delicius mit Schale)	128
Weintraube	81
Rotwein	62
Himbeere	30
Cranberrysaft	13
Traubenkernöl	0

Quelle: USDA database for proanthocyanidin content of selected foods

Tabelle 14

Aufgusses aus der Rinde und den Nadeln eines kanadischen Nadelbaums, bei dem es sich vermutlich um *Thuya occidentalis* handelt, die weiße Zeder Kanadas. Alle Seeleute waren alsbald geheilt. Heute weiß man, dass jene Wunderheilung mit dem extrem hohen Gehalt an Proanthocyanidinen dieses Tees verknüpft ist, der die Folgen von Vitaminmangel ausgleichen kann.

Die Proanthocyanidine

Was die Krebsprävention anbelangt, so stehen Untersuchungen über das krebshemmende Potenzial der Proanthocyanidine noch am Anfang; doch die bisherigen Ergebnisse sind ermutigend. Im Laborversuch hemmt die Verabreichung dieser Moleküle das Wachstum verschiedener Krebszellen, insbesondere von Dickdarmkrebszellen. Das deutet darauf hin, dass die Proanthocyanidine vor allem bei der Vorbeugung gegen diese Krebsart eine Rolle spielen könnten. Parallel dazu wird immer klarer: Proanthocyanidine können die Bildung neuer Blutgefäße durch

Angiogenese stören und so dazu beitragen, die Mikrotumoren in einem latenten Stadium zu halten, indem sie an der Bildung des für ihr Wachstum notwendigen Gefäßsystems gehindert werden. Schließlich sei noch erwähnt, dass es Hinweise darauf gibt, dass bestimmte Proanthocyanidine die Synthese der Östrogene einschränken und dadurch den schädlichen Folgen eines zu hohen Spiegels dieser Hormone entgegenwirken könnten. Auch wenn wir die Mechanismen, die diesen biologischen Effekten zugrunde liegen, noch nicht verstehen: Es besteht dennoch kein Zweifel daran, dass die Proanthocyanidine unter dem Aspekt der Krebsprävention äußerst interessante Eigenschaften aufweisen. Die Einbeziehung von Nahrungsmitteln in den Speiseplan, die wie Cranberrys und Schokolade (Kapitel 16) reich an diesen Wirkstoffen sind, kann daher nur gesundheitsfördernd sein.

Beeren sind sowohl wegen ihrer starken angiogenesehemmenden Wirkung als auch wegen ihrer Eignung als Antioxidantien wichtige Lieferanten von krebshemmenden, sekundären Pflanzenstoffen. Sie verdienen folglich einen Vorzugsplatz in einer der Krebsvorbeugung verpflichteten Ernährungsweise. Umso mehr, als die Aufnahme dieser köstlichen Früchte auf den alltäglichen Speisezettel allseits auf Begeisterung stoßen dürfte!

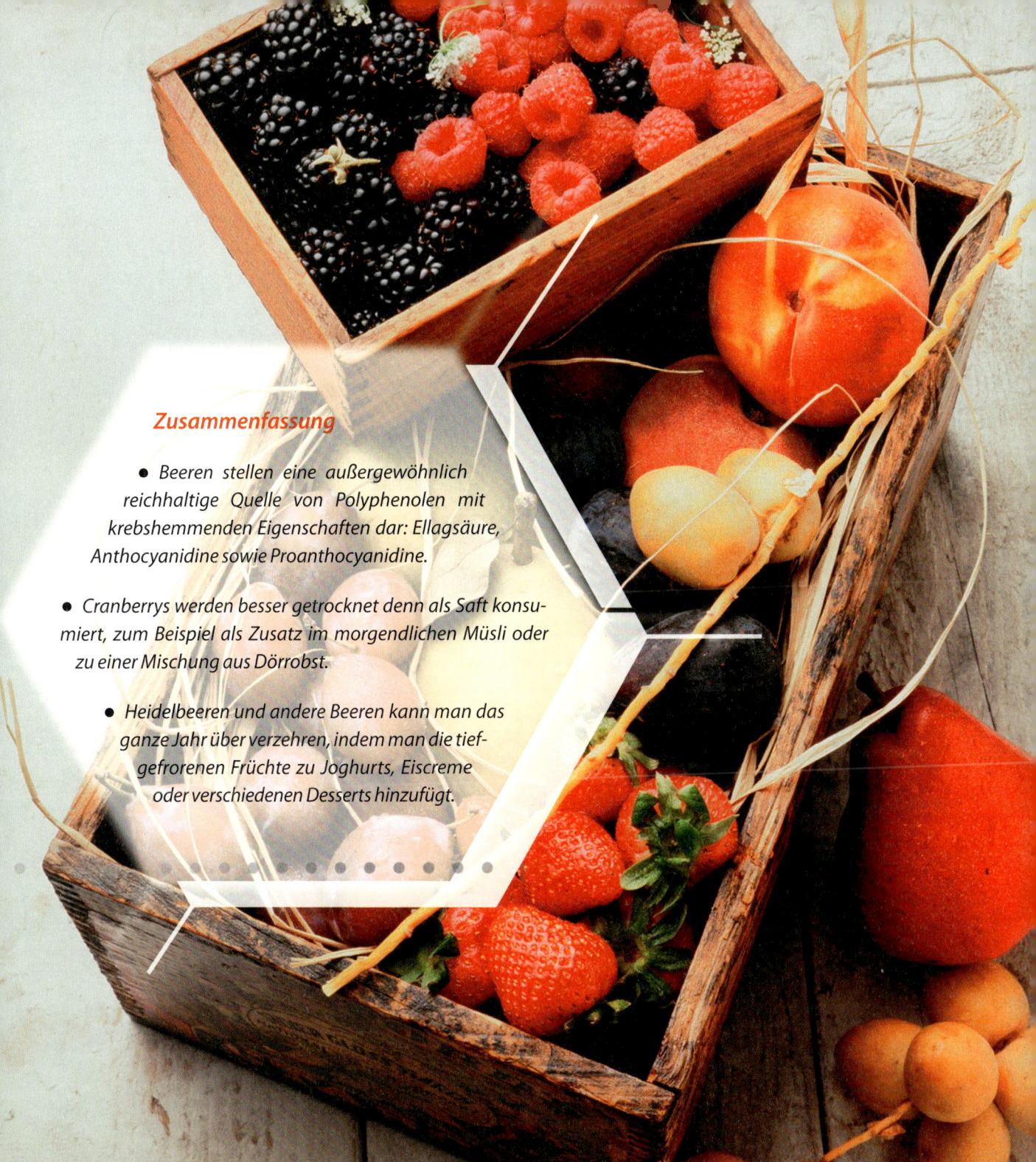

Zusammenfassung

- Beeren stellen eine außergewöhnlich reichhaltige Quelle von Polyphenolen mit krebshemmenden Eigenschaften dar: Ellagsäure, Anthocyanidine sowie Proanthocyanidine.

- Cranberrys werden besser getrocknet denn als Saft konsumiert, zum Beispiel als Zusatz im morgendlichen Müsli oder zu einer Mischung aus Dörrobst.

- Heidelbeeren und andere Beeren kann man das ganze Jahr über verzehren, indem man die tiefgefrorenen Früchte zu Joghurts, Eiscreme oder verschiedenen Desserts hinzufügt.

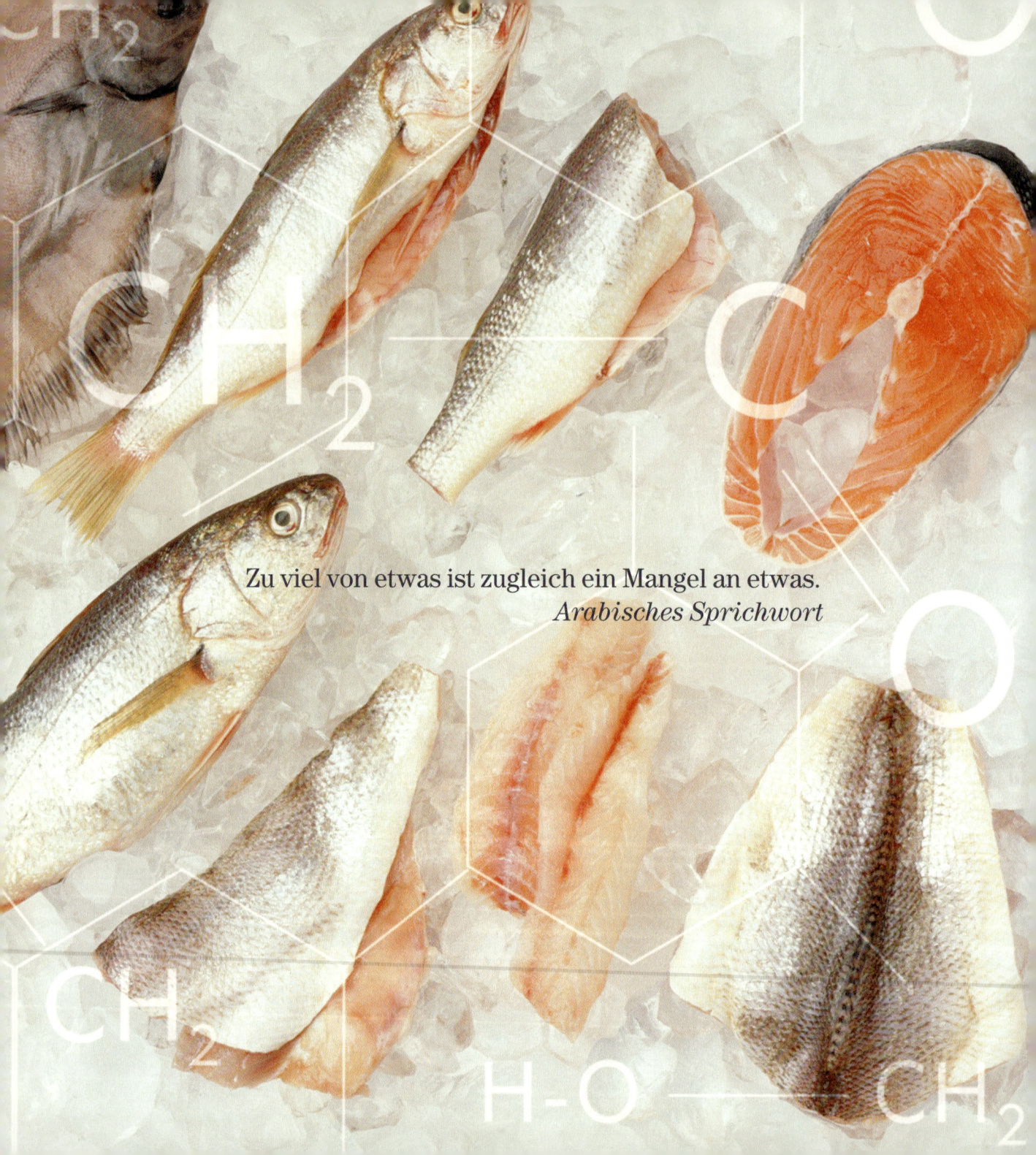

Zu viel von etwas ist zugleich ein Mangel an etwas.
Arabisches Sprichwort

Kapitel 12
Die Omega-3-Fettsäuren: endlich gute Fette!

Fette haben im Laufe der letzten Jahrzehnte einen sehr schlechten Ruf erworben. Auch wenn bestimmte Fette wie etwa tierische oder sogenannte Trans-Fette diese negative Meinung durchaus verdienen, so gibt es doch zugleich sehr hochwertige Fette, die für das reibungslose Funktionieren des Organismus sogar eine wichtige Rolle spielen (Abbildung 30). Anders gesagt, sollte man nicht nur auf die *Menge* von Fett in der Nahrung achten, sondern auch auf die Art dieser Fette. Das ist ein wichtiger Gesichtspunkt, denn trotz des großen Stellenwerts, den Fette in der westlichen Ernährungsweise einnehmen, betrifft unser größtes Ernährungsdefizit paradoxerweise die essentiellen Fettsäuren, die sogenannten Omega-3-Fettsäuren.

Die essentiellen Fettsäuren

Die mehrfach ungesättigten Fettsäuren (Omega-3 und Omega-6) heißen essentielle Fettsäuren, weil der Körper sie nicht selbst herstellen kann; sie müssen folglich durch die Nahrung zugeführt werden. Im Fall der Omega-6-Fettsäuren stellt das keinerlei Problem dar, denn diese Fette sind in großen Mengen in den Hauptzutaten der modernen Ernährung (Fleisch, Eier, Gemüse und verschiedenen Pflanzenölen) enthalten und versorgen den Körper mit einer ausreichenden Menge von Linolsäure (LA), dem wichtigsten Fett dieser Kategorie.

Dagegen ist die adäquate Versorgung mit Omega-3-Fettsäuren in unserer heutigen Gesellschaft offenbar wesentlich schwieriger zu gewährleisten: Während das Verhältnis von Omega-6 zu Omega-3-Fettsäuren in der Nahrung der ersten Menschen etwa 1:1 betrug, liegt es heute schätzungsweise bei 20:1! Dieses Ungleichgewicht zugunsten der Omega-6-Fettsäuren kann sich negativ auf die Entstehung von chronischen Krankheiten wie Herz- und Gefäßerkrankungen sowie Krebs auswirken, denn die Omega-6-Fettsäuren werden im Körper zu entzündungsfördernden Molekülen synthetisiert; Omega-3-Fettsäuren hingegen tragen zur Bildung von entzündungshemmenden Molekülen bei. Eine erhöhte Zufuhr an Omega-3-Fettsäuren und eine Verringerung der Aufnahme von Omega-6-Fettsäuren könnte folglich das Risiko für alle entzündlichen Erkrankungen, für Herz- und Gefäßleiden sowie Krebs reduzieren.

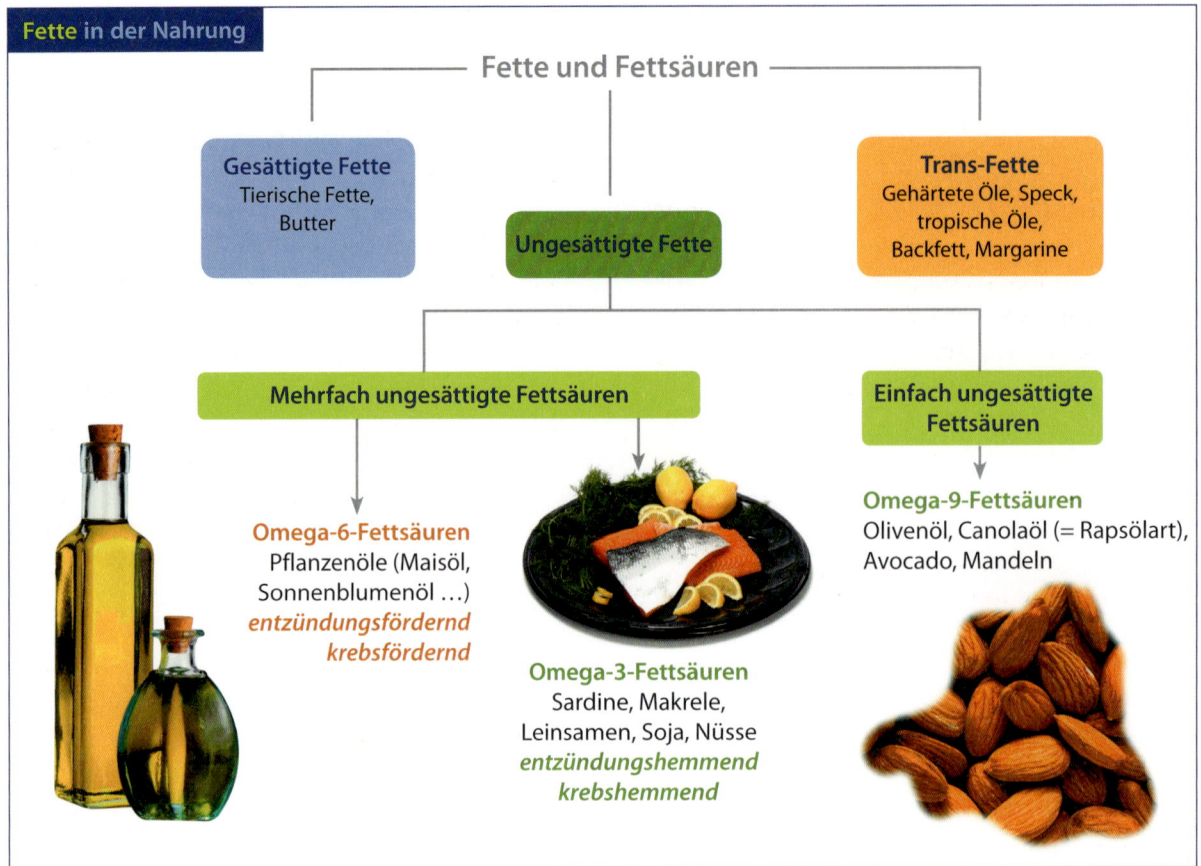

Fette in der Nahrung

Fette und Fettsäuren

Gesättigte Fette
Tierische Fette,
Butter

Ungesättigte Fette

Trans-Fette
Gehärtete Öle, Speck,
tropische Öle,
Backfett, Margarine

Mehrfach ungesättigte Fettsäuren

Einfach ungesättigte Fettsäuren

Omega-6-Fettsäuren
Pflanzenöle (Maisöl,
Sonnenblumenöl …)
entzündungsfördernd
krebsfördernd

Omega-3-Fettsäuren
Sardine, Makrele,
Leinsamen, Soja, Nüsse
entzündungshemmend
krebshemmend

Omega-9-Fettsäuren
Olivenöl, Canolaöl (= Rapsölart),
Avocado, Mandeln

Abbildung 30

Omega-3-Fettsäuren: DHAH und EPA

Erste Hinweise auf die potenziellen Vorzüge einer Ernährung, die reich an Omega-3-Fettsäuren ist, stammen aus Untersuchungen an den Eskimos in Grönland, die trotz einer ausschließlich aus sehr fettem Fleisch (Robben, Wal …) bestehenden Ernährung und einem Mangel an Obst und Ge-müse größtenteils von Herz- und Gefäßerkrankungen verschont bleiben. Dieser Schutz hat keine genetischen Ursachen, denn wenn Eskimos auswandern, werden auch sie anfällig für diese Erkrankungen; er steht vielmehr in Zusammenhang mit dem außergewöhnlich hohen Gehalt an Omega-3-Fettsäuren, der in den Meereserzeugnissen aus ihrer Region enthalten ist.

Das Verwirrspiel um die Fette

Man muss zugeben, dass die Terminologie der Lipide nicht einfach zu verstehen ist. Wir wollen Ihnen im Folgenden zu einem besseren Verständnis dessen verhelfen, was sich hinter den Begriffen **gesättigte Fettsäuren, mehrfach ungesättigte Fettsäuren, Trans-Fette** und **Omega-3-Fettsäuren** verbirgt.

Fettsäuren kann man mit Ketten unterschiedlicher Länge vergleichen, deren Rigidität in Abhängigkeit von mehreren Parametern variiert. Die **gesättigten** Fettsäuren besitzen gerade, flexible Ketten; die Moleküle können sich sehr eng zusammendrängen und dadurch größere Stabilität erreichen. Das ist der Grund, weshalb Butter und tierische Fette, die Hauptlieferanten dieser gesättigten Fettsäuren, bei Raumtemperatur und im Kühlschrank fest sind.

Die **mehrfach ungesättigten** Fettsäuren haben eine andere Struktur: Ihre Ketten enthalten Biegungen mit starren Doppelbindungen, sodass die Moleküle sich nicht so eng zusammendrängen können; daher rührt beispielsweise der flüssige Charakter der Pflanzenöle.

Die **einfach ungesättigten** Fettsäuren stehen zwischen diesen beiden, denn ihre Ketten besitzen nur eine einzige Doppelbindung. Daher ist Olivenöl, eine reichhaltige Quelle dieser Lipide, bei Raumtemperatur flüssig, wird jedoch im Kühlschrank fest.

Es ist allerdings möglich, die Eigenschaften der Fettsäuren zu modifizieren. Wenn diese mehrfach ungesättigten Fettsäuren durch industrielle Verfahren **hydriert** (gehärtet) werden, dann werden ihre Doppelbindungen zerstört und ihre Ketten geglättet; sie werden bei Raumtemperatur fest wie beispielsweise die Margarine. Unglücklicherweise führt diese Reaktion zu Modifikationen in der Struktur der Fettsäure und verändert die Ausrichtung der Kette; man spricht dann von **Trans-Fetten** – das heißt, von in der Natur unbekannten Fettsäuren, die zellschädigend sein können.

Der Begriff **Omega**, der in den letzten Jahren immer mehr in Mode gekommen ist, bezieht sich auf die Position der ersten Doppelbindung in der Kohlenstoffkette der Fettsäure. Diese Positionen sind vom Ende der Kette aus nummeriert. Eine mehrfach ungesättigte Omega-3 oder Omega-6-Fettsäure ist folglich eine Fettsäure, deren erste starre Doppelbindung sich an dritter bzw. sechster Position befindet. Aus demselben Grund werden einfach ungesättigte Fettsäuren manchmal als Omega-9-Fettsäuren bezeichnet, weil die einzige Doppelbindung ihrer Kette auf Position 9 liegt.

Ölsäure (einfach ungesättigt, Omega-9)

Linolsäure (LA) (mehrfach ungesättigt, Omega-6)

Linolensäure (LNA) (mehrfach ungesättigt, Omega-3)

Fette Fische wie Makrelen, Sardinen und Lachs sind wichtige Lieferanten von zwei Omega-3-Fettsäuren, der Eicosapentaensäure (EPA) und der Docosahexaensäure (DHA). Diese Fische synthetisieren diese beiden Fettsäuren aus Linolensäure (LNA), einer pflanzlichen Omega-3-Fettsäure, die in großen Mengen im Phytoplankton enthalten ist, von dem sie sich ernähren. Die LNA, die man keinesfalls verwechseln darf mit der LA, der in unserer Nahrung allgegenwärtigen Omega-6-Fettsäure, kommt auch in bestimmten anderen Nahrungsmitteln vor (Leinsamen, Soja, Nüsse; Tabelle 15). Allerdings vermutet man, dass die Synthese von EPA und DHA ausgehend von LNA bei Menschen nicht sehr effektiv ist, wenn die Ernährung – wie es augenblicklich der Fall ist – durch ein Zuviel an Omega-6-Fettsäuren geprägt ist. Diese Schwierigkeiten bei der Herstellung von EPA und DHA sind darauf zurückzuführen, dass die Enzyme, die diese Säuren aus LNA synthetisieren, die gleichen sind wie die, die das LA oder Omega-6 in Entzündungsmoleküle umwandeln.

Wenn die Nahrung also zu viel LA liefert, werden die Enzyme von diesem Lipid überschwemmt und schaffen es nicht mehr, die in geringeren Mengen vorhandene LNA effektiv zu erkennen. Infolgedessen geht nicht nur die Produktion von Omega-3-Fettsäuren, die für das Gleichgewicht der Zelle unerlässlich sind, zurück, es kommt außerdem zu einer Überproduktion von Inflammationsmolekülen, die den Organismus schädigen können. Ein gutes Mittel, um die Zufuhr von Omega-6-Fettsäuren deutlich zu reduzieren, ist die Verwendung von Olivenöl als hauptsächlichem Fettlieferanten in der Küche (auch Rapsöl ist aufgrund seines besseren Verhältnisses von Omega-6/Omega-3 eine gute Alternative). Ansonsten genügt es, zur besseren Versorgung mit Omega-3-Fettsäuren so oft wie möglich pflanzliche Quellen wie Leinsamen oder Soja zu verwenden und regelmäßig fette Fische (Sardinen, Lachs, Makrelen) zu verzehren, die einen hohen Gehalt von bereits synthetisiertem DHA und EPA enthalten, die die Zelle unmittelbar nutzen kann.

Die wichtigsten Lieferanten von Omega-3-Fettsäuren in der Nahrung	
Pflanzliche Lieferanten	**Linolensäuregehalt (LNA) (g/Portion*)**
Frische Walnüsse	2,6
Leinsamen	2,2
Walnussöl	1,4
Rapsöl	1,3
Sojabohnen	0,44
Tofu	0,26
Tierische Quellen	**Gehalt an EPA und DHA (g/Portion)***
Sardinen	2,0
Hering	2,0
Makrele	1,8
Lachs (Atlantik)	1,6
Regenbogenforelle	1,0

* Portionen von 15 ml für die Öle, 30 g für Nüsse und 100 g für Tofu, Sojabohnen und Fische. Aus: USDA Nutrient Data Laboratory (http://www.nal.usda.gov/fnic/foodcomp) und www.tufts.edu/med/nutrition.

Tabelle 15

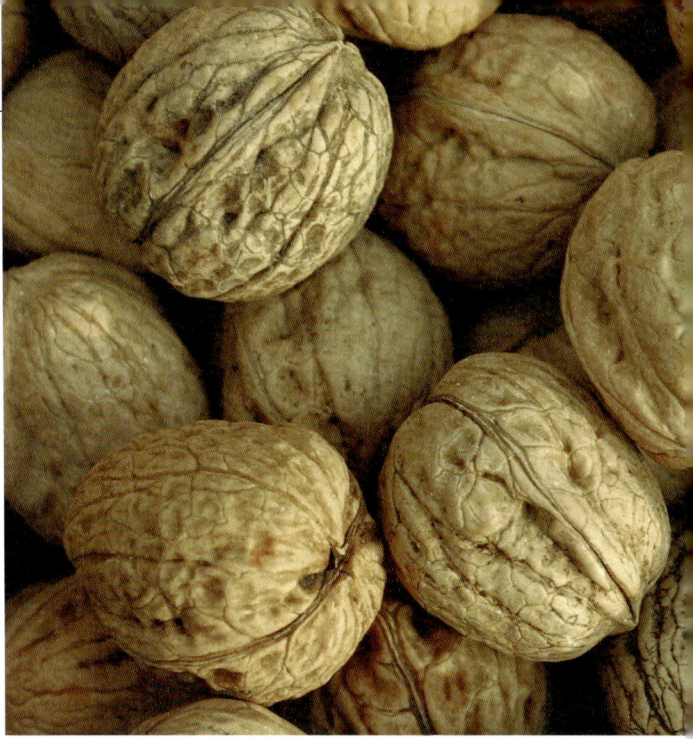

Die gesundheitsfördernde Wirkung der Omega-3-Fettsäuren

Eine bessere Versorgung mit Omega-3-Fettsäuren ist deshalb so wichtig, weil diese auf mindestens zwei weit verbreitete Leiden der westlichen Gesellschaften, nämlich auf Herz- und Gefäßerkrankungen sowie auf Krebs, einen positiven Einfluss haben. Es besteht heute Einigkeit darüber, dass der Verzehr von Nahrungsmitteln, die reich an Omega-3-Fettsäuren sind, insbesondere bei Personen mit einem erhöhten Risiko für Herz- und Gefäßerkrankungen zu empfehlen ist. Die Untersuchungen zeigen, dass Omega-3-Fettsäuren die Häufigkeit dieser Krankheiten reduzieren, indem sie das Risiko von Herzrhythmusstörungen verringern – den häufigsten Ursachen für plötzliche Todesfälle; sie senken außerdem den Blutfettspiegel und damit auch die Wahrscheinlichkeit der Bildung von atherosklerotischen Plaques.

Die positiven Auswirkungen von Omega-3-Fettsäuren beschränken sich jedoch nicht auf Herz- und Gefäßerkrankungen; immer mehr experimentelle Ergebnisse deuten zudem darauf hin, dass diese Fettsäuren auch in der Krebsprävention eine Rolle spielen können. In einer Reihe von Studien über einen möglichen Zusammenhang zwischen Krebs und dem Verzehr von Fischen, die reich an Omega-3-Fettsäuren sind, wurde eine Verringerung des Erkrankungsrisikos für Brust-, Prostata- und Darmkrebs beobachtet. Auch Resultate aus Versuchen an Tieren und isolierten Tumorzellen sprechen für eine solche Rolle der Omega-3-Fettsäuren bei der Vorbeugung gegen bestimmte Krebsarten. Während zum Beispiel die Omega-6-Fettsäuren dafür bekannt sind, dass sie Krebs auslösen, führt bei Laborversuchen die Gabe von Omega-3-Fettsäuren im Futter von Ratten zu einer umgekehrten Reaktion; das heißt, sie hemmen die Entwicklung von Brust-, Darm-, Prostata- und Bauchspeicheldrüsenkrebs und steigern darüber hinaus die Wirksamkeit der Chemotherapie.

Die für diese Schutzwirkung verantwortlichen Mechanismen hängen möglicherweise mit zwei Faktoren zusammen: Zum einem führen sie zu einer Drosselung der Produktion von Entzündungsmolekülen, die das Immunsystem beeinflussen und die Entstehung von Krebs begünstigen. Zum anderen wirken sie direkt auf die Krebszellen, indem sie ihre Fähigkeit, sich dem Tod durch Apoptose (siehe Kapitel 3) zu entziehen, schwächen und die Bildung neuer Blutgefäße verhindern, die für das Zellwachstum lebensnotwendig sind. Der erhöhte Konsum von

Nahrungsmitteln, die reich an Omega-3-Fettsäuren sind wie fetter Fisch, kann daher nur positive Folgen für die Gesundheit haben und reduziert deutlich das Risiko einer Krebserkrankung – besonders wenn er auf Kosten gesättigter tierischer Fette wie etwa rotem Fleisch geht.

Eine Veränderung der Essgewohnheiten zugunsten einer deutlichen Steigerung des Verzehrs von Omega-3-Fettsäuren und einer Verringerung der Zufuhr von Omega-6-Fettsäuren ist also ohne jeden Zweifel ein geeignetes Mittel, um sich vor Krebs zu schützen. Ein Suppenlöffel frisch gemahlener Leinsamen in das morgendliche Müsli ist eine einfache und wirksame Methode, um die Zufuhr von Omega-3-Fettsäuren zu erhöhen. Da der beste Lieferant für diese Fette Fisch ist, ist es außerdem ratsam, zwei oder drei Portionen fetten Fisch in den wöchentlichen Speiseplan aufzunehmen – und zwar sowohl wegen seines Gehalts an Omega-3-Fettsäuren als auch wegen seines bei-spielhaften Gehalts an Proteinen, Vitaminen und Mineralstoffen. Natürlich ist es bedauerlich, dass bestimmte Fische winzige Mengen verschiedener Schadstoffe enthalten, die sich bei der Nahrungsaufnahme negativ auswirken könnten. Doch sollte man sich dabei vor Augen halten, dass angesichts so geringer Mengen die Vorteile von fettem Fisch bei Weitem überwiegen. Wenn Sie das dennoch beunruhigen sollte, so vermeiden Sie am besten, öfter als einmal wöchentlich große Raubfische wie Hai, Schwertfisch und Thunfisch zu essen. Jene Fische aber, die die besten Lieferanten für Omega-3-Fettsäuren sind (nämlich Lachs, Sardinen, Makrelen), enthalten nur wenige Schadstoffe. Was den Lachs betrifft, so wählen Sie vorzugsweise Wildlachs anstelle von Zuchtlachs. Denn Zuchtfische werden im Allgemeinen mit Körnern gefüttert, die viele Omega-6-Fettsäuren enthalten, anstatt mit Algen, und enthalten infolgedessen weitaus weniger Omega-3-Fettsäuren.

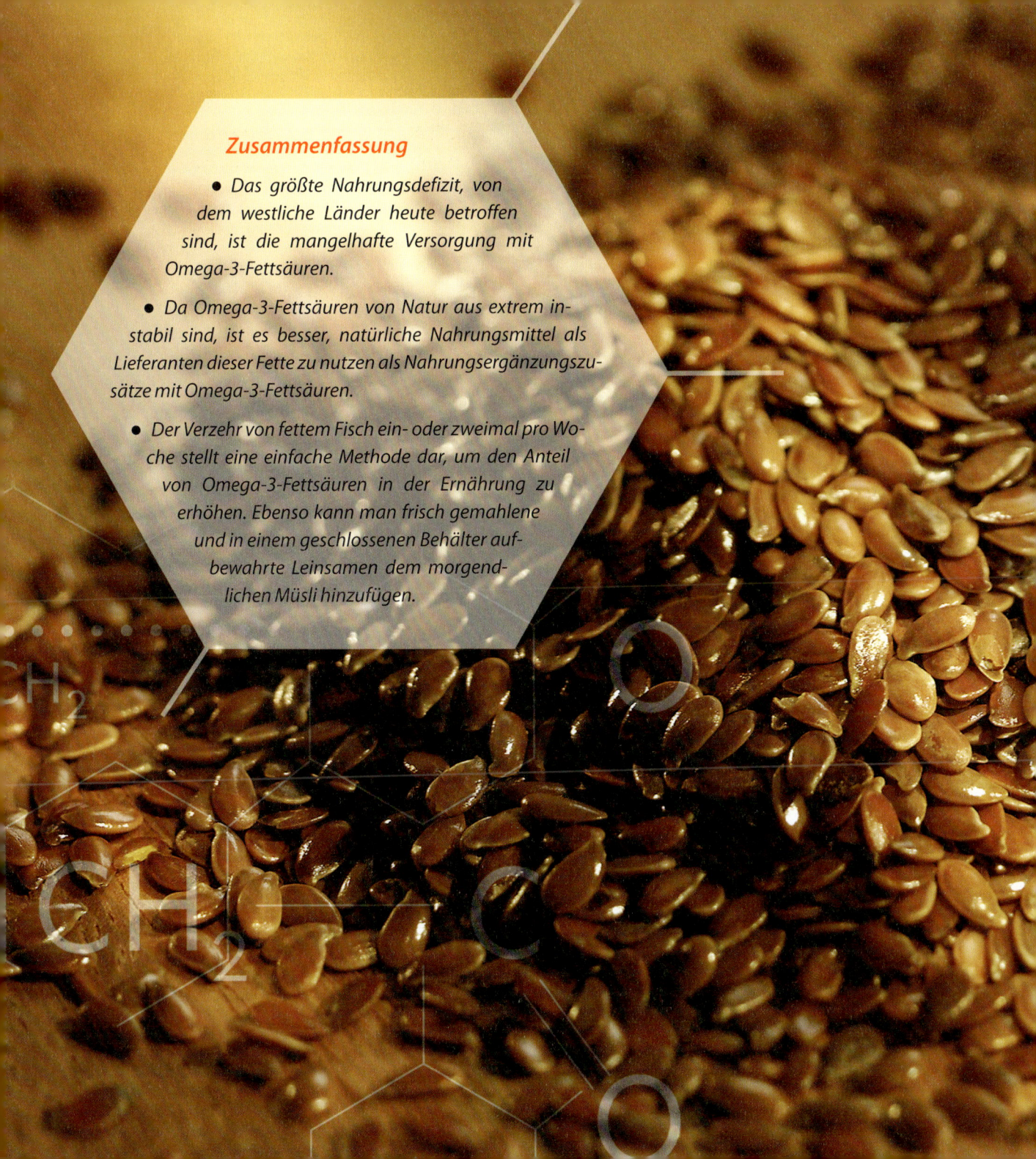

Zusammenfassung

- Das größte Nahrungsdefizit, von dem westliche Länder heute betroffen sind, ist die mangelhafte Versorgung mit Omega-3-Fettsäuren.

- Da Omega-3-Fettsäuren von Natur aus extrem instabil sind, ist es besser, natürliche Nahrungsmittel als Lieferanten dieser Fette zu nutzen als Nahrungsergänzungszusätze mit Omega-3-Fettsäuren.

- Der Verzehr von fettem Fisch ein- oder zweimal pro Woche stellt eine einfache Methode dar, um den Anteil von Omega-3-Fettsäuren in der Ernährung zu erhöhen. Ebenso kann man frisch gemahlene und in einem geschlossenen Behälter aufbewahrte Leinsamen dem morgendlichen Müsli hinzufügen.

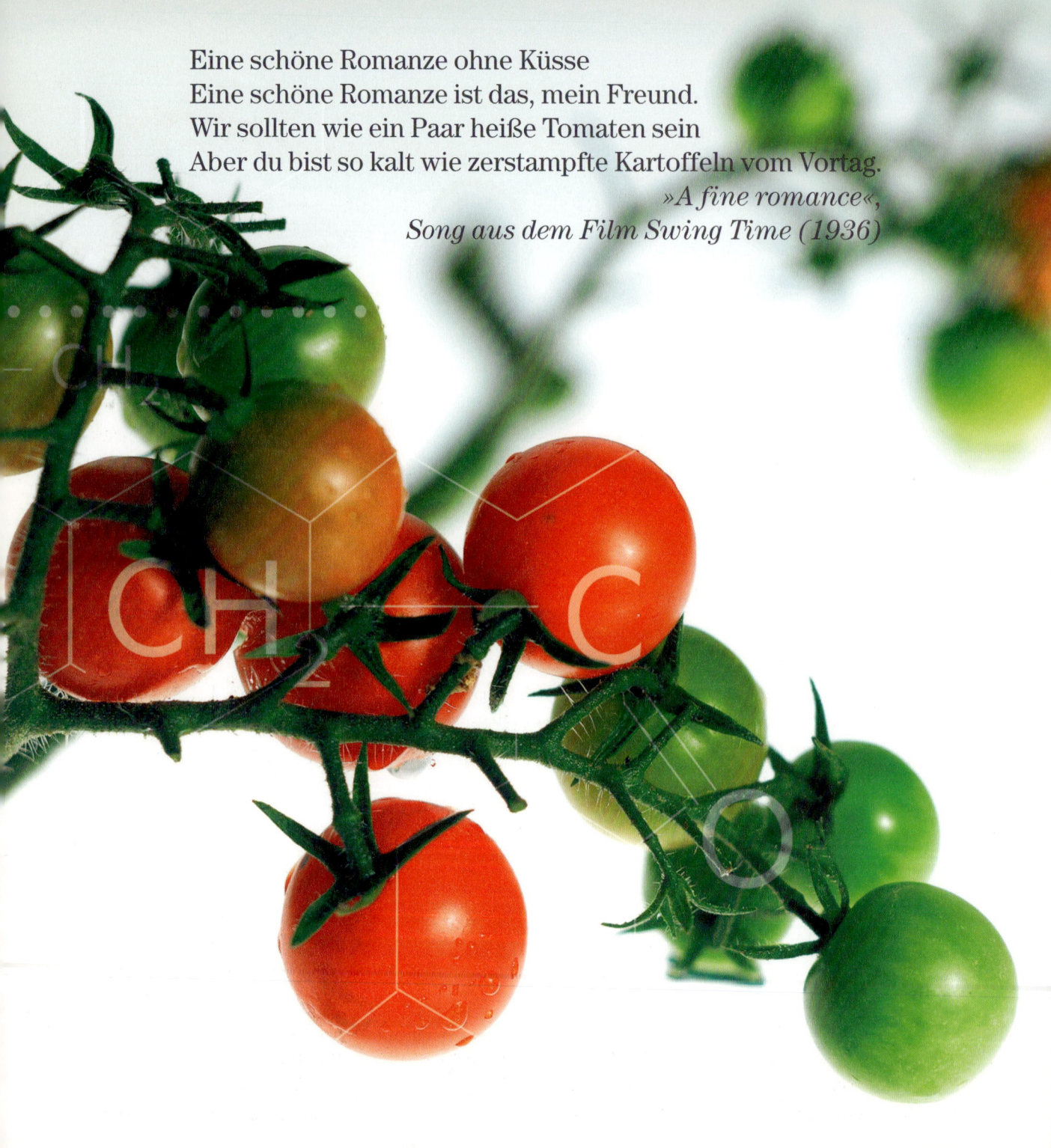

Eine schöne Romanze ohne Küsse
Eine schöne Romanze ist das, mein Freund.
Wir sollten wie ein Paar heiße Tomaten sein
Aber du bist so kalt wie zerstampfte Kartoffeln vom Vortag.

»A fine romance«,
Song aus dem Film Swing Time (1936)

Kapitel 13
Die Tomate: die beste Freundin der Prostata

Die Tomate kommt ursprünglich aus Südamerika, höchstwahrscheinlich aus Peru, wo sie im Übrigen auch heute noch wild wächst. Diese peruanischen Tomaten, die gelb und so groß wie unsere heutigen Kirschtomaten sind, wurden allerdings von den Inkas nicht gegessen. Es waren vielmehr die Azteken in Mittelamerika, die mit dem Anbau der von ihnen sogenannten *tomalt* (»fleischige Frucht«) begannen; und schon damals kombinierten sie sie mit Piment, um daraus den Vorgänger der heutigen Salsa zuzubereiten.

Nach der Entdeckung der Tomate durch die Spanier während der Eroberung Mexikos Anfang des 16. Jahrhunderts erreichte sie zuerst Spanien und anschließend Italien. Dort fiel schon 1544 die Ähnlichkeit dieser *pomo d'oro* mit der Belladonna und der Mandragora auf – zwei Pflanzen mit einer sehr starken psychotropen Wirkung. Das genügte, um die Tomate als giftige Frucht anzusehen, und lange Zeit diente sie in Nordeuropa ausschließlich als Zierpflanze, um »Aborte und Lauben zu bedecken, munter darüber zu klettern und sich an allen Stützen festzuklammern (…) Ihre Früchte sind ungenießbar: Sie sind nur in der Medizin von Nutzen und angenehm zu berühren oder zu riechen.« (Olivier de Serres, der Begründer der modernen Agronomie, in: *Le Théâtre de l'agriculture et le mesnage des champs,* 1600). Erst 1692 tauchte die Tomate zum ersten Mal in einem italienischen Kochbuch auf; und es sollte noch ein weiteres Jahrhundert vergehen, bis sie wirklich Einzug in Europas Küchen hielt. Die Bewohner der Neuen Welt legten trotz des Vorbilds so berühmter Persönlichkeiten wie Thomas Jefferson die gleiche Zurückhaltung an den Tag, die Tomate in ihre alltägliche Ernährung aufzunehmen; erst Mitte des 19. Jahrhunderts setzte sich ihre allgemeine Verwendung in der Küche durch. Heute ist die Tomate einer der wichtigsten Lieferanten von Vitaminen und Mineralstoffen in der westlichen Ernährung.

Lycopin, der Hauptverantwortliche für die krebshemmende Wirkung von Tomaten

Lycopin gehört zur großen Familie der Carotinoide, einer außerordentlich vielseitigen Klasse von sekundären Pflanzenstoffen, die für die gelbe, orange und rote Farbe vieler Früchte und Gemüsesorten verantwortlich sind. Da der menschliche Körper zur Synthetisierung von Carotinoiden unfähig ist, müssen diese Moleküle durch Gemüse in der Nahrungszufuhr aufgenommen werden.

Die Tomate: eine Frucht, ein Gemüse … oder ein Gift?

Man kann über die Überzeugung unserer Vorfahren, dass die Tomate gefährlich für die Gesundheit sei, lächeln; dennoch müssen wir ihrer scharfen Beobachtungsgabe Respekt zollen: Die Tomate gehört nämlich in der Tat zu einer Pflanzenfamilie (*Solanaceae*), in der mehrere Mitglieder wie Tabak, Belladonna, Mandragora und Stechapfel extrem starke Alkaloide aufweisen, die sogar tödlich sein können. Auch Tomatenpflanzen enthalten eine dieser Substanzen, das *Tomatin*. Dies allerdings ist beinahe ausschließlich in den Wurzeln und Blättern eingelagert und nur in geringem Maß in der Frucht, aus der es mit der Reifung vollkommen verschwindet (das Gleiche gilt für andere essbare Mitglieder der Nachtschattengewächse wie Kartoffeln, Auberginen und Paprika). Die Ambivalenz der Menschen gegenüber der Tomate kommt treffend in ihrem botanischen Namen *Lycopersicon esculentum* zum Ausdruck, das wörtlich »essbarer Wolfspfirsich« bedeutet und auf eine deutsche Sage zurückgeht, derzufolge die Hexen halluzinogene Pflanzen wie Belladonna und Mandragora benutzten, um Werwölfe zu erschaffen.

Schließlich wollen wir noch darauf hinweisen, dass man die Tomate als Frucht wie als Gemüse betrachten kann. In botanischer Hinsicht handelt es sich um eine Frucht (eine Beere!), denn sie ist das Produkt einer Blütenbefruchtung. Im Gartenbau gilt sie wie der Kürbis in Hinblick auf ihren Anbau und ihre Verwendung grundsätzlich als eine Frucht. Diese Klassifizierung hat in erster Linie wirtschaftliche Gründe: Ein amerikanischer Unternehmer, der von den Einfuhrsteuern auf Gemüse freigestellt werden wollte, argumentierte, die Tomate sei eine Frucht. Der Antrag wurde allerdings 1893 vom amerikanischen Supreme Court abgewiesen, der die Tomate offiziell zum Gemüse erklärte.

Bestimmte Carotinoide wie Beta-Carotin und Beta-Cryptoxanthin sind Vorstufen von Vitamin A, einem wichtigen Wachstumshormon, während andere Mitglieder dieser Familie wie Lutein, Zeaxanthin und Lycopin keinen chemischen Zusammenhang mit Vitamin A aufweisen und folglich andere Aufgaben haben. Lutein und Zeaxanthin absorbieren zum Beispiel sehr effektiv die blaue Komponente des Lichts und können somit die Augen schützen, indem sie das Risiko einer altersbedingten Makula-Degeneration sowie der Entstehung von grauem Star senken. Über die Rolle des Lycopins ist noch wenig bekannt; neuere Untersuchungsergebnisse deuten jedoch darauf hin, dass Lycopin unter allen Carotinoiden vermutlich die stärkste krebshemmende Wirkung hat.

Lycopin ist das Pigment, das für die rote Farbe der Tomate verantwortlich ist, und diese Gemüse-Frucht ist mit Abstand die beste Nahrungsquelle dafür. Im Allgemeinen sorgen Produkte auf Tomatenbasis für etwa 85 Prozent der Lycopinzufuhr, die restlichen 15 Prozent liefern bestimmte

Früchte (Tabelle 16). Bedauerlicherweise ist der Lycopingehalt unserer Zuchttomaten weitaus geringer als der der ursprünglichen Wildform *Lycopersicon pimpinellifolium* (50 Mikrogramm pro Gramm im Vergleich zu 200 bis 250 Mikrogramm in bestimmten Wildarten). Diese Differenz ist auf die beschränkte Sortenzahl zurückzuführen, die für das Kreuzen verwendet wird, wodurch sich zugleich die genetische Vielfalt der Pflanze reduziert. Es ist daher zu hoffen, dass sich durch die Einbeziehung des genetischen Erbes der Wildformen der Lycopinanteil der Kulturpflanzen erhöht, damit durch einen höheren Gehalt eine noch effektivere Bekämpfung von Krebs möglich wird.

Besonders hoch ist der Lycopingehalt in Produkten aus gekochten Tomaten, denn das Aufbrechen der Zellstrukturen durch Hitze ermöglicht eine bessere Extraktion des Wirkstoffs sowie Veränderungen in seiner Struktur, durch die der Organismus ihn leichter verwerten kann. Auch Fette erhöhen die Verfügbarkeit des Lycopins; eine maximale Menge an Lycopin erhält man also durch Kochen von Tomaten in Olivenöl. Was allerdings den Ketchup betrifft: Er zählt nicht als Gemüse! Denn man darf über seinem hohen Lycopingehalt nicht vergessen, dass beinahe ein Drittel seines Gewichts aus Zucker besteht.

Länder mit einem hohen Tomatenkonsum wie Italien, Spanien und Mexiko haben deutlich niedrigere Prostatakrebsraten als Nordamerika. Selbstverständlich beweisen diese Statistiken nicht, dass diese Unterschiede auf den unterschiedlichen Stellenwert der Tomate in der Ernährungsweise zurückzuführen sind – Asiaten beispielsweise konsumieren keine Tomaten und sind trotzdem weniger von dieser Krankheit betroffen; dennoch be-

Die wichtigsten Nahrungsquellen von Lycopin	
Nahrungsmittel	Lycopingehalt (mg/100g)
Tomatenmark	29,3
Spaghettisauce	17,5
Ketchup	17,0
Tomatensauce	15,9
Kondensierte Tomatensuppe	10,9
Tomaten in der Dose	9,7
Tomatensaft	9,3
Wassermelone	4,8
Guave	5,4
Rohe Tomate	3,0
Papaya	2,0
Rosa Grapefruit	1,5

Quelle: USDA database for the carotenoid content of selected foods, 1998

Tabelle 16

wogen diese Daten einige Forscher dazu, einem möglichen Zusammenhang zwischen der Entwicklung von Prostatakrebs und dem Verzehr von Tomaten nachzugehen. Tatsächlich spricht eine Reihe von Untersuchungen dafür, dass Menschen, die große Mengen von Tomaten und Tomatenprodukten konsumieren, ein eingeschränktes Risiko für Prostatakrebs und insbesondere für die aggressiveren Formen dieser Krankheit haben. Diese Beziehung konnte indes nicht in allen bis jetzt durchgeführten Studien belegt werden; die große Variationsbreite des Lycopingehalts in verschiedenen Tomatenprodukten macht es sehr schwierig, eine gesundheitsfördernde Wirkung nachzuweisen. In anderen Untersuchungen mit großen Bevölkerungsstichproben, die das Risiko einer Prostatakrebs-Erkrankung bezüglich Nahrungsmittel mit einem hohen Lycopingehalt wie Tomatensauce überprüften, zeigte sich jedoch: Bei Verzehr solcher Nahrungsmittel sank das Risiko um etwa 30 Prozent. Dieser Zusammenhang ist offenbar stärker ausgeprägt bei Personen über 65 Jahre; das deutet darauf hin, dass Lycopin besser der Entstehung eines Prostatakarzinoms aufgrund von Alterungsprozessen entgegenwirken kann als der Bildung früherer, im Alter von etwa 50 Jahren auftretenden Tumoren, die offenbar eher genetische Ursachen haben.

Noch sind die Mechanismen, mit deren Hilfe Lycopin das Risiko eines Prostatakarzinoms verringert, unbekannt. Wie sein naher Verwandter, das Beta-Carotin, ist auch Lycopin ein hervorragendes Antioxidans; unklar ist jedoch, inwieweit diese Eigenschaft zu seiner krebshemmenden Wirkung beiträgt. Tatsächlich verhindert Lycopin nach heutigem Kenntnistand die Entwicklung von Prostatakrebs vor allem durch seine direkte Wirkung auf bestimmte Enzyme, die für das Wachstum dieses Gewebes verantwortlich sind. Insbesondere greift es in die Signale der Androgene ein, jener Hormone also, die oft beim exzessiven Wachstum des Prostatagewebes eine Rolle spielen; außerdem stört es offenbar das Zellwachstum. Da das aufgenommene Lycopin sich vorzugsweise im Bereich der Prostata anreichert, scheint das Molekül ideal dafür geeignet, eine eventuelle Proliferation (Vermehrung) von Krebszellen zu verhindern.

Auch wenn sich die Untersuchungen über die krebshemmende Wirkung von Tomaten bisher vor allem auf die Prävention von Prostatakrebs konzentriert haben, darf man darüber spekulieren, dass dieses Gemüse eine globalere Rolle bei der Vorbeugung gegen bestimmte andere Krebsarten spielen könnte. Wie wir in Kapitel 2 und 3 geschildert haben, gleichen sich die molekularen Mechanismen, die Krebs auslösen, sehr oft von einer Krebsart zur anderen. Daher ist es wahrscheinlich, dass Lycopin auch die Entwicklung anderer Krebsarten beeinflussen kann. Tomaten sollten folglich als wichtiges Nahrungsmittel in einer globalen Strategie der Krebsprävention durch Ernährung betrachtet werden.

Der Verzehr von Produkten auf Tomatenbasis stellt also ein gutes Mittel dar, um das Risiko einer Prostatakrebserkrankung zu verringern. Allerdings deuten die bisherigen Untersuchungsergebnisse darauf hin, dass für eine wesentliche Senkung dieses Risikos eine relativ große Menge an Lycopin erforderlich ist. Es ist daher wichtig, nicht nur Produkte mit einem hohen Lycopingehalt auszuwählen, sondern auch darauf zu achten, dass dieses Lycopin in einer möglichst leicht verwertbaren Form vorhanden ist. In diesem Sinn ist Tomatensauce das ideale Nahrungsmittel, weil sie eine hohe Konzentration des Wirkstoffs enthält und dieser aufgrund der langen Kochzeit der Tomaten und des darin enthaltenen Olivenöls sehr gut aufgenommen wird. Der schlichte Verzehr von zwei Mahlzeiten mit Tomatensauce pro Woche kann das Risiko, an Prostatakrebs zu erkranken, bereits um 25 Prozent senken. Und vergessen Sie nicht, ordentlich Knoblauch hinzuzufügen!

Zusammenfassung

- *Lycopin, ein Pigment, das für die rote Farbe der To-mate verantwortlich ist, ist der für das krebshemmende Potenzial von Tomaten wesentliche Bestandteil.*

- *Die krebshemmende Wirkung des Lycopins entfaltet sich nur dann maximal, wenn es zusammen mit Fett gekocht wird, wie beispielsweise in Saucen auf der Basis von Tomatenmark.*

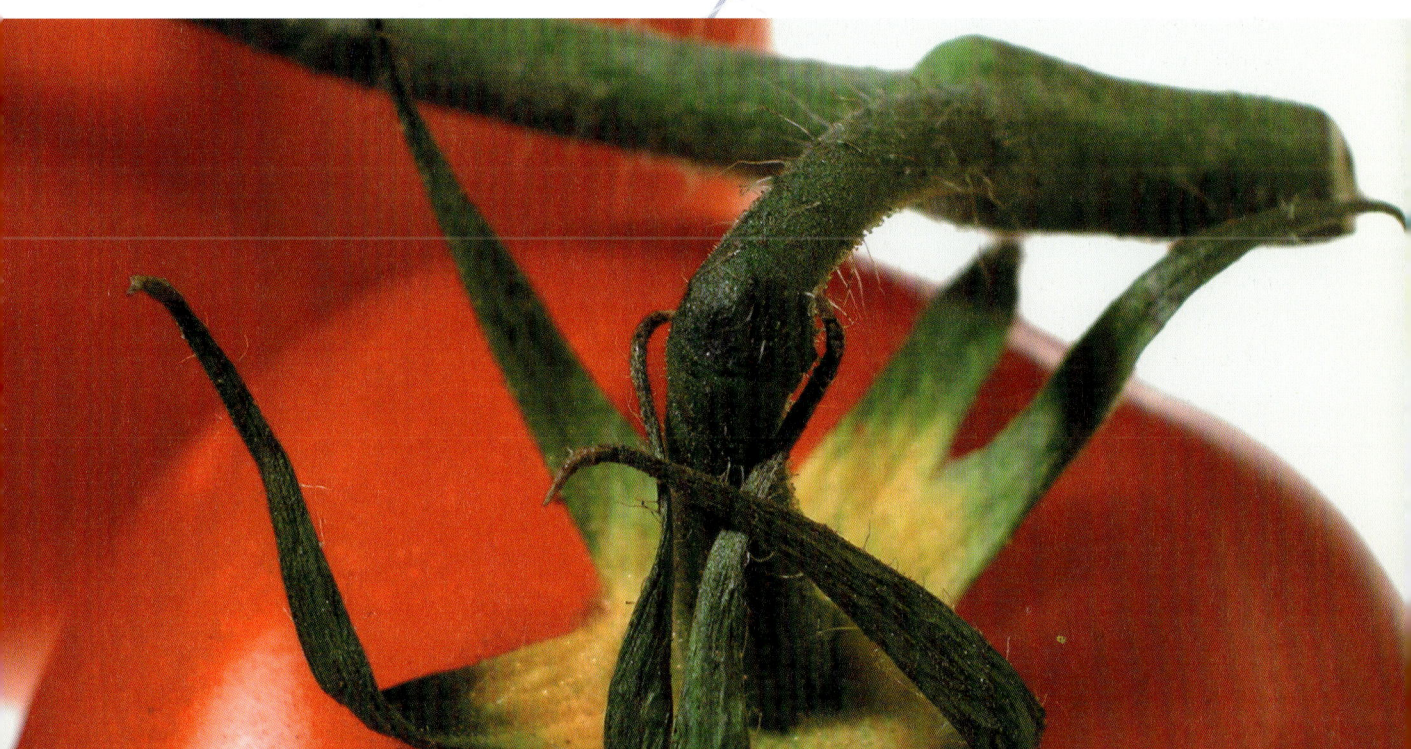

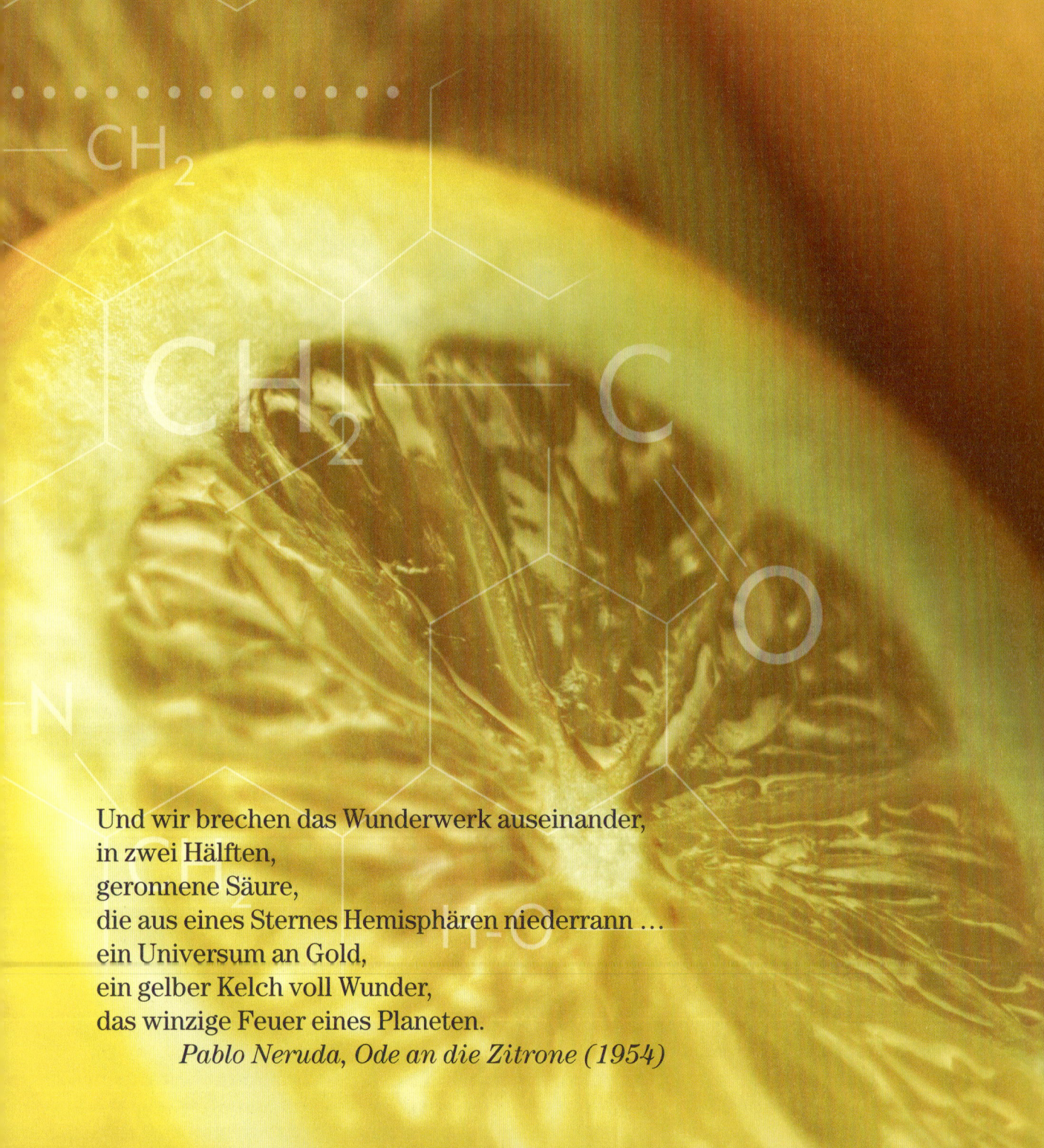

Und wir brechen das Wunderwerk auseinander,
in zwei Hälften,
geronnene Säure,
die aus eines Sternes Hemisphären niederrann …
ein Universum an Gold,
ein gelber Kelch voll Wunder,
das winzige Feuer eines Planeten.
Pablo Neruda, Ode an die Zitrone (1954)

Kapitel 14
Zitrusfrüchte: Anti-Krebs-Moleküle in der Schale

Zitrusfrüchte wie Zitronen, Orangen, Grapefruits und Mandarinen (siehe Kasten S. 160) gehören zur Gattung *Citrus* aus der Familie der *Rutaceae*. Zitrusfrüchte sind auch unter der Bezeichnung *Hesperiden* bekannt – in Anlehnung an die elfte Aufgabe des Herkules, in deren Verlauf es dem Halbgott gelang, drei goldene Äpfel aus den bewachten Gärten der Hesperiden zu entwenden. Heute allerdings wird der Begriff »hesperidisch« vor allem in der Parfümerie verwendet, wo er Ölessenzen bezeichnet, die aus Pflanzen der Gattung *Citrus* gewonnen werden.

Alle Zitrusfrüchte stammen aus Asien, insbesondere aus Indien und China, wo sie bereits seit mindestens 3000 Jahre angebaut werden. Europa musste auf die Erforschung Asiens durch die Entdecker warten, bis die ersten Zitrusfrüchte eintrafen: So wurde die Zitronat-Zitrone (*Citrus medica*) von Alexander dem Großen im 4. Jahrhundert vor Christus eingeführt und der Pomeranzenbaum (Bitterorange) zu Beginn unserer Zeitrechung von den Arabern. Viel später erst wurden im 13. Jahrhundert Zitronenbäume in Spanien angepflanzt, im 15. Jahrhundert Orangenbäume in Portugal und erst im 19. Jahrhundert Mandarinenbäume in der Provence und in Nordafrika. Lange Zeit galten Zitrusfrüchte als exotische Früchte. Heute jedoch gehören sie zur Standardernährung der weitaus meisten Länder; *eine Milliarde* kultivierter Zitrusbäume auf der Welt produzieren alljährlich 100 Million Tonnen Früchte.

Die phytochemischen Bestandteile der Zitrusfrüchte

Zitrusfrüchte sind weit mehr als nur ergiebige Vitamin-C-Lieferanten, sie enthalten mehrere phytochemische Bestandteile, die wahrscheinlich für die krebshemmende Wirkung dieser Früchte verantwortlich sind. Eine Orange beispielsweise enthält mehr als 200 verschiedene Inhaltsstoffe, darunter etwa sechzig Polyphenole sowie mehrere Mitglieder einer Klasse stark riechender Moleküle, der *Terpene*.

Zitrusfrüchte sind die einzigen Pflanzen, die bedeutende Mengen einer Gruppe von Polyphenolen namens *Flavanone* enthalten. Diese Moleküle sind für die Heilwirkung gegen Skorbut verantwortlich, die man seit Langem mit diesen Früchten verbindet. Eines dieser Moleküle – das Hesperidin – wurde früher sogar »Vitamin P« genannt, weil es die Kapillargefäße schützt, indem es ihren Tonus erhöht und ihre Durchlässigkeit reduziert. Da Entzündungsprozesse durch eine

Die wichtigsten Zitrusfrüchte

Die Orange (*Citrus sinensis*)

Obwohl diese Frucht ursprünglich aus China stammt, leitet sich die Bezeichnung Orange vom arabischen *narandj* ab, das wiederum aus dem Sanskrit-Wort *nagarunga* hervorging, was so viel wie »von Elefanten geliebte Frucht« bedeutet. Süße Orangen wurden im 15. Jahrhundert von den Portugiesen im Westen eingeführt. Durch Christoph Kolumbus gelangten sie schließlich nach Amerika. Ludwig XIV. wiederum ließ die berühmten Orangenhaine von Versailles anlegen. Während die Orange noch zu Beginn des vergangenen Jahrhunderts als Luxusgut galt, wurde sie seit dem letzten Weltkrieg zur am häufigsten konsumierten Zitrusfrucht der Welt und macht heute 70 Prozent der Weltproduktion dieser Früchte aus.

Die Grapefruit (*Citrus paradisi Macfadyen*)

Die Grapefruit, die wir heute kennen, ist in Wahrheit eine Subspezies der *Pomelo,* die aus der natürlichen Kreuzung einer Orange mit einer … Pampelmuse entstanden ist! Die echte Pampelmuse (*Citrus grandis*) leitet ihren Namen aus dem holländischen *pomplemoes* ab. Das heißt »dicke Zitrone« – eine Bezeichnung, die die Holländer dieser großen, birnenförmigen Frucht gaben, die im 17. Jahrhundert aus Malaysia eingeführt wurde. Was heute also unter »Pomelo« verkauft wird, ist eine Grapefruit, während unsere Grapefruits in Wahrheit Pomelos sind!

Die Zitrone (*Citrus limon*)

Die Zitrone stammt wahrscheinlich ebenfalls aus China und Indien, in der Nähe des Himalayas, und wurde im 12. Jahrhundert von den Arabern in Europa eingeführt. Sie darf nicht verwechselt werden mit der Zitronat-Zitrone (im Englischen *citron*) – eine weitere Frucht, die von Alexander dem Großen im Mittelmeerraum eingeführt wurde und die den Schriften von Theophrastus, Demokrit und Vergil zufolge sehr häufig als Gegengift verwendet wurde. Die Zitrone jedoch wurde schon bald zur Heilung von Skorbut eingesetzt, doch erst im 15. Jahrhundert eroberte sie sich wirklich einen festen Platz in der europäischen Küche. Bei der Limette (*Citrus aurantifola*) oder Limone handelt es sich trotz ihrer Ähnlichkeit um eine andere botanische Gattung; sie stammt aus Malaysia und braucht ein tropischeres Klima als die Zitrone, um Früchte zu tragen.

Die Mandarine (*Citrus reticulata*)

Der Name der Mandarine leitet sich von der Ähnlichkeit ihrer Farbe mit den Seidenroben der chinesischen Mandarine ab. Sie stammt aus Südostasien und wurde vermutlich vor 2500 Jahren in China zum ersten Mal kultiviert. Seit dem 19. Jahrhundert wird sie am Mittelmeer angebaut. Sie erfreut sich wachsender Beliebtheit, seitdem 1902 ihre berühmteste Hybride, die Clementine, entwickelt wurde. Heute machen Mandarinen und Clementinen 10 Prozent der weltweiten Produktion von Zitrusfrüchten aus.

erhöhte Durchlässigkeit der Blutgefäße charakterisiert sind, macht diese Wirkung die Polyphenole in Zitrusfrüchten zu entzündungshemmenden Molekülen; eine Eigenschaft, die auch zur Krebsvorbeugung beitragen kann.

Die krebshemmenden Eigenschaften der Zitrusfrüchte

In weltweiten Untersuchungen konnte ein Zusammenhang zwischen dem Verzehr von Zitrusfrüchten und einer Risikosenkung für bestimmte Krebsarten belegt werden; diese Beziehung ist besonders bedeutsam bei allen Karzinomen des Verdauungstrakts, das heißt, bei Speiseröhren-, Mund-, Kehlkopf- und Rachenkrebs sowie bei Magenkrebs. Dort wurde eine Senkung der Erkrankungswahrscheinlichkeit um 40 bis 50 Prozent beobachtet. Es ist allerdings wahrscheinlich, dass auch andere Krebsarten durch Zitrusfrüchte bekämpft werden können. Dafür sprechen auch neuere Untersuchungsergebnisse: In ihnen zeigt es sich, dass Kinder, die in den ersten beiden Lebensjahren regelmäßig Orangensaft konsumieren, anschließend ein geringeres Erkrankungsrisiko für Leukämie haben. Diese ermutigenden Ergebnisse müssen noch weiter bestätigt werden, doch sie belegen einmal mehr den Einfluss, den die Ernährungsweise auf die Entstehung bestimmter Krebsarten hat, und das schon in jungen Jahren.

Die Beobachtungen stimmen in vieler Hinsicht mit Laborexperimenten überein, in denen die Hauptbestandteile der Zitrusfrüchte, die Polyphenole und die Terpene, wiederholt als Moleküle identifiziert wurden, die in krebserregende Prozesse eingreifen können. Auch wenn die dabei wirksamen Mechanismen noch zu einem großen Teil unbekannt sind, so spricht doch einiges dafür, dass die sekundären Pflanzenstoffe der Zitrusfrüchte das Tumorwachstum blockieren können, indem sie direkt auf die Krebszellen wirken und ihre Vermehrungsfähigkeit einschränken. Es ist außerdem höchst wahrscheinlich, dass eine der wichtigsten krebshemmenden Eigenschaften der Zitrusfrüchte mit ihrem Einfluss auf die Entgiftungssysteme des Körpers für krebserregende Substanzen zusammenhängt. Wie Zitrusfrüchte in dieses System eingreifen, wird an der erstaunlichen Wirkung von Grapefruitsaft auf den Abbau bestimmter Medikamente deutlich. In einer Untersuchung, in der es um den Einfluss von Alkohol auf die Wirksamkeit eines sehr häufig bei Herzrhythmusstörungen eingesetzten Medikaments ging, stellte man ganz zufällig fest, dass der Grapefruitsaft, der zur Überdeckung des Alkoholgeschmacks benutzt wurde, die Menge des Medikaments im Blut verdoppelte und damit auch die Nebenwirkungen verstärkte. Einen ähnlichen Effekt kann man im Fall der Statine beobachten – das sind Medikamente, die zur Senkung des Cholesterinspiegels im Blut eingesetzt werden.

Diese Beobachtungen veranschaulichen, wie sehr Zitrusfrüchte und insbesondere Grapefruits in die Systeme eingreifen, die am Abbau körperfremder Substanzen beteiligt sind. Man weiß heute, dass diese Wirkung größtenteils auf ein Molekül aus der Klasse der Cumarine, das Desoxybergamottin, zurückzuführen ist, welches ein für den Abbau von Medikamenten verantwortliches Leberenzym (Cytochrom P450 3A4) hemmt. Dieser spezielle Effekt der Inhaltsstoffe von Zitrusfrüchten ist wichtig und kann sich sogar als entscheidend für die Potenzierung der krebshemmenden Wirkung anderer Früchte und Gemüsesorten erweisen: Alle krebshemmenden Wirkstoffe in der Nahrung, die wir in diesem Buch beschrieben haben, werden nämlich durch die gleichen Enzymsysteme in unserem Körper abgebaut und eliminiert, die auch beim Abbau von Medikamenten wirksam sind. Anders gesagt: Die Hemmung dieser Systeme durch die sekundären Pflanzenstoffe der Zitrusfrüchte hat unmittelbar zur Folge, dass dieser Abbau eingeschränkt wird und sich der Spiegel dieser krebshemmenden Moleküle im Blut erheblich erhöht, was zugleich auch ihre Wirksamkeit potenziert.

Schlussendlich ist anzumerken: Man darf Zitrusfrüchte nicht nur als ausgezeichnete Quelle von Vitamin C ansehen, sondern auch als Nahrungsmittel, die dem Körper viele krebshemmende sekundäre Pflanzenstoffe liefern können. Die zahlreichen Inhaltsstoffe dieser Früchte können Krebszellen nicht nur direkt beeinflussen und ihre Progression verhindern, sie haben darüber hinaus eine entzündungshemmende Wirkung und modifizieren die Aufnahme und den Abbau vieler anderer Substanzen. Der tägliche Verzehr von Zitrusfrüchten – als Saft oder ganze Früchte – stellt folglich eine einfache und effektive Methode dar, um einer präventionsausgerichteten Ernährung einen »Hauch von Frische« zu verleihen.

Zusammenfassung

- *Zitrusfrüchte sind wichtige Nahrungsmittel bei der Vorbeugung gegen Krebs: Zum einen, weil sie direkt auf Krebszellen wirken können, zum anderen, weil sie das krebshemmende Potenzial anderer sekundärer Pflanzenstoffe in der Nahrung verstärken können.*

- *Der Verzehr von Zitrusfrüchten – sei es als Saft oder als ganze Früchte – sichert dem Körper folglich eine unvergleichliche Zufuhr von krebshemmenden Wirkstoffen und versorgt ihn zugleich mit der nötigen Tagesration vieler Vitamine und Mineralstoffe.*

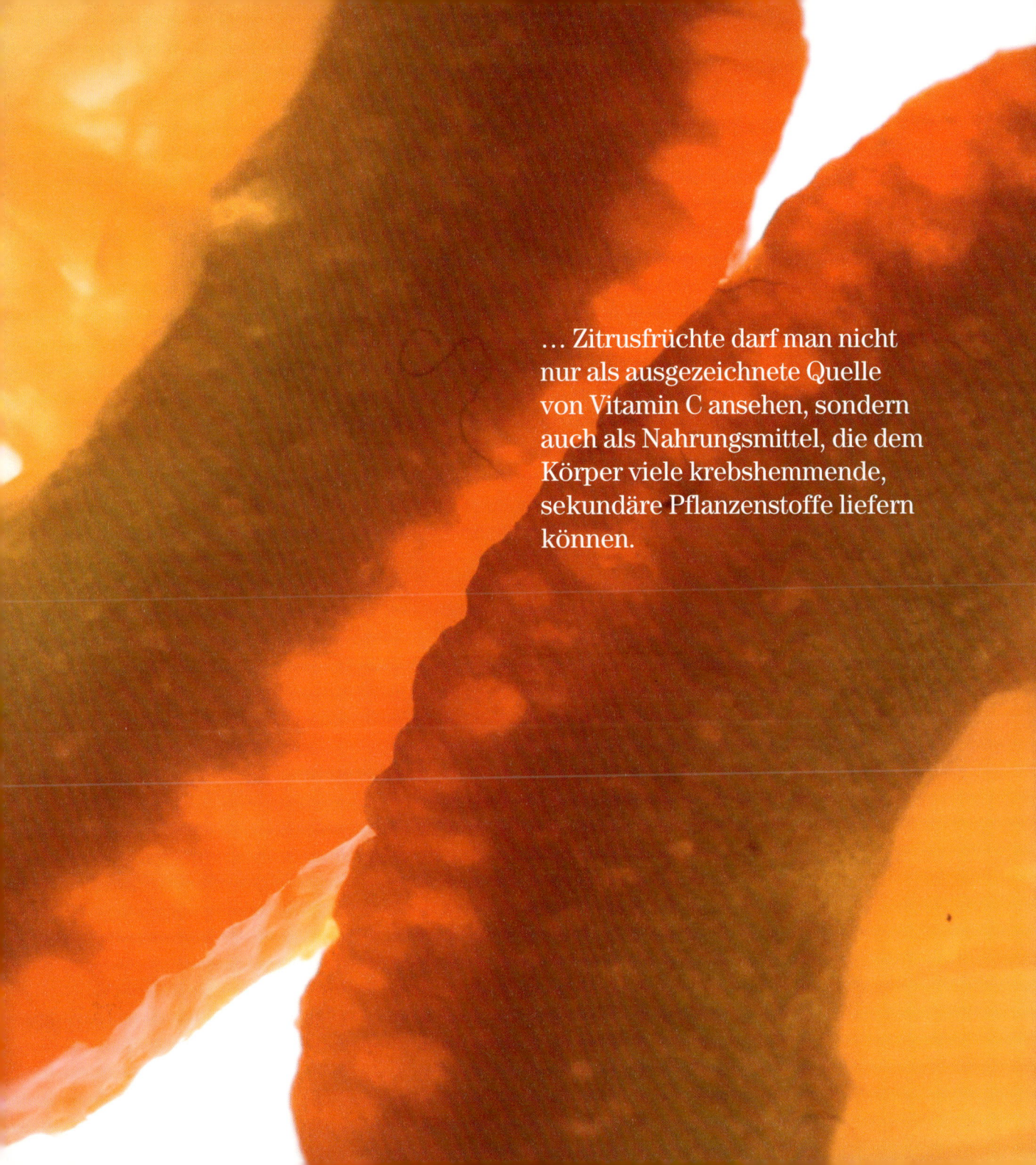

… Zitrusfrüchte darf man nicht nur als ausgezeichnete Quelle von Vitamin C ansehen, sondern auch als Nahrungsmittel, die dem Körper viele krebshemmende, sekundäre Pflanzenstoffe liefern können.

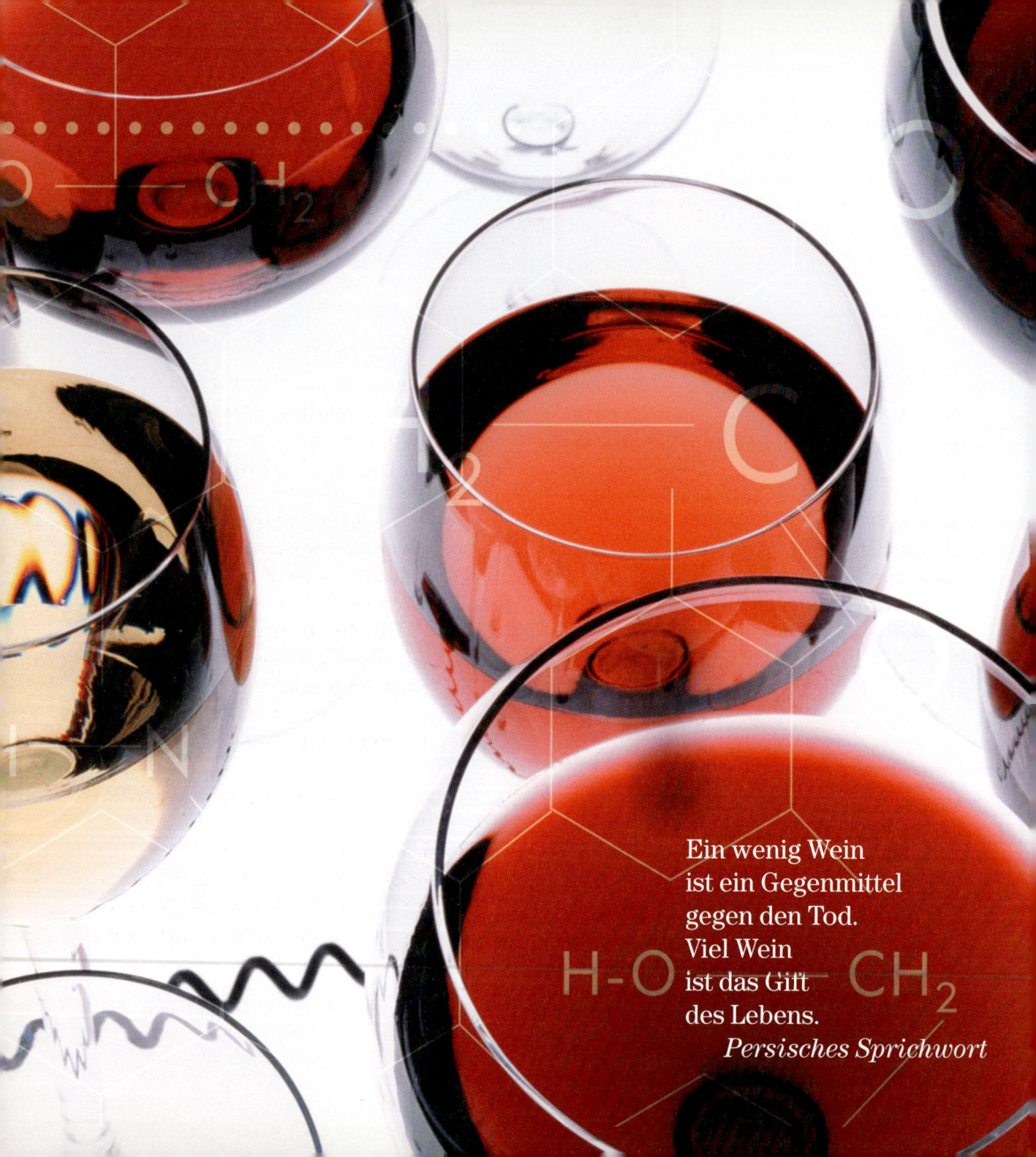

Ein wenig Wein
ist ein Gegenmittel
gegen den Tod.
Viel Wein
ist das Gift
des Lebens.
Persisches Sprichwort

Kapitel 15
In vino veritas

Trauben gehören zu den ältesten und am weitesten verbreiteten Früchten der Welt. Analysen von Fossilien deuten darauf hin, dass wilder Wein bereits vor mehr als 65 Millionen Jahren existierte und dass er dank der damaligen Erderwärmung vor 25 Millionen Jahren überall zu finden war, selbst an so unerwarteten Orten wie Alaska und Grönland. Im Laufe der folgenden Eiszeiten schrumpfte sein Verbreitungsgebiet freilich erheblich zusammen, sodass wilde Weintrauben vor etwa 10 000 Jahren im Wesentlichen auf die Umgebung des Kaspischen Meers konzentriert waren, dem Gebiet des heutigen Georgiens und Armeniens.

Da Trauben sehr süß sind und folglich schnell gären, ist es wahrscheinlich, dass die Nähe von Menschen und wildem Wein bald zur Entdeckung und anschließend zur Herstellung der ersten Getränke auf der Basis von vergorenen Trauben führte. Niemand weiß, ob der gewiss sehr eigene Geschmack dieser ersten »Weine« der Antrieb für die späteren Anstrengungen zur Kultivierung von Wein waren. Doch nach den Analysen der ältesten kultivierten Traubenkerne, die bis heute bekannt sind, reicht diese Domestizierung weit in die Antike zurück (7000 – 5000 v. Chr.) und vollzog sich zuerst im Kaukasus und danach weiter südlich in Mesopotamien, wo man Amphoren mit Weinflecken aus der Zeit um 3500 v. Chr. fand.

Dieser primitive Weinanbau wurde später von den Ägyptern beträchtlich weiterentwickelt, die Wein für ein Geschenk von Osiris hielten, dem Gott der Wiederauferstehung. Wie wichtig er für sie war, veranschaulichen die zahlreichen Fresken, die seit der 3. ägyptischen Dynastie (2686 – 2613 v. Chr.) die Grabkammern schmückten. Während Wein in Ägypten ein Privileg der Aristokratie blieb, breitete er sich mit dem griechischen Reich rund um das Mittelmeer aus und eroberte sich einen Platz in der menschlichen Kultur im Allgemeinen; eine Bedeutung, die der Kult um Dionysos symbolisiert, den griechischen Gott des Weins und der Trunkenheit. Dionysos wurde nach der Eroberung durch die Römer durch Bacchus ersetzt.

Die Nachfolger der Griechen entwickelten den Anbau und den Handel mit Wein weiter, nicht nur in Italien, sondern auch an den Mittelmeerküsten Frankreichs und Spaniens. Mehr als zweitausend Jahre später sind diese Regionen noch immer weltweit die Hauptanbaugebiete für Wein.

Die gesundheitsfördernde Wirkung von Wein

Mit Ausnahme von Tee ist kein Getränk so untrennbar mit der menschlichen Zivilisation verbunden wie der Wein. Gewiss hat seine euphorisierende Wirkung dazu beigetragen, dass er ein unvermeidlicher Bestandteil von Festen und Feiern wurde, doch es ist interessant festzustellen, in welchem Maß der Wein immer schon als Getränk mit Heilwirkung galt. Hippokrates, der Begründer der modernen Medizin, sagte darüber: »Der Wein ist ein Ding, in wunderbarer Weise für den Menschen geeignet, vorausgesetzt dass er, bei guter und schlechter Gesundheit, sinnvoll und im rechten Maße verwandt wird«, und er zögerte nicht, ihn zur Behandlung verschiedener Krankheiten zu empfehlen. Auch während der römischen Herrschaft ist diese therapeutische Sicht des Weins weiter vorherrschend, und Plinius der Ältere (23 – 79 n. Chr.), Verfasser der bereits von uns zitierten *Naturgeschichte*, glaubt ebenfalls, dass »Wein allein und für sich schon ein Heilmittel ist, er nährt das Blut, erfreut den Magen und lindert Kummer und Sorgen«.

Der Ausbruch des Vesuvs im Jahre 79 hinderte Plinius daran, die Vorzüge des Weins noch weiter anzupreisen, dennoch gewannen seine Überzeugungen im Mittelalter noch an Bedeutung, als der Wein zum integralen Bestandteil der ärztlichen Praxis wurde. Die medizinischen Abhandlungen der ersten Medizinschule Europas, die im 10. Jahrhundert in Salerno bei Neapel gegründet wurde, erwähnen, dass »der reine Wein eine Vielzahl von Vorzügen hat (…) und im Leben eine kräftige Gesundheit verleiht (…) trinkt wenig davon, aber dieser soll gut sein«. Solche Empfehlungen standen auch einige Jahrhunderte später an der Universität von Montpellier (1221) hoch im Kurs; sie galt damals als die größte Medizinschule Europas, und die Hälfte der ärztlichen »Rezepte« in ihren Büchern enthielten Wein als Bestandteil.

Man könnte glauben, dass sich diese überlieferten Überzeugungen und Gebräuche, die sich weit mehr aus Intuition denn aus echtem medizinischem Wissen speisen, im Laufe der folgenden Jahrhunderte in Luft auflösten, doch das Gegenteil ist der Fall: Der Stellenwert des Weines in der europäischen Medizin stieg bis ins 19. Jahrhundert unaufhörlich an. Selbst Louis Pasteur, der damals bereits ein berühmter Mikrobiologe war, hielt den Wein für »das gesündeste und hygienischste Getränk der Welt«.

Erst Ende des 20. Jahrhunderts aber wurde endlich offenkundig, auf welche Weise Wein konkret gesundheitsfördernd wirkt. Bei einer Untersuchung über die Faktoren, die für die Sterblichkeitsrate bei Herzpatienten verantwortlich sind, stellte sich heraus, dass sie bei Franzosen abnorm niedrig war im Vergleich zu anderen Ländern, bei denen dieselben bekannten Risikofaktoren für Herz- und Gefäßkrankheiten (hoher Cholesterinspiegel, Bluthochdruck, Rauchen) in gleicher Ausprägung vorlagen. Die Franzosen erleiden trotz ihrer Lebensweise beispielsweise nur halb so oft wie Amerikaner oder Engländer einen Herzinfarkt oder andere Erkrankungen der Herzkranzgefäße, die zum vorzeitigen Tod führen, obwohl sie ebenso viel Fett zu sich nehmen wie diese. Da der Hauptunterschied in der Ernährungsweise von Angelsachsen und Franzosen im relativ hohen Weinkonsum in Frankreich liegt, vermutete man, dass dieses sogenannte »französische Paradox« mit dem Weinkonsum, insbesondere dem Konsum von Rotwein, zusammenhängt.

Rotwein und Sterblichkeitsrate

Zahlreiche Studien haben gezeigt, dass Menschen, die täglich maßvolle Mengen Alkohol trinken, ein geringeres Sterblichkeitsrisiko haben als Menschen, die völlig abstinent leben oder exzessiv trinken. Die Analyse von mehr als fünfzig epidemiologischen Untersuchungen über die Wirkung von Alkohol auf die Sterblichkeitsrate in westlichen Gesellschaften ergibt eindeutig eine »J«-Kurve (Abbildung 31). Ein mäßiger Alkoholkonsum (zwei bis vier Gläser von etwa 120 Milliliter pro Tag bei Männern und ein bis zwei Gläser bei Frauen) verringert über alle Todesursachen hinweg das Sterberisiko deutlich (um 25–30 %). Wird diese Menge überschritten, dann steigt das Sterblichkeitsrisiko allerdings rapide an.

Die positive Wirkung des Ethanols ist offenbar vor allem auf eine Erhöhung des HDL (des guten Cholesterins) im Blut zurückzuführen (ein Schlüsselfaktor beim Schutz vor Herz- und Gefäßerkrankungen) sowie auf eine Verringerung der Verklumpungstendenz des Blutes, indem es die Anhäufung der Blutplättchen hemmt. Umgekehrt hat Alkohol in großen Mengen massive Zellschädigungen zur Folge und erhöht deutlich das Risiko einer Krebserkrankung – das zeigt der starke Anstieg der Kurve in der Abbildung. Alkohol ist somit ein perfektes Beispiel für eine zweischneidige Waffe, die man intelligent einsetzen muss, wenn man sich ihre Vorzüge zunutze machen will.

Dass Alkohol in geringen Mengen gesund ist, gilt offenbar in besonderem Maße für die Weintrinker. Als man in 18 Ländern die Sterblichkeitsrate aufgrund von kardiovaskulären Erkrankungen (Herz und Gefäße betreffend, Anm. d. Ü.) in Abhängigkeit vom Weinkonsum in diesen Ländern untersuchte, stellte man fest: Die Sterblichkeitsrate in Ländern mit einem hohen Weinkonsum wie Frankreich und Italien liegt weitaus niedriger als in Ländern, in denen Wein nicht traditioneller Bestandteil der Ernährung ist (Abbildung 32).

Auch eine neuere Synthese aus 13 Arbeiten an insgesamt 210 000 Personen, an denen der Einfluss von Rotweinkonsum auf das Risiko kardiovaskulärer Erkrankungen untersucht worden war, kommt zu einem ähnlichen Schluss: Gemäßigte

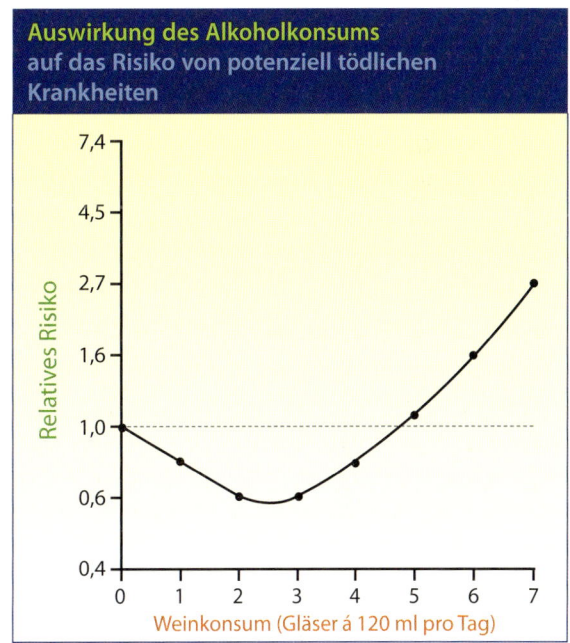

Abbildung 31

Weintrinker hatten ein um 30 Prozent geringeres Risiko, von diesen Krankheiten betroffen zu werden. Auch eine dänische Untersuchung hat gezeigt, dass der maßvolle Konsum von Wein nicht nur das Sterberisiko bei kardiovaskulären Erkrankungen um 40 Prozent verringerte, sondern auch eine Senkung der krebsbedingten Sterblichkeitsrate bewirkte (22 %). Diese Effekte sind weitaus ausgeprägter als die Wirkungen von Bier oder Spirituosen. Anders gesagt: Maßvolle Weintrinker leben einfach länger als alle, die keinen trinken, die zu viel davon trinken oder die andere alkoholische Getränke bevorzugen.

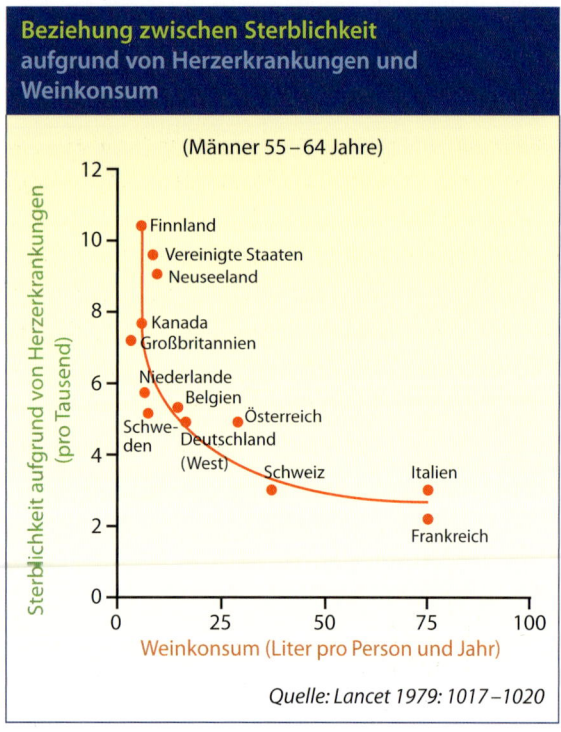

Beziehung zwischen Sterblichkeit aufgrund von Herzerkrankungen und Weinkonsum

(Männer 55 – 64 Jahre)

Sterblichkeit aufgrund von Herzerkrankungen (pro Tausend)

Weinkonsum (Liter pro Person und Jahr)

Finnland
Vereinigte Staaten
Neuseeland
Kanada
Großbritannien
Niederlande
Belgien
Schweden
Österreich
Deutschland (West)
Schweiz
Italien
Frankreich

Quelle: Lancet 1979: 1017–1020

Abbildung 32

Warum Rotwein?

Es mag überraschend sein, dass ein alkoholisches Getränk eine solche Senkung der Sterblichkeitsrate bei so schweren Krankheiten bewirkt, doch es ist wichtig zu verstehen, dass Rotwein kein alkoholisches Getränk ist wie jedes andere. Der Wein ist im Gegenteil vielleicht das komplexeste Getränk in der menschlichen Ernährung. Diese Komplexität hat ihren Grund im langen Gärungsprozess der Trauben, der erhebliche Veränderungen in der chemischen Zusammensetzung des ursprünglichen Fruchtfleisches auslöst; das ermöglicht die Extraktion bestimmter Moleküle, und zugleich wird die Struktur vieler anderer modifiziert. Das Endergebnis ist beeindruckend: Hunderte verschiedener Moleküle sind in Rotwein zu finden, insbesondere aus der Familie der Polyphenole. Ein Liter Rotwein kann bis zu 2 Gramm Polyphenole enthalten (Tabelle 17).

Da diese Polyphenole vor allem in der Schale und in den Kernen der Trauben vorkommen, werden bei der Herstellung von Rotweinen durch das Vergären ganzer Trauben weitaus mehr Wirkstoffe extrahiert als bei der Herstellung von Weißweinen, bei der die Schale und die Kerne schnell aus dem Gärungsprozess entfernt werden.

Unter den Hunderten von Polyphenolen im Rotwein steht augenblicklich das Resveratrol als möglicher Hauptverantwortlicher für die gesundheitsfördernde Wirkung eines moderaten Weingenusses im Mittelpunkt des Interesses. Obwohl dieses Molekül mengenmäßig ein relativ unbedeutender Bestandteil des Weins ist (z. B. 1 – 7 mg/l im Vergleich zu 200 mg/l Proanthocyanidine), ist Resveratrol ausschließlich in diesem Getränk zu

Die wichtigsten sekundären Pflanzenstoffe in Wein		
Sekundäre Pflanzenstoffe	Durchschnittliche Konzentration (mg/l)*	
	Rotwein	Weißwein
Anthocyanidine	281	0
Proanthocyanidine	171	7,1
Flavonole	98	0
Phenolsäuren	375	210
Resveratrol	3	0,3
Gesamt	1200	217

* Angesichts der extremen Schwankungsbreite der phytochemischen Zusammensetzung von Wein stellen die angegebenen Konzentrationen Durchschnittswerte von aktuell verfügbaren Daten dar.

Quelle: Ann. Rev. Nutr. (2000) 20: 561–593

Tabelle 17

finden und könnte somit eine plausible Erklärung für die positive Wirkung von Wein auf die Gesundheit bilden.

Dieses Interesse an Resveratrol bedeutet freilich keinesfalls, dass die zahlreichen anderen Polyphenole, die im Überfluss in Rotwein vorhanden sind (Anthocyanidine, Proanthocyanidine, Phenolsäuren) keinen Beitrag zu dessen positiver Wirkung leisten – ganz im Gegenteil, wie wir gesehen haben (Kapitel 11). Doch die Ergebnisse hinsichtlich der krebshemmenden Wirkung des Resveratrols sind so spektakulär, dass diesem Wirkstoff im Laufe der letzten Jahre besondere Aufmerksamkeit zuteil wurde.

Resveratrol

Resveratrol ist ein pflanzliches Hormon und wurde 1940 zum ersten Mal aus den Wurzeln von *Veratrum grandiflorum* isoliert (Resveratrol = lat. *res*, »Sache«, und *veratrum*, »Nieswurz«). Erst 1976 wurde sein Vorhandensein in Reben beschrieben. Die Produktion von Resveratrol durch die Reben ist Teil der Abwehrmechanismen der Pflanze gegen Umweltstress (Blattverlust z. B.) oder gegen einen Angriff durch Mikroorganismen wie zum Beispiel den Pilz *Botrytis cinerea*, der für die Graufäule oder Edelfäule von Weintrauben verantwortlich ist. Rebensorten in Regionen mit einem gemäßigteren und feuchteren Klima werden im Allgemeinen leichter Opfer von Mikroorganismen und enthalten daher höhere Mengen an Resveratrol als Reben in einem weniger feindlichen Klima. Ein Pinot Noir aus dem Burgund oder aus dem Niagaratal in Kanada beispielsweise weist eine hohe Konzentration von Resveratrol auf (10 mg/l und mehr): Die sehr dünne Schale dieser Rebsorte sowie ihre kompakte Anordnung in den Trauben machen sie besonders anfällig für einen Angriff der Mikroorganismen in den feuchten Regionen. Das Resveratrol, das die Pflanze als Reaktion auf diese Angriffe produziert, ist vor allem in der Schale und in den Kernen enthalten, was seine

Resveratrol

Anwesenheit in Rotwein und sein fast vollständiges Fehlen in Weißwein erklärt.

Wie wir bereits erwähnt haben, können wir durch die Nahrung nur eine relativ geringe Menge an Resveratrol aufnehmen. Die beste Quelle dafür ist deshalb unbestreitbar der Rotwein mit einer Konzentration bis zu 1 Milligramm pro Glas (125 ml), abhängig von Rebensorte und Herkunft des Weins (Tabelle 18).

Dieser hohe Gehalt von Resveratrol im Rotwein erklärt sich nicht nur aus der verlängerten Gärungszeit der Maische, durch die der Wirkstoff aus den Schalen und den Kernen der Trauben extra-

hiert wird, sondern auch durch die Tatsache, dass eine Oxidation des Moleküls aufgrund des Sauerstoffmangels unmöglich ist. Das ist im Übrigen auch der Grund dafür, weshalb getrocknete Weintrauben (Rosinen) trotz ihres hohen Gehalts an Polyphenolen kein Resveratrol enthalten, das durch den Kontakt mit Luft und Sonnenstrahlen zerfällt.

Auch in den Trauben selbst findet man große Mengen Resveratrol, doch durch seine Einlagerung in der Schale und den Kernen dieser Früchte kann es vom Körper nur schlecht verwertet werden. Erdnüsse könnten auf den ersten Blick ebenfalls ein guter Lieferant des Moleküls sein, aber ihr hoher Gehalt an gesättigten Fettsäuren spricht dagegen; die für eine adäquate Zufuhr von Resveratrol notwendige Menge würde mehr Schaden als Nutzen anrichten. Auch Traubensaft enthält Resveratrol ebenso wie Cranberrysaft, allerdings nur ein Zehntel des Gehalts in Rotwein. Diese Differenz ist auf den langen Mazerationsprozess der Traubenschalen bei der Vergärung des Weins zurückzuführen, durch den eine große Menge von Resveratrol aus den Schalen extrahiert werden kann. Außerdem wird Resveratrol viel besser mit alkoholhaltigen Lösungen extrahiert, was seine Konzentration in Rotwein weiter erhöht. Dennoch wird auch durch das Pressen und Erhitzen der Trauben bei der Saftherstellung eine beachtliche Menge Resveratrol extrahiert, sodass Traubensäfte ebenso eine interessante Quelle für diesen Wirkstoff sein können. Das gilt besonders für Kinder, die aufgrund ihres niedrigeren Blutvolumens eine geringere Zufuhr benötigen, um den erwünschten Resveratrolspiegel im Blut zu erreichen; aber auch für schwangere Frauen und all

Resveratrolgehalt in verschiedenen Nahrungsmitteln und Getränken			
Nahrungs- mittel	Resveratrol (µg/100 g)	Getränke	Resveratrol (µg/125 ml)
Trauben	1500	Rotwein	625*
Erdnüsse	150	Weißwein	38
Erdnuss- butter	50	Traubensaft	65
Blaubeeren	3	Cranberry- saft	65
Rosinen	0,01		

* Die Konzentration von Resveratrol im Rotwein variiert enorm von einer Rebenart und einer Region zur anderen – die Bandbreite reicht von 1 bis 13 mg/l. Hier wurde ein Wein mit einer Konzentration von 5 mg/l, wie sie für Bordeaux und Burgunder typisch ist, als Bezugswert genommen. Beim Weißwein schwanken die Werte gewöhnlich zwischen 0,1 und 0,6 mg/l, wir haben hier eine Konzentration von 0,3 mg/l als Beispiel gewählt.

Tabelle 18

diejenigen, die Alkohol nicht konsumieren wollen oder können.

Außerdem ist es wichtig festzustellen, dass Traubensaft trotz seines relativ niedrigen Gehalts an Resveratrol sehr gesund ist. Traubensaft besitzt einen sehr hohen Gehalt an Anthocyanidinen, Phenolsäuren und anderen Polyphenolen, die, wie wir gesehen haben, zahlreiche chemopräventive und antioxidative Eigenschaften haben. Traubensaft besitzt außerdem (ebenso wie Rot- und Weißwein) einen hohen Gehalt an Piceid. Dabei handelt es sich um ein Derivat des Resveratrols, das Glukose enthält; und es ist sehr gut möglich, dass der Abbau dieser Glukose durch Enzyme der Verdauungsflora die Freisetzung großer Resveratrol-Mengen ermöglicht. Selbst wenn also die biologischen Funktionen des Traubensafts noch nicht geklärt sind, ist es doch sehr wahrscheinlich, dass dieses Getränk der Gesundheit förderlich ist.

Wenngleich noch immer nicht eindeutig erwiesen ist, ob Resveratrol allein für die positive Wirkung des Rotweins hinsichtlich Herz- und Gefäßerkrankungen verantwortlich ist, sprechen doch viele Indizien für die Annahme, dass dieser Wirkstoff dabei eine herausragende Rolle spielt. Resveratrol wurde auch als Hauptwirkstoff in *Ko-jo-kon* identifiziert, einem traditionellen japanischen Heilmittel: Es wird aus gemahlenen Wurzeln von japanischem Knöterich (*Polygonum cuspidatum*), auch falscher Bambus genannt, hergestellt und seit Jahrtausenden in Asien zur Behandlung bei Erkrankungen von Herz, Leber und Blutgefäßen eingesetzt (das heute im Westen häufig als Ergänzungsmittel verkaufte Resveratrol ist im Übrigen oft ein Extrakt dieser Wurzeln). Auch die chinesische Medizin verwendet die Wurzeln

bestimmter Arten von *Veratrum* zur Behandlung von Bluthochdruck. Die Ayurveda-Tradition in Indien benutzt ebenfalls seit Jahrtausenden ein Heilmittel, das hauptsächlich aus Weinextrakten besteht, das *Darakchasava*, um das Herz zu kräftigen.

Angesichts der Allgegenwärtigkeit des Weines in der europäischen Kultur und im Mittelmeerraum ist es etwas absurd, dass die ersten Hinweise auf die gesundheitsfördernde Wirkung des Resveratrol in Hinblick auf die genannten Krankheiten wieder einmal aus Fernost stammen. Zugleich ist es äußerst interessant festzustellen, dass Kulturen, in denen Wein praktisch nicht existiert, trotzdem Präparate mit hohem Resveratrolgehalt gefunden haben, um Herz-Kreislauf-Beschwerden zu behandeln. Unserer Ansicht nach verdeutlicht dieses Beispiel hervorragend das Konzept, das wir bereits dargelegt haben, dass man nämlich die Neugier und den Einfallsreichtum von Menschen auf der Suche nach Heilmitteln gegen ihre Krankheiten keinesfalls unterschätzen sollte. Daher kann die detaillierte Analyse der kulinarischen und ärztlichen Traditionen mithilfe der modernen Wissenschaft zur Identifizierung von Wirkstoffen führen, die eine gesundheitsfördernde Wirkung haben.

Die krebshemmenden Eigenschaften von Resveratrol

Obwohl das krebshemmende Potenzial von Rotwein noch klarer bestimmt werden sollte, gibt es dennoch keinen Zweifel daran, dass diese Wirkung zum großen Teil auf das Resveratrol zurückzuführen ist. Tatsächlich gehört Resveratrol zu den vielversprechendsten natürlichen Molekülen, die bis heute untersucht wurden und krebshemmende Eigenschaften aufweisen. 1996 wurde Resveratrol als erstes Molekül aus der Nahrung identifiziert, das in das Wachstum von Tumoren eingreifen kann, indem es alle drei für die Entwicklung von Krebs notwendigen Phasen stört: das heißt also Initiation, Promotion und Progression (Kapitel 2). Es versteht sich von selbst, dass diese Ergebnisse der Forschung über Resveratrol und seine Wirkungsmechanismen großen Auftrieb verliehen haben, und bis heute entsprechen die Resultate voll unseren Erwartungen. Resveratrol besitzt wirklich die Fähigkeit, mehrere wesentliche Prozesse der Tumorentwicklung und -progression zu stören. Wie das Curcumin, über das wir bereits gesprochen haben (Kapitel 9), ist auch Resveratrol ein hochpotentes krebshemmendes Molekül. Seine Wirkungsweise bietet im Vergleich zu vielen synthetisch hergestellten Medikamenten, die ebenfalls das Wachstum von Krebszellen eindämmen sollen, erhebliche Vorteile.

Alle bisherigen Untersuchungen deuten darauf hin, dass Resveratrol sehr schnell vom Körper aufgenommen wird, das heißt, dass das Molekül schnell in den Blutkreislauf gelangt und so auf die Zellen einwirken kann. Interessant ist außerdem, dass Resveratrol bei Tieren, bei denen durch chemische Substanzen Krebs ausgelöst wurde, sehr effektiv die Entwicklung von Brust-, Dickdarm- und Speiseröhrenkrebs verhindern kann. In manchen dieser Untersuchungen wird Resveratrol in niedrigen Dosen oral verabreicht; seine Konzentration im Blut schwankt zwischen 0,1 und 2 Mikromol pro Liter – eine Menge, die Menschen durch den mäßigen Konsum von Rotwein erreichen können. Während seiner Resorption durch

läuft Resveratrol zahlreiche Veränderungen in seiner Struktur, doch diese Veränderungen haben wahrscheinlich keinen Einfluss auf seine krebshemmenden Eigenschaften. Vielmehr scheint eines der Moleküle, das durch die Verstoffwechselung des Resveratrol entsteht – das Piceatannol – noch besser geeignet, den Tod von Krebszellen beispielsweise bei Leukämie oder Melanomen herbeizuführen; und dies bereits bei Konzentrationen im Blut, die durch die Aufnahme von Rotwein mühelos erreichbar sind. Man darf also durchaus optimistisch sein, was die Wirksamkeit von Resveratrol angeht, das durch die Ernährung aufgenommen wird.

Die Untersuchungen über das krebshemmende Potenzial von Wein beim Menschen stecken zwar noch in den Kinderschuhen, doch die bisherigen Beobachtungen sind ermutigend. Wie bereits erwähnt, senkt Rotwein die Sterblichkeitsrate weitaus stärker als andere Arten von Alkohol. Unserer Ansicht nach ist dieser Effekt mit seiner Schutzwirkung gegen Krebs verbunden, die beim Konsum anderer Alkohol-Arten nicht zu beobachten ist.

Eine Reihe von Fakten spricht ganz im Gegenteil dafür, dass selbst geringe Mengen von Bier und Spirituosen das Risiko für mehrere Krebsarten beträchtlich erhöhen können. Eine dänische Studie beispielsweise ergab, dass mehr als sieben Biere pro Woche das Risiko für Mund oder Speiseröhrenkrebs *verdreifachen*, während Wein das Risiko für diese Krebsarten um die Hälfte *reduziert*. Ferner deutet eine neue Studie im Fall von Prostatakrebs darauf hin, dass ein Glas Wein pro Tag das Risiko einer Krebserkrankung um 40 Prozent reduziert, während der Konsum einer ver

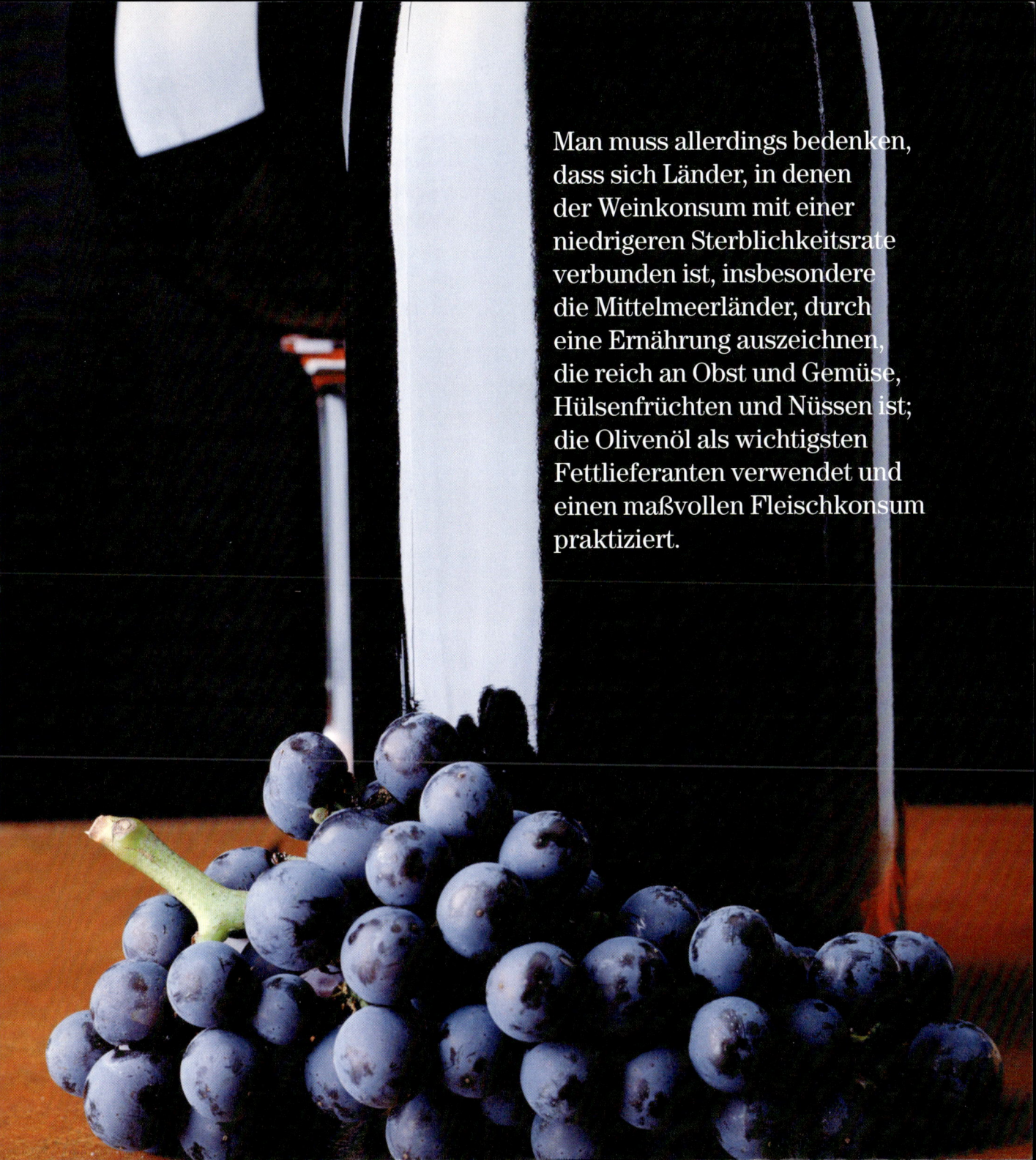

Man muss allerdings bedenken, dass sich Länder, in denen der Weinkonsum mit einer niedrigeren Sterblichkeitsrate verbunden ist, insbesondere die Mittelmeerländer, durch eine Ernährung auszeichnen, die reich an Obst und Gemüse, Hülsenfrüchten und Nüssen ist; die Olivenöl als wichtigsten Fettlieferanten verwendet und einen maßvollen Fleischkonsum praktiziert.

gleichbaren Menge Bier keine positive Wirkung hat und das Risiko einer Krebserkrankung sogar leicht erhöhen könnte.

Insgesamt können also zwar alle Alkoholarten in geringer Menge das Risiko für Herz-Kreislauf-Erkrankungen verringern, doch wird dieser positive Effekt bei allen alkoholischen Getränken – außer Wein – in gewisser Weise durch ein gesteigertes Krebsrisiko zunichte gemacht. Die weit überwiegende Mehrheit der Untersuchungen über die Wirkung von Alkohol auf das Risiko einer Krebserkrankung wurde bis heute ohne Unterscheidung der jeweiligen Getränkearten durchgeführt. Das könnte erklären, weshalb diese Studien im Allgemeinen zu dem Schluss kommen, dass Alkohol generell ein krebsauslösender Faktor ist. Studien, in denen die Wirkung von Wein getrennt von anderen Alkoholarten untersucht wurde, zeigen jedoch nicht nur, dass Wein keinen Krebs auslöst, sondern dass er sogar die Häufigkeit bestimmter Krebsarten verringern kann.

Auch wenn gewiss zusätzliche Untersuchungen erforderlich sind, um das krebshemmende Potenzial des Weines zu untermauern: Die derzeit verfügbaren Daten weisen ebenso wie der bereits erörterte positive Einfluss des Weines auf die Lebensdauer eindeutig darauf hin, dass dieses Nahrungsmittel eine wichtige Rolle für die Gesundheit spielt. Klar ist auch, dass im Rahmen einer präventiven Ernährung nur der maßvolle Konsum von Rotwein in Betracht kommt. Denn dieser Alkohol verringert nicht nur das Risiko einer Herz-Kreislauf-Erkrankung, er ist auch der einzige, der einen positiven Einfluss auf die Senkung des Krebsrisikos hat.

Lang lebe das Resveratrol!

Ein Aspekt des Resveratrols, dem zurzeit die größten Hoffnungen gelten, betrifft seine Fähigkeit, die Lebensdauer zu verlängern. Seit Langem weiß man, dass Kalorienreduktion das beste Mittel darstellt, um die Lebensdauer von Organismen zu verlängern. Laborratten »auf Diät« haben beispielsweise eine um 30 Prozent längere Lebensdauer als ihre Artgenossen, die sich nach Lust und Laune ernähren. Dieser Effekt ist mit der Aktivierung einer Gruppe von Proteinen verbunden, den sogenannten *Sirtuinen*. Sie verlängern die Lebensdauer der Zellen, indem sie ihnen die nötige Zeit geben, um DNS-Schädigungen aufgrund von Alterungsprozessen zu reparieren. Unter Ernährungsgesichtspunkten noch interessanter sind die Resultate der letzten Jahre: Sie deuten darauf hin, dass bestimmte, mit der Nahrung aufgenommene Moleküle – einschließlich Quercetin und vor allem Resveratrol – sehr wirksame Aktivatoren dieser Sirtuine sind und dass dadurch die Lebensdauer der Zellen verlängert werden könnte. So erhöht sich die Lebensdauer von einfachen, einzelligen Organismen wie Hefe in einer Nährlösung um 80 Prozent, wenn man ihr Resveratrol zufügt. Während Hefepilze in der Regel 19 Generationen lang leben, erhöht sich ihre Lebenserwartung nach Zugabe von Resveratrol auf 38 Generationen!

Die gleiche Tendenz kann man auch bei »komplexeren« Organismen wie Würmern oder Fruchtfliegen beobachten: Fügt man der »Diät« dieser Organismen Resveratrol hinzu, so bewirkt dies eine Verlängerung der Lebensdauer um 15 Prozent bei den Würmern und um 29 Prozent bei den

Fruchtfliegen. Resveratrol ist offenkundig in der Lage, Reparaturmechanismen der Zelle zu aktivieren und die Lebensdauer der Organismen zu verlängern, indem es in gewisser Weise den Effekt einer reduzierten Kalorienzufuhr imitiert.

Kann die Senkung der Sterblichkeitsrate in Ländern mit maßvollem Rotweingenuss in Zusammenhang mit Resveratrol stehen, das die Lebensdauer der Zellen erhöht? Niemand kann das bis jetzt sagen. Eines allerdings ist gewiss: Aufgrund seiner positiven Wirkung auf das Herz- und Gefäßsystem, seines Schutzes gegen die Entstehung von Krebs und seiner Fähigkeit, das Leben der Zellen zu verlängern, ist Resveratrol wahrscheinlich unter den in der Nahrung verfügbaren Molekülen eines der empfehlenswertesten für die menschliche Gesundheit.

Wir wollen allerdings keinesfalls jegliche Form des Alkoholkonsums banalisieren, indem wir den Wein in die Liste der krebshemmenden Nahrungsmittel aufnehmen, ganz im Gegenteil. Übermäßiger Alkoholgenuss, sei es in Form von Rotwein oder nicht, ist sowohl aufgrund eines erhöhten Risikos für Erkrankungen der Herzkranzgefäße als auch für die Entstehung von Krebs schädlich; ganz zu schweigen davon, dass er eine Unmenge von gravierenden sozialen Problemen, von Autounfällen bis hin zu Gewaltexzessen, nach sich zieht.

Dennoch untermauern verschiedene wissenschaftliche Erkenntnisse die vielfältigen gesundheitsfördernden Wirkungen, die mit einem maßvollen Rotweingenuss einhergehen. Auch wenn Resveratrol wohl nicht allein für alle positiven Effekte auf das kardiovaskuläre System (Herz und Gefäße) verantwortlich ist: Es kann kaum ein

Zweifel daran bestehen, dass dieses Molekül den wichtigsten Beitrag zu den krebshemmenden Eigenschaften des Weines leistet, die bis heute bekannt sind.

Unter eben diesem Aspekt empfehlen wir den Genuss von Rotwein, denn es handelt sich wirklich um die beste derzeit verfügbare Quelle von Resveratrol.

Man muss bedenken, dass die große Mehrheit der Menschen, die alkoholische Getränke konsumieren, dies in Maßen tun und folglich in Hinblick auf die Prävention chronischer Krankheiten wie Krebs oder Herz- und Gefäßleiden erheblich davon profitieren können. Ganz abgesehen davon, dass der Genuss von Rotwein oft Hand in Hand mit einer qualitativ hochwertigen Ernährung geht und im Allgemeinen in einem entspannten Ambiente stattfindet, welches den allgegenwärtigen Stress in unserem Leben verringert. Länder, in denen der Konsum von Wein mit einer niedrigeren Sterblichkeitsrate verbunden wird, insbesondere die Mittelmeerländer, bestätigen dies: Sie zeichnen sich durch eine Ernährung aus, die reich an Obst und Gemüse, Hülsenfrüchten und Nüssen ist, sie verwenden Olivenöl als wichtigsten Fettlieferanten und praktizieren einen maßvollen Fleischkonsum.

Es ist also möglich, ja höchstwahrscheinlich, dass die gesundheitsfördernde Wirkung von Rotwein immer dann am größten ist, wenn ein maßvoller Weingenuss Teil einer solchen Ernährungsweise ist. Anders gesagt, selbst der maßvolle Rotweingenuss garantiert keine Schutzwirkung gegen Krebs, wenn dieser Konsum nicht Teil einer globalen Strategie ist: Diese sollte auf der reichhaltigen Versorgung mit anderen schützenden

Nahrungsmitteln wie Obst und Gemüse beruhen und gepaart sein mit eingeschränktem Verzehr von »schlechten« Nahrungsmitteln, die große Mengen gesättigter Fette und Zucker mit geringem Nährwert enthalten. Im Rahmen einer solchen Ernährungsweise entsprechen ein bis zwei Gläser Wein (125 ml) für Männer und ein Glas für Frauen täglich der Weinmenge, die am wahrscheinlichsten gegen Krebs und Koronarerkrankungen vorbeugen kann.

Zusammenfassung

● *Rotwein ist kein alkoholisches Getränk wie alle anderen, denn er enthält eine Vielzahl von sekundären Pflanzenstoffen mit gesundheitsfördernder Wirkung.*

● *Das in Rotwein enthaltene Resveratrol weist hochwirksame krebshemmende Eigenschaften auf, die für die positiven Effekte des Weines bei der Prävention gegen die Entstehung bestimmter Krebsarten verantwortlich sind.*

● *Der maßvolle Genuss von Rotwein stellt eine einfache und angenehme Art der Krebsprävention dar.*

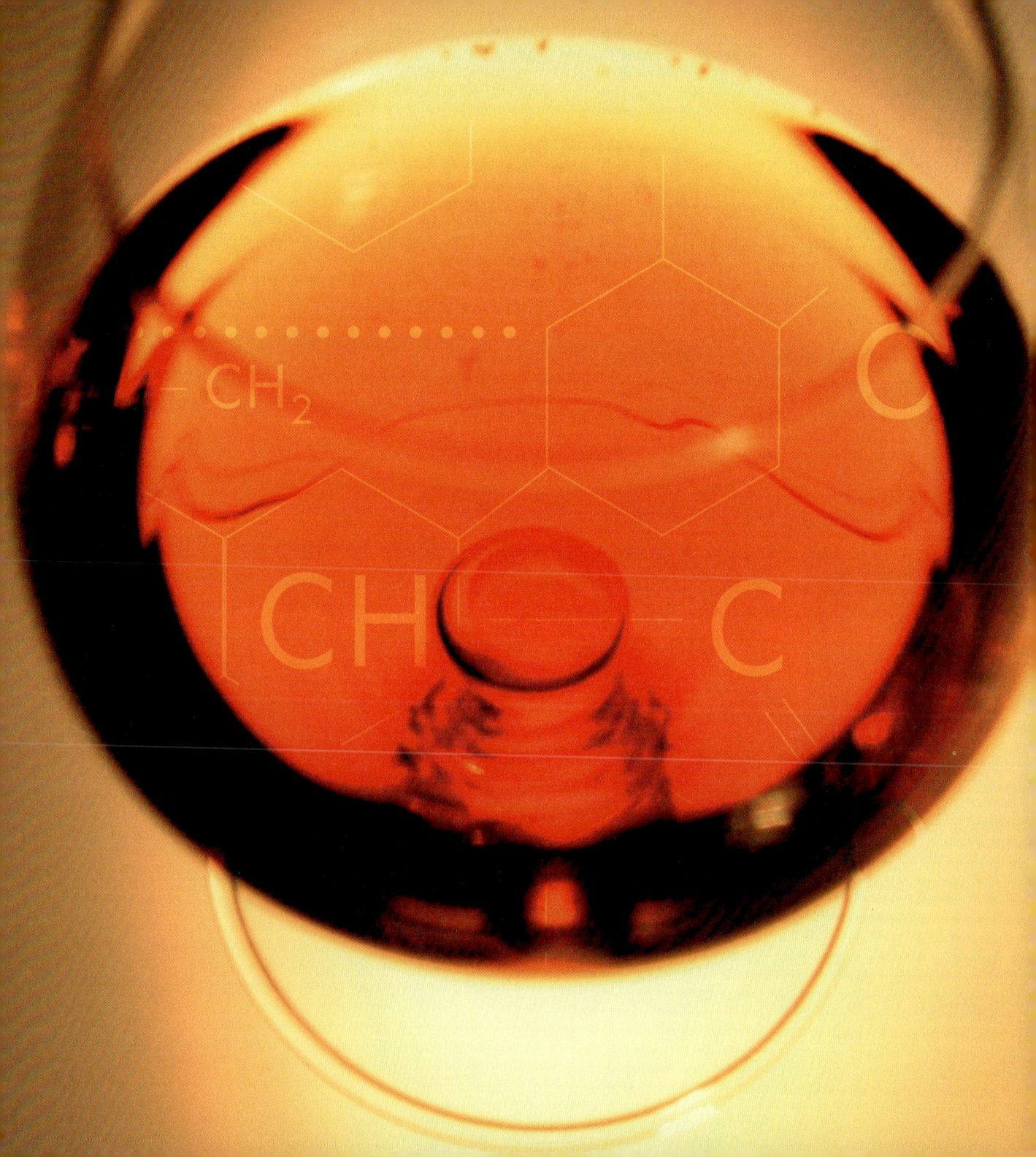

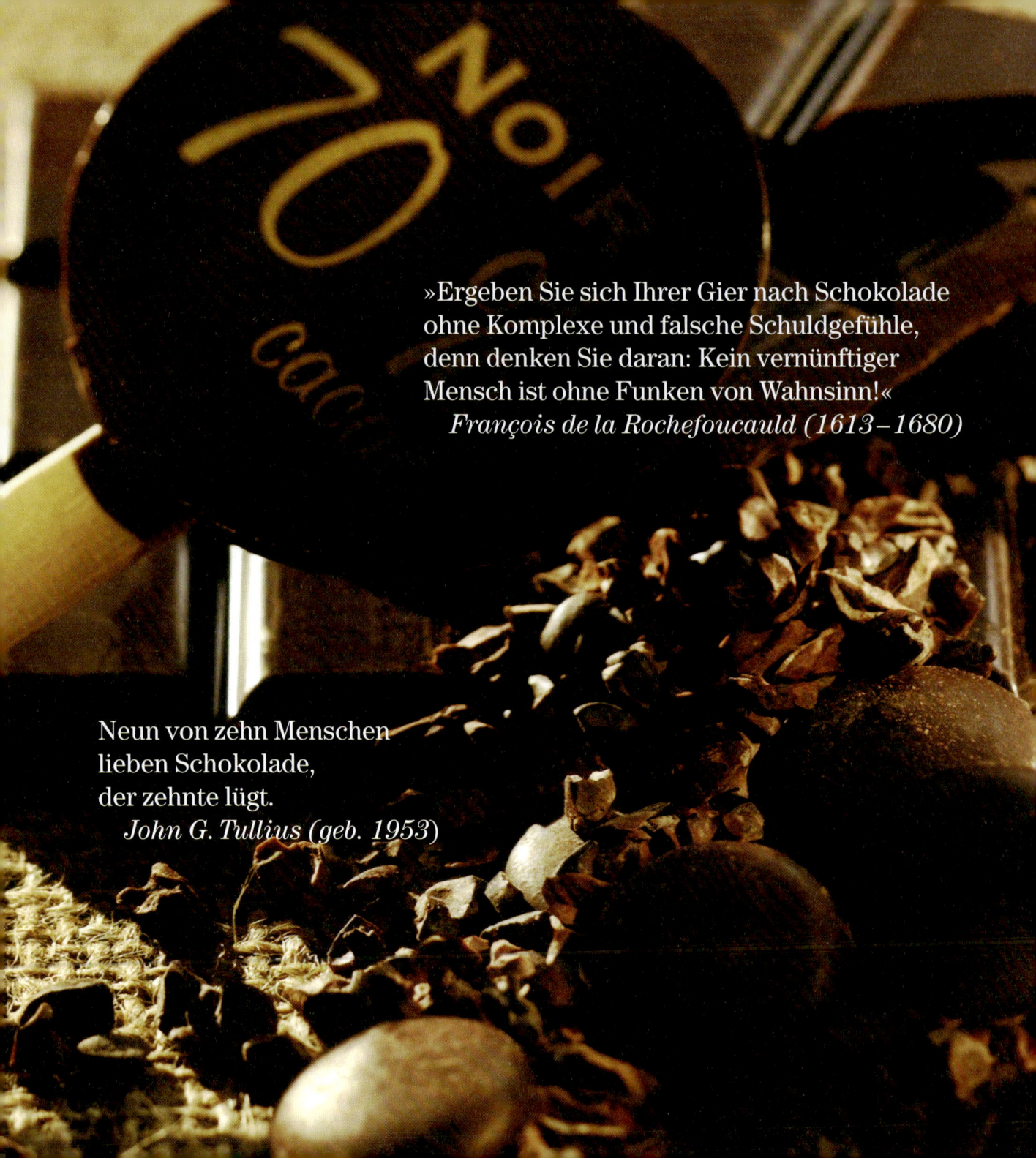

»Ergeben Sie sich Ihrer Gier nach Schokolade
ohne Komplexe und falsche Schuldgefühle,
denn denken Sie daran: Kein vernünftiger
Mensch ist ohne Funken von Wahnsinn!«
François de la Rochefoucauld (1613–1680)

Neun von zehn Menschen
lieben Schokolade,
der zehnte lügt.
John G. Tullius (geb. 1953)

Kapitel 16
Schokolade: eine gesunde Leidenschaft

Der Kakaobaum stammt wahrscheinlich ursprünglich aus dem Amazonas- und Orinocobecken und soll vor mindestens 3000 Jahren zum ersten Mal von den Mayas in der Region Yucatan in Mexiko gezüchtet und angebaut worden sein. Die Mayas maßen ebenso wie ihre Nachfolger, die Tolteken und Azteken, den Bohnen dieses Baumes eine große Bedeutung zu: Sie benutzten sie als Zahlungsmittel sowie zur Herstellung eines bitteren gewürzten Getränks namens *xocoatl*. Für die Azteken war der *cacahuaquahuilt* (der Kakaobaum) ein Geschenk von Quetzalcoatl, einem Gott, der als gefiederte Schlange dargestellt wurde. Der Legende nach sollte er eines Tages zurückkehren, um den Menschen alle Reichtümer des Paradieses zu bringen und sein Reich wieder in Besitz zu nehmen.

Als der Eroberer Hernan Cortés (1485–1547) im April 1519 an der Küste Mexikos in der heutigen Region Tabasco landete, war der Aztekenherrscher Montezuma II. überzeugt, eine Wiedergeburt Quetzalcoatls vor sich zu haben, und empfing ihn wie einen Gott; er schenkte ihm Gold, Plantagen und … Schokolade in einem mit Goldintarsien versehenen Kelch. Cortés hatten es allerdings die Reichtümer der Region weit mehr angetan als die Schokolade, und er nutzte die

Situation aus, um sich zum Herrscher zu erheben, nahm Montezuma als Geisel und eroberte schließlich im August 1521 Tenochtitlán (Mexiko), die Hauptstadt des Reiches. Das war das Ende der Aztekenkultur … und der Beginn der Eroberung der Welt durch die Schokolade; denn schon 1582 trafen die ersten Kakaolieferungen in Spanien ein, und bald schon breiteten sie sich über ganz Europa aus.

Die *xocoatl*, die damals von den Völkern Mittelamerikas verzehrt wurde, unterschied sich erheblich von der Schokolade, wie wir sie heute kennen. Die Bohnen wurden geröstet und gemahlen, um daraus eine Kakaomasse zu gewinnen, zu der man Wasser und verschiedene Gewürze und Aromastoffe hinzufügte – insbesondere Pfeffer, Piment und Zimt. Anschließend wurde die Masse erhitzt, damit die Kakaobutter an die Oberfläche stieg; dann wurde die Masse geschlagen, bis man ein schaumiges, dickes Getränk erhielt, das kalt getrunken wurde. (Das Wort Schokolade ist im Übrigen eine Anspielung auf das Geräusch, das der Schlagbesen beim Auflösen und Aufschäumen der Schokolade von sich gibt, *xoco* [Lärm] und *atl* [Wasser]). Die Europäer übernahmen dieses Verfahren, ersetzten jedoch schon bald die Gewürze durch Zucker, um dem Erfrischungsgetränk seine

Bitterkeit zu nehmen. So gewann die Schokolade den göttlichen Geschmack, dem sie ihre schnelle Ausbreitung in ganz Europa verdankte, und wurde ein in seiner Anziehungskraft und Fähigkeit, Gelüste und Leidenschaften zu erregen, einzigartiges Getränk. Als der Botaniker Linné 1753 vorschlug, den Kakaobaum *Theobroma cacao* zu taufen, was wörtlich »Nahrung der Götter« bedeutet, gab es keinerlei Einwände dagegen!

Die sekundären Pflanzenstoffe der Schokolade

Kakaobohnen bestehen zu 50 bis 57 Prozent aus Fett, und diese Lipide sind in der Mehrheit gesättigte Fettsäuren mit 35 Prozent Stearinsäure und 25 Prozent Palmitinsäure. Einen guten Teil der Fette macht jedoch die Öl- oder Oleinsäure aus (35%), eine einfach ungesättigte Fettsäure, die vor allem in Olivenöl vorkommt und eine positive Wirkung auf das kardiovaskuläre System (Herz und Gefäße) haben soll. Außerdem wird das Hauptlipid, die Stearinsäure, nur in geringem Maße vom Körper resorbiert und zum Teil (15%) sogar in der Leber zu Ölsäure umgewandelt. Schwarze Schokolade ist somit hinsichtlich ihrer Auswirkung auf den Cholesterinspiegel ein Nahrungsmittel, das man als neutral bezeichnen könnte.

Anders liegen die Dinge im Fall der Milchschokolade. Dort stammt ein mehr oder minder großer Prozentsatz des Fettgehalts aus Milchfetten sowie aus anderen Pflanzenfetten, die als Füllstoffe in Süßwaren verwendet werden. Dunkle Schokolade hat trotz ihres hohen Zuckergehalts einen relativ niedrigen glykämischen Index – halb so hoch wie der von Weißbrot und vergleichbar dem von Orangensaft. Insgesamt jedoch macht der hohe Anteil von Fett und Zucker Schokolade zu einem kalorienhaltigen Nahrungsmittel, das man in Maßen genießen sollte.

Das Interesse an der gesundheitsfördernden Wirkung von Schokolade beruht selbstverständlich nicht auf ihrem Gehalt an Fett und Zucker, sondern vor allem auf ihrem hohen Anteil an Polyphenolen. Schon 50 Gramm schwarze Schokolade enthalten zweimal so viel Polyphenole wie ein Glas Rotwein und ebenso viel wie eine Tasse lange gezogener, grüner Tee (Tabelle 19). Die wichtigsten Polyphenole in Kakao sind die gleichen wie die, die auch in grünem Tee in großen Mengen vorhanden sind (die Catechine). Die aus diesen Molekülen gebildeten Polymere, die Proanthocyanidine (siehe S. 140 f.), machen zwischen 12 und 48 Prozent des Gewichts der Kakaobohnen aus. Da diese Proanthocyanidine erwiesenermaßen hochwirksame Antioxidantien sind (Kapitel 11), ist es nicht weiter erstaunlich, dass Kakao ähnliche Eigenschaften besitzt.

Tatsächlich deuten bisherige Analysen darauf hin, dass Schokolade – besonders dunkle Schokolade – ein sensationell wirksames Antioxidans ist: Die antioxidative Wirkung einer Tasse heißer Schokolade ist etwa fünfmal so hoch wie die einer Tasse schwarzen Tees, dreimal so hoch wie die einer Tasse grünen Tees und doppelt so hoch wie die eines Glases Rotwein. Dieser hohe Gehalt an Polyphenolen gilt heute als hauptverantwortlich für die gesundheitsfördernde Wirkung von Schokolade.

Die Herstellung von Schokolade

Nach einer kurzen Phase der Fermentierung werden die Bohnen bei hohen Temperaturen getrocknet und geröstet, damit sich ihr Geschmack und ihr Aroma entwickeln. Dann schlägt man die Bohnen auf, um die Schalen zu entfernen; anschließend werden sie gemahlen, bis man eine dicke Flüssigkeit erhält, die bei Raumtemperatur fest wird, die Kakaomasse. Diese Masse kann als solche zur Herstellung von Schokolade verwendet werden, oder man kann sie pressen, um einen großen Teil des darin enthaltenen Fetts, die Kakaobutter, zu gewinnen. Kakaopulver wiederum wird aus dem Mahlen der so entfetteten Masse, dem Presskuchen, gewonnen. Dunkle Schokolade wird aus einer Mischung aus Kakaomasse mit Zucker und Kakaobutter hergestellt. Der Anteil der verwendeten Masse schwankt zwischen 35 und 70 Prozent des Anteils am Endprodukt; Schokolade mit einem höheren Anteil ist im Allgemeinen zu bitter und wird nur in der Küche verwendet.

Die gleiche Technik wird auch bei Milchschokolade eingesetzt; nur werden dabei auch Feststoffe der Milch mitverarbeitet, wodurch sich der Kakaoanteil zugleich auf 20 bis 40 Prozent reduziert. Feine Bitter- und Milchschokoladen haben nur wenig mit den massenhaft konsumierten Produkten zu tun, die in erster Linie *Süßwaren* mit Schokoladegeschmack sind. Diese enthalten sehr wenig Kakao, und die Kakaobutter wird durch verschiedene Füllstoffe ersetzt, insbesondere durch gesättigte Fettsäuren. Das erklärt, weshalb diese Produkte mehr Zucker und Fett enthalten als dunkle Schokolade und bedeutende Cholesterinlieferanten sind.

Die gesundheitsfördernde Wirkung von Schokolade

Anfänglich galt Schokolade vor allem als belebendes Getränk gegen Erschöpfung. Der Aztekenherrscher Montezuma beispielsweise konnte bis zu fünfzig Becher Kakao pro Tag trinken; eine Menge, die ungeheuer erscheinen mag, die er aber vermutlich als Unterstützung für sein Tageswerk benötigte (er hatte einen Harem von 600 Konkubinen…). Diese Geschichte ist Ursprung vieler Legenden über die aphrodisierende Wirkung von Schokolade, die freilich noch immer eines Beweises harrt!

Reich an Polyphenolen!	
Quelle	**Polyphenole (mg)***
Schwarze Schokolade (50 g)	300
Grüner Tee	250
Kakao (2 Teelöffel)	200
Rotwein (125 ml)	150
Milchschokolade (50 g)	100

* Der Polyphenolgehalt kann bedeutend variieren, je nach Herkunft und Zubereitungsmethode.

Tabelle 19

Im Laufe der Geschichte galt Schokolade stets nicht nur als Genussmittel, sondern auch als Heilmittel für allerlei Erkrankungen, insbesondere Angina und Kreislaufprobleme. Die positive Assoziation von Schokolade und Gesundheit hielt sich noch bis zum Ende des 19. Jahrhunderts. Und erst mit der Industrialisierung der Schokoladenherstellung und der Erfindung von gesüßten Produkten, die sehr wenig Kakao (und damit Polyphenole) enthalten, kam Schokolade allmählich in den Ruf eines gesundheitsschädlichen Produkts.

Bis heute hat man vor allem die Auswirkungen des Schokoladengenusses auf Herz-Kreislauf-Erkrankungen an Bevölkerungen mit einem sehr hohen Kakaokonsum untersucht. Die *Kuna* zum Beispiel, ein Indianerstamm auf dem San-Blas-Archipel vor Panama, sind große Kakaoliebhaber; sie bereiten ihn als Getränk zu, nach einer ähnlichen Methode wie in den untergegangenen Kulturen. Diese Indios trinken etwa fünf Tassen Kakao pro Tag (und in manchen Fällen sogar noch viel mehr) und verwenden Kakao außerdem als Zutat bei der Zubereitung zahlreicher Gerichte. Das Interesse an den Angehörigen dieses Stammes rührt daher, dass sie trotz eines hohen Salzverzehrs – ein gut belegter Risikofaktor für hohen Blutdruck – einen abnorm niedrigen Blutdruck aufweisen. Dieses Merkmal hat jedoch keine genetischen Ursachen, denn bei den Personen, die aus dem gleichen Stamm kommen, aber die Insel verlassen haben, um auf dem Festland zu leben, steigt der Blutdruck.

Der positive Effekt des Kakaos auf das Herz-Kreislauf-System ist möglicherweise mit seiner antioxidativen Wirkung verknüpft. Schon die Aufnahme geringer Kakaomengen erhöht schnell die antioxidative Kapazität des Blutes und vermindert dadurch die Oxidation von Proteinen, die für die Bildung von atheromatösen Plaques verantwortlich sind. Bemerkenswert ist allerdings, dass dieser Effekt verschwindet, wenn Schokolade zusammen mit Milch konsumiert wird, weil die Polyphenole dann ganz anders resorbiert werden. Ein weiterer Effekt der Schokolade, der sich mit Sicherheit ebenfalls positiv auf das Herz-Kreislauf-System auswirkt, ist die Einschränkung bestimmter schädlicher Aktivitäten der Blutplättchen, wodurch die Gefahr von Blutgerinnseln sinkt.

Die Ähnlichkeit des Gehalts an phytochemischen Wirkstoffen in Kakao im Vergleich zu dem in anderen krebshemmenden Nahrungsmitteln legt die Vermutung nahe, dass auch Kakao einen Anti-Krebs-Effekt haben könnte. Auch wenn die Untersuchungen über das mögliche krebshemmende Potenzial der Polyphenole in Schokolade noch am Anfang stehen, so sind die Ergebnisse doch ermutigend. So hat man etwa festgestellt, dass die Proanthocyanidine in der Kakaomasse in der Lage waren, die Entwicklung von bestimmten Krebsarten zu verzögern – besonders Lungenkrebs, der bei Versuchstieren im Labor ausgelöst wurde. Die Aufnahme von Kakao-Polyphenolen bewirkte dabei einen deutlichen Rückgang des EGFR-Spiegels, eines für die Angiogenese und die Vermehrung der Krebszellen wesentlichen Rezeptors. Die Proanthocyanidine des Kakaos könnten folglich ebenso wie die in Cranberrys enthaltenen (Kapitel 11) zur Krebsprävention beitragen, indem sie zahlreiche Prozesse beeinflussen, die bei der Progression dieser Krankheit eine Rolle spielen. Auch wenn weitere Studien notwendig sind, um das krebshemmende Potenzial von Kakao genauer zu belegen, so kann man dennoch festhalten, dass die bisherigen Resultate sehr positiv sind und gewiss nicht den schlechten Ruf rechtfertigen, den die Schokolade im Laufe der letzten Jahre erworben hat.

Der tägliche Verzehr von 25 Gramm dunkler Schokolade mit einem Kakaoanteil von 70 Prozent kann den Organismus mit einer beträchtlichen Menge von Polyphenolen versorgen und sich positiv bei der Vorbeugung gegen Krebs sowie Herz- und Gefäßerkrankungen bemerkbar machen. Diese Präventionswirkung wird umso ausgeprägter ausfallen, wenn durch den Konsum dunkler Schokolade der Verzehr von Süßigkeiten zurückgeht, die keine krebshemmenden Wirkstoffe besitzen, den Cholesterinspiegel erhöhen und Übergewicht fördern. Letzteres ist vor allem Zuckerkonsum und aufgrund des damit verbundenen Lustgefühls häufig ein unverzichtbarer

Bestandteil unserer Essgewohnheiten geworden. Verändern wir unsere Gewohnheiten und ersetzen die gängigen, überzuckerten Schokoriegel durch schwarze Schokolade, kommt dem möglicherweise eine wesentliche Bedeutung bei der Prävention chronischer Krankheiten wie Krebs zu. Wer hat gesagt, dass gesundes Essen keinen Spaß macht?

Zusammenfassung

- *Schwarze Schokolade mit einem Kakaoanteil von 70 Prozent versorgt den Körper mit großen Mengen von Polyphenolen, die potenziell gesundheitsfördernde Wirkung auf chronische Krankheiten wie Krebs sowie Herz- und Gefäßleiden haben.*

- *Der Verzehr von 25 Gramm Schokolade mit einem Kakaoanteil von 70 Prozent kann sich folglich positiv auf die Gesundheit auswirken und zugleich den Konsum von Süßigkeiten einschränken, die mit Zucker und Fett vollgestopft sind und keine gesundheitsfördernden Inhaltsstoffe aufweisen.*

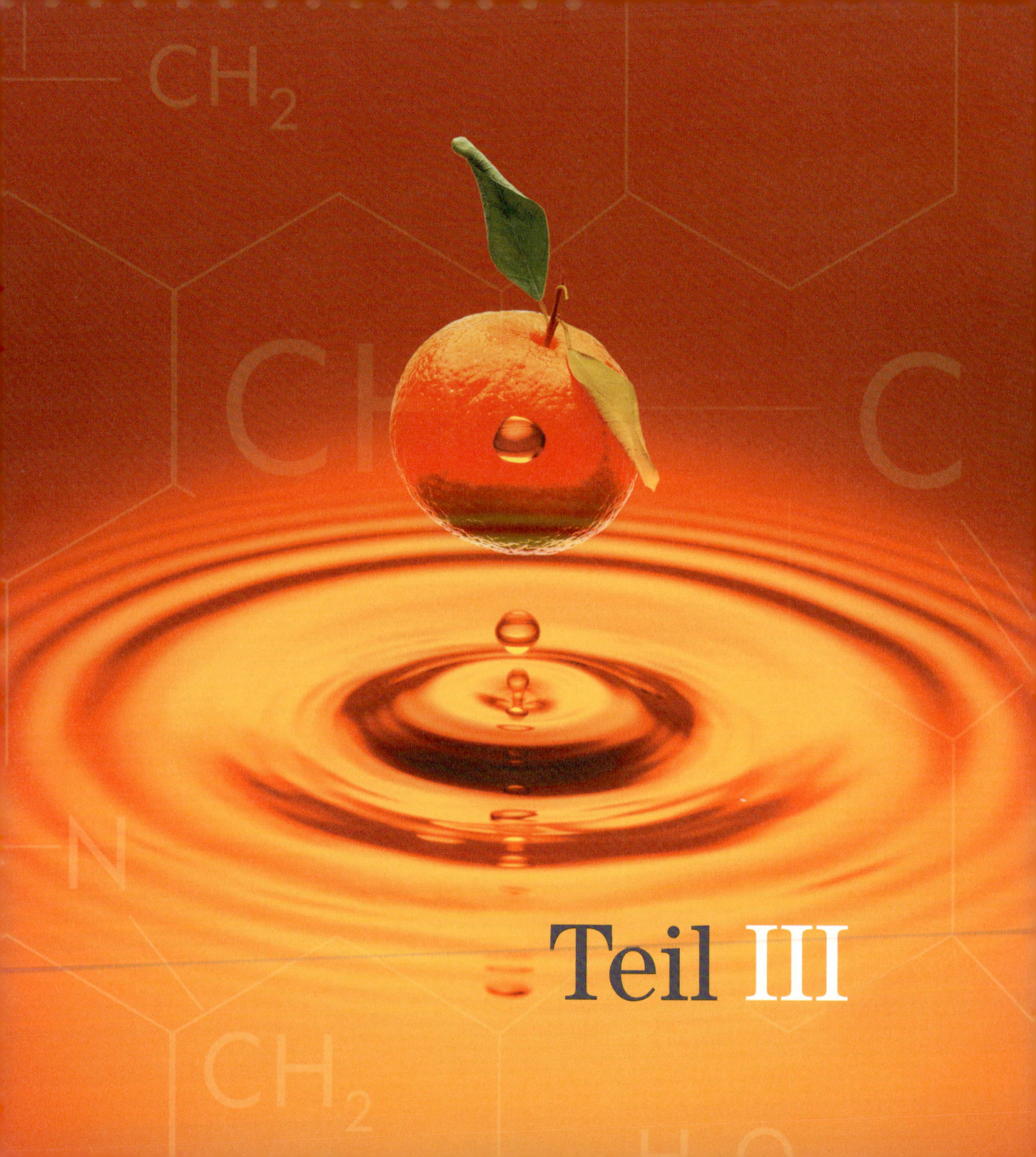

Teil III

Nutratherapie *im Alltagsleben*

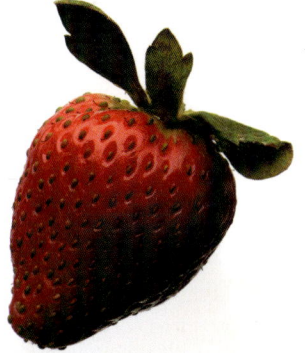

Alle Substanzen sind Gifte; es gibt keine, die kein Gift wäre.
Allein die richtige Dosis unterscheidet das Gift vom Heilmittel.

Paracelsus (1493–1541)

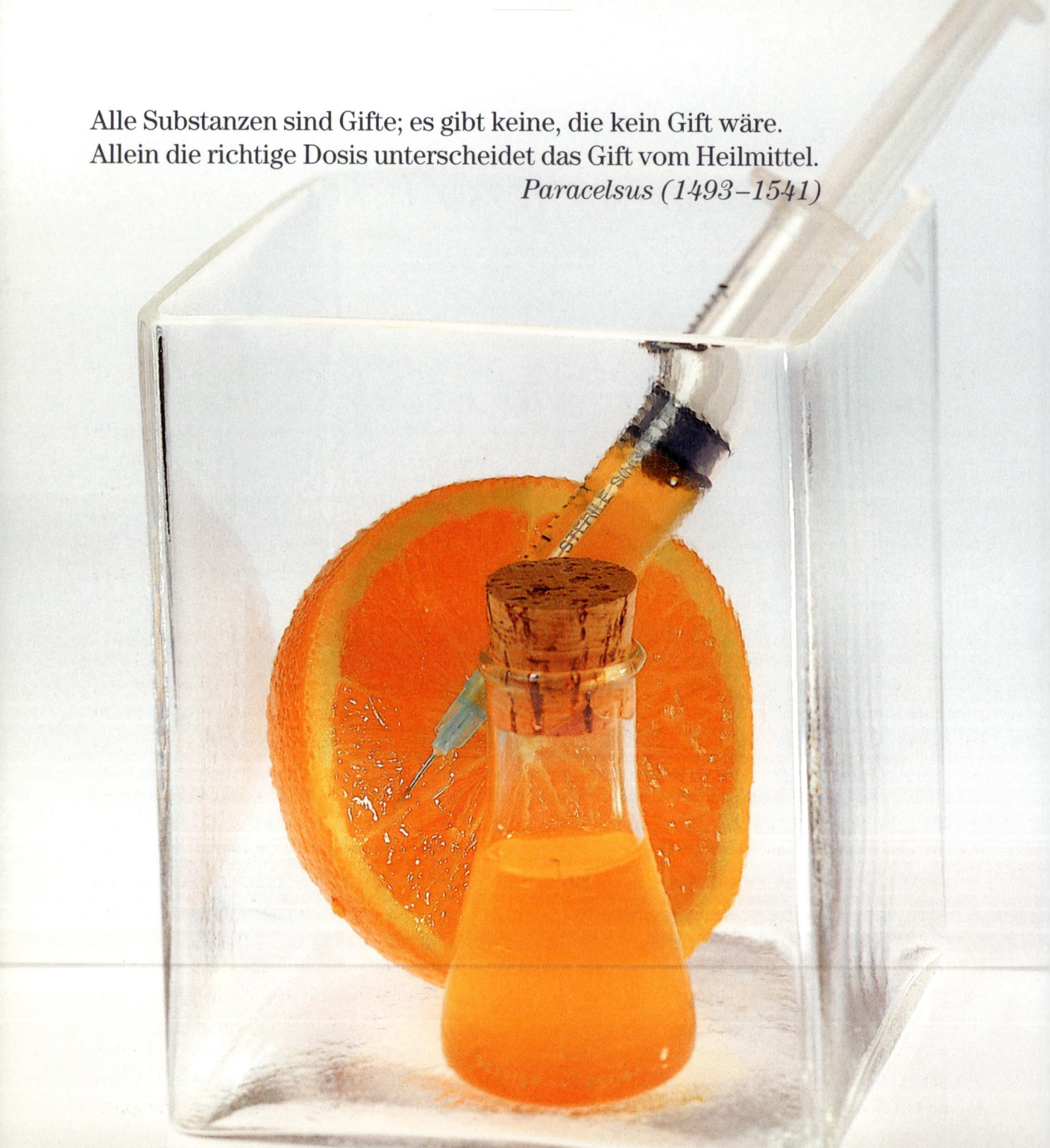

Kapitel 17
Nahrungsergänzungsmittel – ein Mehr an Problemen?

Manche Menschen ziehen aus den Erkenntnissen über die zentrale Rolle der sekundären Pflanzenstoffe in der Krebsprävention nicht die naheliegende Konsequenz, ihre Essgewohnheiten zu ändern und Nahrungsmittel auf den Speiseplan zu setzen, die gute Lieferanten dieser Wirkstoffe sind. Sie versuchen stattdessen herauszufinden, ob diese Moleküle auch in Form von Nahrungsergänzungsmitteln erhältlich sind. Wir haben im Westen einen wahren Kult um diese Nahrungsergänzungsmittel entwickelt, der so weit geht, dass nicht wenige Leute lieber Vitamintabletten nehmen als Orangen zu essen. Diese Situation ist vollkommen absurd, wenn man bedenkt, dass wir in einer Zeit des Überflusses ohnegleichen leben, in der es möglich ist, sich das ganze Jahr über zu relativ günstigen Preisen problemlos mit frischem Obst und Gemüse zu versorgen.

Dennoch bewegt sich der Konsum von Obst und Gemüse noch immer auf recht niedrigem Niveau, während sich auf der anderen Seite die Verkaufszahlen für Nahrungsergänzungsmittel auf einem konstanten Höhenflug befinden (in den USA machte dies 2001 einen Umsatz von sogar mehr als 12 Milliarden Dollar aus). Nahrungsergänzungsmittel entwickeln sich offenbar zu einem unverzichtbaren Bestandteil der modernen Ernährung, und zwar unglücklicherweise auf Kosten von frischem Obst und Gemüse.

Diese Situation ist bedauerlich. Denn es steht heute zweifelsfrei fest, dass viele der positiven gesundheitlichen Wirkungen, die man mit dem Verzehr von Obst und Gemüse verbindet, nicht allein durch ihren Vitamingehalt erklärbar sind. Im Fall der Krebsprävention spielen Vitamine nur eine sehr untergeordnete Rolle und sind weit unwichtiger als die sekundären Pflanzenstoffe.

Wie zu erwarten, reagiert die Industrie auf diese neue Tendenz, indem sie die wichtigsten sekundären Pflanzenstoffe isoliert und sie in Form von Nahrungszusätzen vermarktet. Es gibt bereits unzählige Produkte, welche die in diesem Buch vorgestellten Wirkstoffe enthalten: Ellagsäure, Curcumin, Anthocyanidine, Proanthocyanidine, Isoflavonoide, I3C oder Sulforaphan können alle mühelos per Internet erworben werden, wo man sie mit Verweis auf ihr krebshemmendes Potenzial vertreibt.

Die gesundheitsfördernden Eigenschaften von Obst und Gemüse auf einen einzigen phytochemischen Bestandteil zu reduzieren, ist jedoch nicht nur eine unzulässige Verkürzung, sondern auch vollkommen unsinnig. Man kann Brokkoli nicht allein auf seinen Gehalt an Sulforaphan reduzieren, ebenso wenig wie die Vorzüge von Himbeeren sich auf das Vorhandensein von Ellagsäure beschränken. Die Pflanzen haben mindestens 20 000 dieser phytochemischen Wirkstoffe entwickelt, um sich zu verteidigen und ihre Gesundheit zu schützen, und es ist sicher, dass sie alle eine wichtige Rolle bei der Aufrechterhaltung des Gleichgewichts der Zellen spielen. Wenn Sie die Nahrungsmittel, die wir hier besprochen haben, in Ihre Ernährung einbeziehen, dann kann schon eine schlichte Mahlzeit mehrere tausend sekundäre Pflanzenstoffe beinhalten. Und es ist mit Sicherheit eine Illusion, so grundlegende Lieferanten wie Obst und Gemüse durch Moleküle in Tablettenform zu ersetzen.

Abgesehen von diesen mehr philosophischen Erwägungen sprechen mehrere gute praktische Gründe (ganz zu schweigen von den finanziellen) für die Vermeidung dieser synthetisch hergestellten Pillen – besonders was sekundäre Pflanzenstoffe in Form von Nahrungsergänzungsmitteln angeht.

1. Effektivität

Die Verwendung von Nahrungsergänzungsmitteln beruht im Allgemeinen auf der Vorstellung, dass ein Wirkstoff, der gut für die Gesundheit ist, in höheren Dosen noch mehr positive Wirkung zeigt. Das ist vollkommen falsch! In vielen Fällen, besonders im Fall von Soja, ist stattdessen genau das Gegenteil der Fall: Der aktive Inhaltsstoff des Nahrungsmittels ist weniger gesund und kann sogar schädlich sein, wenn er in isolierter Form, also außerhalb des ganzen Nahrungsmittels, verabreicht wird.

2. Diversität

Die krebshemmende Wirkung wird durch den Verzehr des ganzen Nahrungsmittels gesteigert, weil im Essen zahlreiche phytochemische Inhaltsstoffe vorhanden sind, die unterschiedliche Prozesse bei der Entwicklung von Krebs beeinflussen; das ist bei der Einnahme eines einzigen Wirkstoffs nicht möglich (Abbildung 33). Gemüse aus der Kreuzblütlerfamilie (Kohlgemüse) enthält beispielsweise Wirkstoffe, die den Abbau krebserregender Substanzen beschleunigen, aber sie enthalten auch mehrere andere sekundäre Pflanzenstoffe, insbesondere Polyphenole; es wäre des-

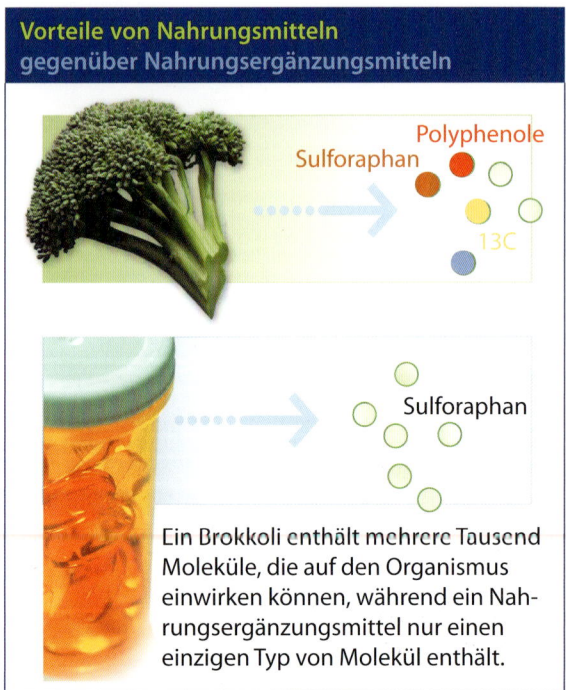

Ein Brokkoli enthält mehrere Tausend Moleküle, die auf den Organismus einwirken können, während ein Nahrungsergänzungsmittel nur einen einzigen Typ von Molekül enthält.

Abbildung 33

halb bestimmt voreilig, ihre krebshemmenden Eigenschaften auf die Entgiftung zu reduzieren.

Nahrungsergänzungsmittel können nicht nur *nicht* dieselbe gesundheitsfördernde Wirkung haben wie die Gesamtheit der Moleküle, die von Natur aus in Lebensmitteln vorhanden sind; große Mengen dieser Stoffe in Form von Nahrungsergänzungsmitteln können außerdem die Verwertung anderer wertvoller Inhaltsstoffe einschränken. Werden die Resorptionsmechanismen der Darmwand überlastet, dann können sie die verschiedenen durch die Nahrung zugeführten

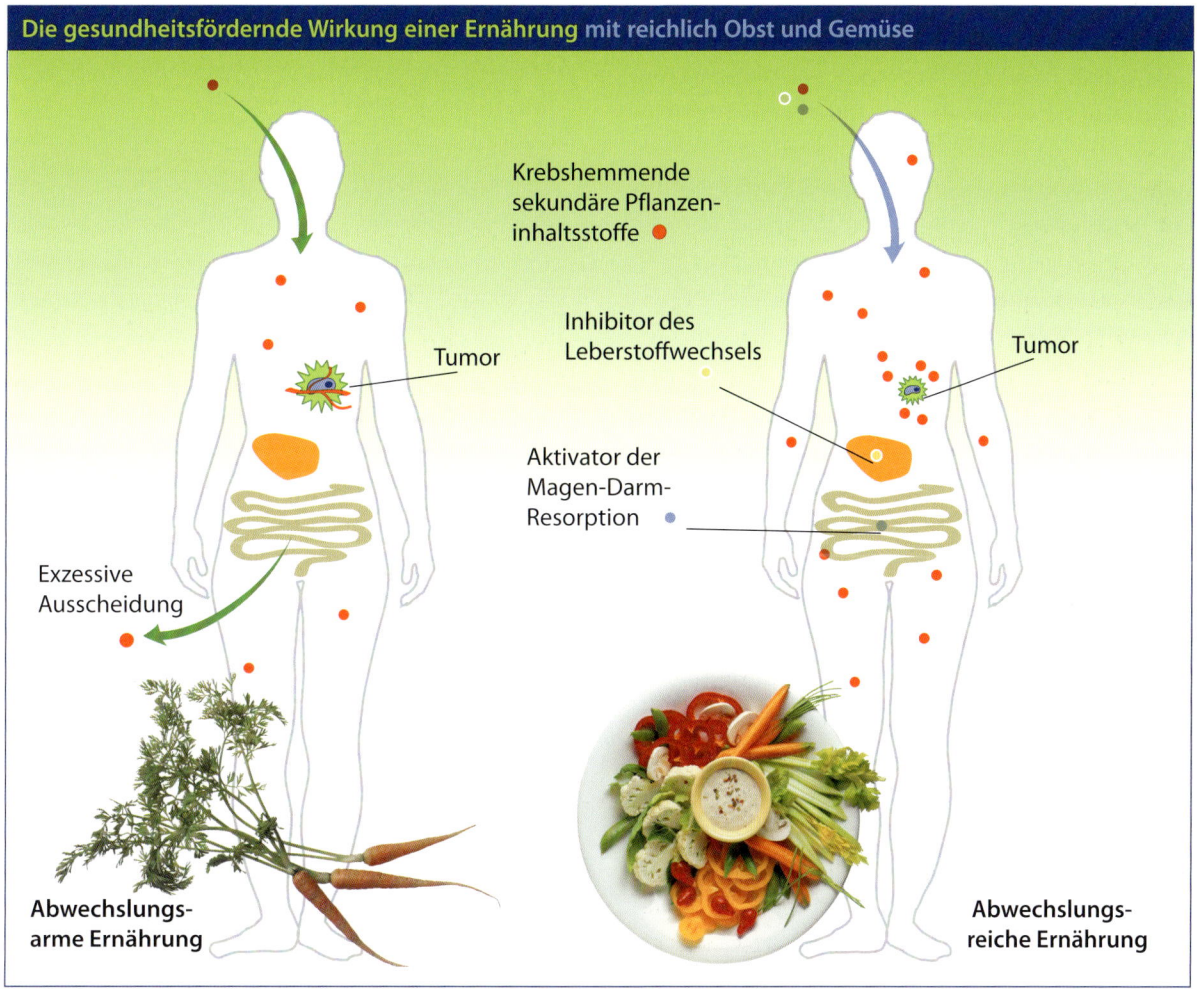

Die gesundheitsfördernde Wirkung einer Ernährung mit reichlich Obst und Gemüse

Krebshemmende sekundäre Pflanzeninhaltsstoffe

Inhibitor des Leberstoffwechsels

Tumor

Aktivator der Magen-Darm-Resorption

Tumor

Exzessive Ausscheidung

Abwechslungsarme Ernährung

Abwechslungsreiche Ernährung

Abbildung 34

Stoffe schlechter unterscheiden, was zugleich zu einer schlechteren Aufnahme dieser Moleküle in den Blutkreislauf führt.

Diese geringere Resorption bestimmter Moleküle aus Nahrungsmitteln ist keinesfalls unbedeutend, denn sie kann die Fähigkeit krebshemmender Wirkstoffe, ihre Aufgabe effektiv zu erfüllen, verringern. Tatsächlich können viele in unserer Nahrung enthaltene Moleküle den Stoffwechsel des Organismus beeinflussen; ihre Resorption hat daher einschneidende Folgen für die Menge krebshemmender Moleküle, die im Blutkreislauf vorhanden sind (Abbildung 34). So verlangsamen bestimmte Moleküle die Verstoffwechslung fremder Substanzen in der Leber, während andere eher im Darmtrakt wirken, indem sie den Abbau einschränken oder auch die Resorption der sekundären Pflanzenstoffe verbessern. Das Ergebnis ist in beiden Fällen vergleichbar: Die Zeit, die die krebshemmenden Moleküle vor ihrer Ausscheidung im Körper verbringen, verlängert sich, und damit erhöht sich ihre krebshemmende Wirkung.

3. Qualität

Es ist außerdem wichtig zu wissen, dass manche Nahrungsergänzungsmittel nicht die Wirkstoffmengen enthalten, die man eigentlich darin erwarten würde. Ohne deshalb gleich am guten Willen der Hersteller zu zweifeln, muss man bedenken, dass die große Mehrheit der phytochemischen Verbindungen sehr reaktive und damit unweigerlich instabile Moleküle sind. Es gibt viele Beispiele für die Folgen, die diese Instabilität für den Inhalt eines Nahrungsergänzungspräparats haben kann; eines der spektakulärsten betrifft das Resveratrol: Analysen mehrerer unabhängiger Labors haben gezeigt, dass der Resveratrolgehalt in den untersuchten Tabletten so gering ist, dass man Tausende davon schlucken müsste, um die Resveratrolmenge eines einzigen Glas Weins zu sich zu nehmen. Bei den heutigen Preisen für diese Präparate würde die erforderliche Dosis Resveratrol einem Glas Wein aus einer 1500-Euro-Flasche entsprechen!

Die natürlichen Schutzmoleküle der Pflanzen sind normalerweise im Innern der Zellkompartimente (gesonderte Räume in der Zelle, Anm. d. Ü.) gut vor Zersetzung geschützt. Wenn diese Zellkompartimente extrahiert werden, dann sind die Moleküle der Luft und Abbauenzymen ausgesetzt, was ihre Zerstörung durch Oxidation oder Enzymabbau zur Folge hat. Daher ist es notwendig, diese Stoffe in einer Form zu sich zu nehmen, die der ursprünglichen pflanzlichen Gestalt möglichst nahe kommt, und Fertigpräparate, in denen das jeweilige Obst oder Gemüse bereits verarbeitet wurde, zu vermeiden. Wenn Sie beispielsweise Leinsamen zur Versorgung mit Omega-3-Fettsäuren zu sich nehmen wollen, dann wählen Sie nicht bereits gemahlene Samen, sondern kaufen Sie lieber ganze Samen, die Sie zu Hause selbst mahlen können; dadurch bewahren Sie die gesamten essentiellen Fettsäuren. Aus demselben Grund sollten Sie kein Leinsamenöl verwenden, auch wenn es ein wichtiger Lieferant für diese Fettsäuren ist. Denn die hohe Empfindlichkeit der mehrfach ungesättigten Omega-3-Fettsäuren für Sauerstoff führt zu einem schnellen Abbau, der verhindert, dass Sie von den Vorzügen dieser Verbindungen profitieren.

Zusammenfassend ist zu sagen, dass ein Mangel an Vitaminen, Mineralstoffen und krebshemmenden Wirkstoffen aufgrund einer unzureichenden Versorgung mit Obst und Gemüse nicht dadurch ausgeglichen werden kann, dass man Ergänzungspräparate nimmt; entscheidend ist vielmehr eine grundlegende Kursänderung bei den Ernährungsgewohnheiten. Es gibt keine Wunderpillen, die alle Schäden beheben, die durch eine schlechte Ernährung verursacht werden, und es wird sie auch nie geben: Man kann nicht einfach irgendetwas essen und dann mit einer Pille davonkommen!

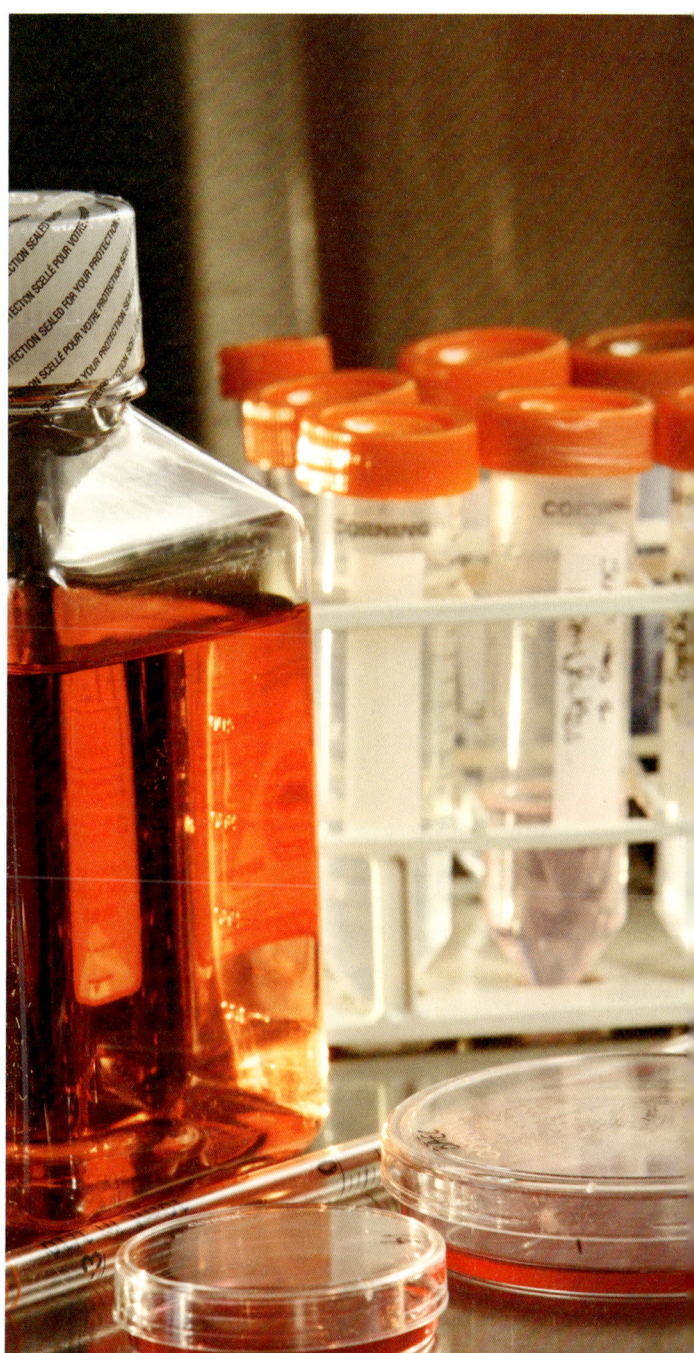

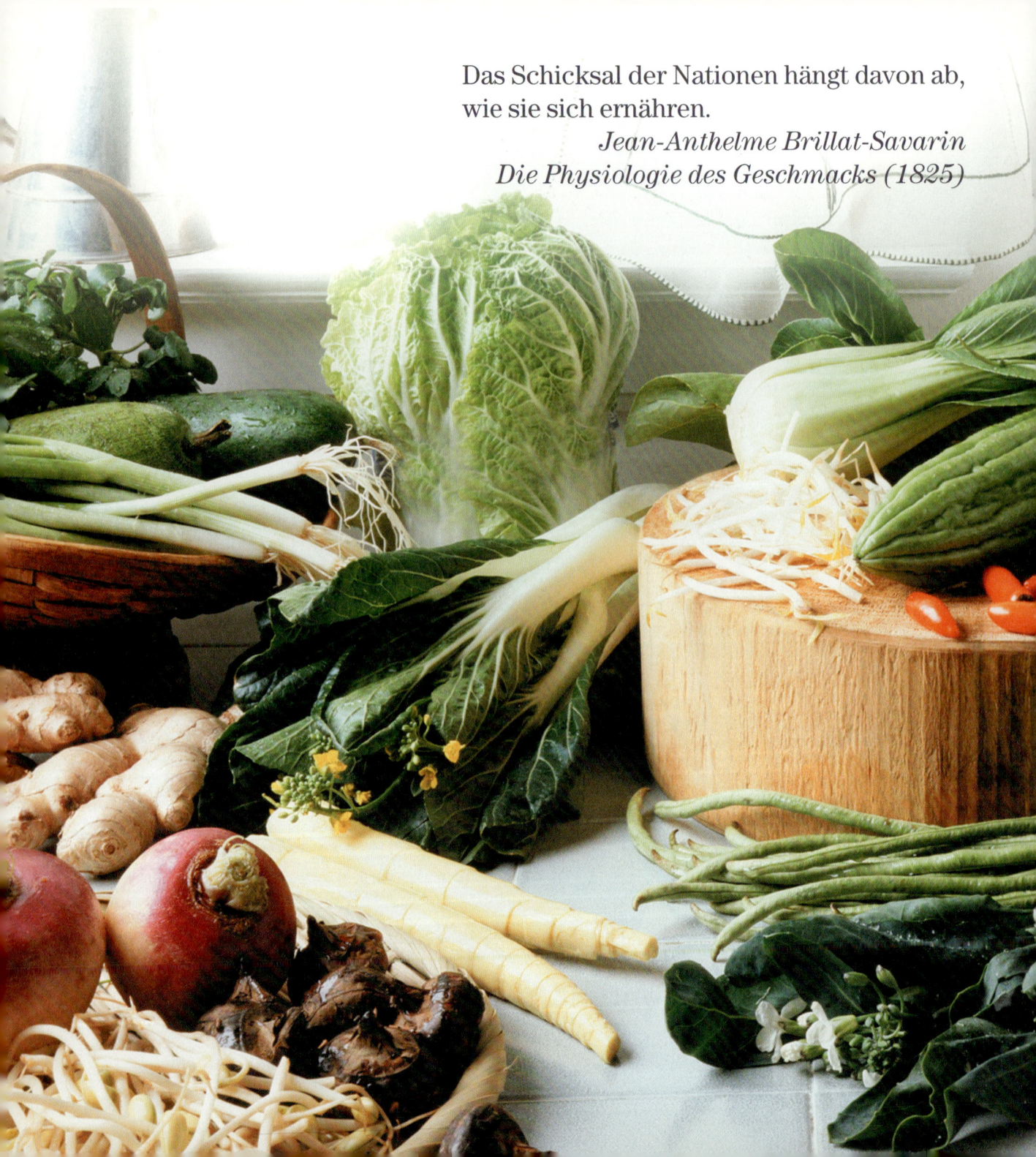

Das Schicksal der Nationen hängt davon ab,
wie sie sich ernähren.
Jean-Anthelme Brillat-Savarin
Die Physiologie des Geschmacks (1825)

Kapitel 18
Auf den Speiseplan: Kampf dem Krebs!

Zum Abschluss möchten wir Ihnen einige Veränderungen der in unseren Gesellschaften gängigen Lebensweise vorschlagen, durch die Sie Ihr Krebsrisiko wirklich verringern können. Wie wir gesehen haben, ist die westliche Ernährungsweise vor allem durch ihren Hang zu Extremen sowohl in den Exzessen als auch in den Defiziten charakterisiert: Wir essen zu viel Zucker, zu viel Fett, zu viel rotes Fleisch und zu wenig Obst, Gemüse und Ballaststoffe. Es kann der Vorbeugung gegen chronische Krankheiten nur dienlich sein, wenn es uns gelingt, wieder ein Gleichgewicht zwischen diesen beiden Nahrungsextremen herzustellen und gleichzeitig ungesunde Nahrungsmittel (Abbildung 35) so weit wie möglich zu meiden. Zusätzlich zu diesen veränderten Ernährungsgewohnheiten können wir jedoch durch eine Reihe weiterer Maßnahmen das Risiko einer Krebserkrankung erheblich beeinflussen.

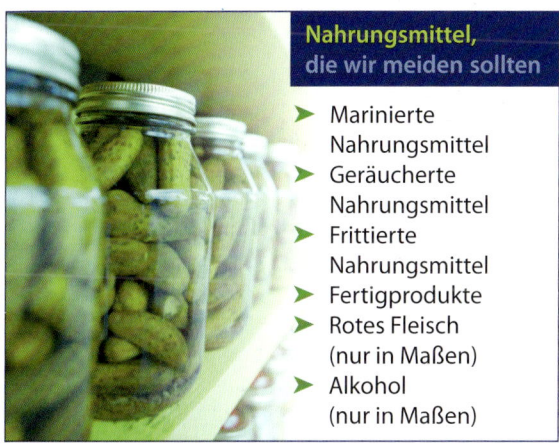

Nahrungsmittel, die wir meiden sollten

➤ Marinierte Nahrungsmittel
➤ Geräucherte Nahrungsmittel
➤ Frittierte Nahrungsmittel
➤ Fertigprodukte
➤ Rotes Fleisch (nur in Maßen)
➤ Alkohol (nur in Maßen)

Abbildung 35

1. Hören Sie mit dem Rauchen auf

Angesichts der Tatsache, dass ein Drittel aller Krebserkrankungen unmittelbare Folge der Nikotinsucht sind, versteht es sich von selbst, dass der Verzicht auf das Rauchen einen gewaltigen Einfluss auf die Krebsprävention hat. Die Liste der Schädigungen durch Tabakmissbrauch ist lang: Steigerung des Risikos für Lungenkrebs um das Dreißigfache, deutliche Erhöhung des Krebsrisikos für Atem- und Verdauungswege (Mund, Kehlkopf), der Bauchspeicheldrüse und der Blase; dramatische Zunahme des Risikos für tödliche Herz- und Gefäßerkrankungen; ganz zu schweigen von diversen unangenehmen Nebenwirkungen, die mit dem Rauchen verbunden sind, wie Verlust des Geruchs- und Geschmackssinns, chronische Müdigkeit usw.

Glücklicherweise hat die Gesellschaft gewaltige Fortschritte im Kampf gegen die Nikotinsucht gemacht: Die intensiven Informationskampagnen über die Gefahren des Rauchens, die immer häufigeren Rauchverbote an öffentlichen Plätzen und die Preissteigerungen für Tabakerzeugnisse – all das hatte die direkte Konsequenz, dass der Anteil der Raucher in unseren Gesellschaften entscheidend zurückging. Selbst die hartnäckigsten Raucher geben heute zu, dass Rauchen gesundheitsschädlich ist. Und die Mehrheit unter ihnen äußert den Wunsch, es sich abzugewöhnen. Diese Menschen haben keinen Grund zur Scham oder Verlegenheit, wenn es ihnen schwerfällt, sich das Rauchen abzugewöhnen. Denn Nikotin ist eine der stärksten Drogen, die man in der Natur finden kann, und schafft eine Abhängigkeit, die extrem schwierig zu bekämpfen ist. Solange diese harte Droge allerdings frei verkäuflich ist, kann man ihren Konsum nicht effektiv unterbinden. Daher müssen alle Anstrengungen darauf gerichtet sein, die Menschen über ihre schädlichen Wirkungen zu informieren. Jene Raucher, die aufhören möchten, können wir nur ermutigen, alle derzeit verfügbaren Mittel zu nutzen, um sich aus ihrer Abhängigkeit zu befreien. Mit dem Rauchen aufzuhören ist eine Entscheidung, die bei Weitem den größten Einfluss auf die Lebensqualität hat.

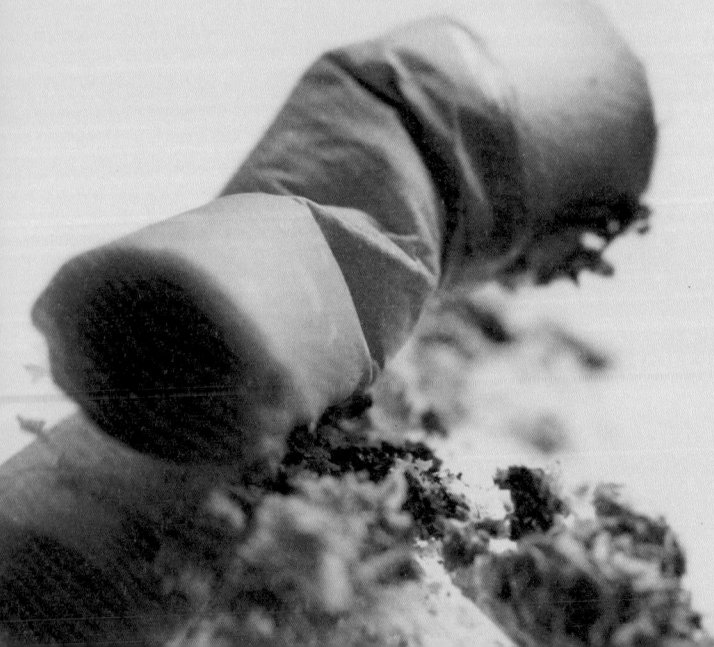

2. Reduzieren Sie Ihre Kalorienzufuhr

Vermeiden Sie es, industrielle Fertigprodukte zu kaufen – als Snack ebenso wie als Hauptmahlzeit. Diese Produkte enthalten viel zu viel Zucker, schlechtes Fett und Salz und haben im Vergleich zu frischen Nahrungsmitteln nur wenig Nährstoffe. Nehmen Sie stattdessen Ihre Küche wieder in Besitz: So können Sie Quantität und Qualität der Zutaten Ihrer Ernährung besser kontrollieren. Anstatt Butter durch Margarine zu ersetzen, sollten Sie lieber so oft wie möglich Olivenöl als Fettlieferanten benutzen; nicht nur, um von seinen gesunden Lipiden zu profitieren, sondern auch, weil es an und für sich krebshemmende Eigenschaften hat.

Ein einfaches Mittel, um Ihre Kalorienzufuhr zu reduzieren, besteht schließlich darin, Hamburger, Hotdogs, Pommes Frites, Kartoffelchips und Limonaden als gelegentliche Gaumenfreuden zu betrachten anstatt als Nahrungsmittel für den alltäglichen Gebrauch. Menschen sind wie auch Tiere stark von Nahrungsmitteln angezogen, die viel Fett und Zucker enthalten, denn ihr Verzehr verschafft uns ein echtes Lustgefühl, das nach Wiederholung ruft. Es ist illusorisch, diesen Instinkt vollständig unterdrücken zu wollen. Aber die Situation lässt sich trotzdem zu Ihren Gunsten wenden, indem Sie diese Lebensmittel nur hin und wieder konsumieren. So können Sie Ihre Gelüste voll befriedigen, ohne sich deshalb mit Gesundheitsproblemen wegen Übergewicht herumschlagen zu müssen … und ohne ein schlechtes Gewissen zu haben!

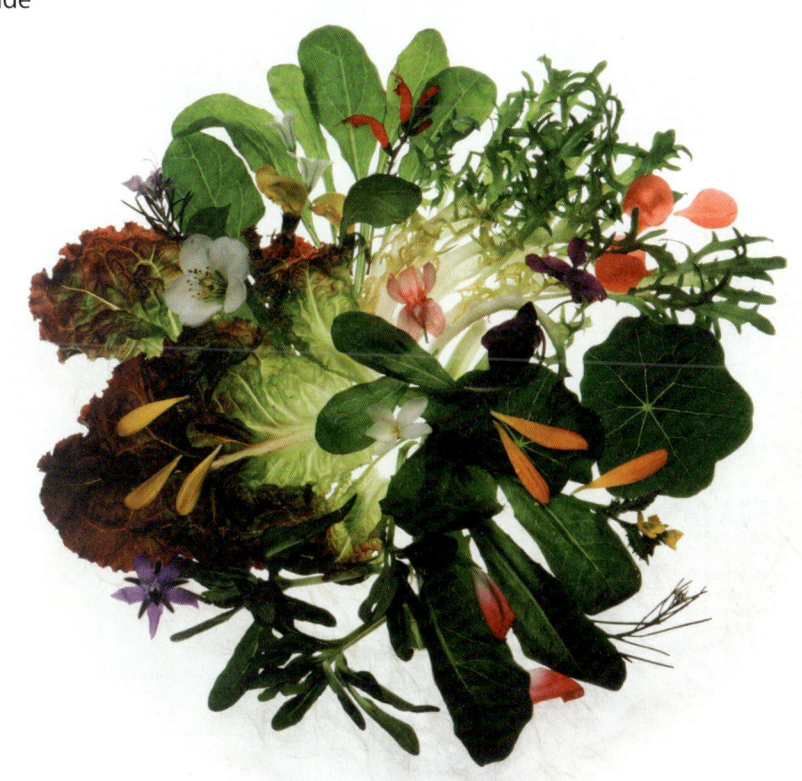

3. Schränken Sie den Verzehr von rotem Fleisch ein

Eine Ernährung mit viel rotem Fleisch (Rind, Lamm und Schwein) erhöht das Risiko für Dickdarmkrebs erheblich und liefert außerdem enorme Kalorienmengen in Form von Fett, die zu Übergewicht führen können. Gestalten Sie Ihren Speiseplan abwechslungsreicher, indem Sie mageres Fleisch verwenden, Huhn oder Fisch etwa (im Idealfall Fisch mit einem hohen Gehalt an Omega-3-Fettsäuren); und versuchen Sie von Zeit zu Zeit, Ihre tägliche Portion Fleisch durch andere Proteinlieferanten (Hülsenfrüchte z. B.) zu ersetzen. Essen muss nicht unbedingt Fleisch essen heißen!

Eine gute Möglichkeit, Ihren Fleischverzehr zu reduzieren, besteht darin, den Stellenwert zu überdenken, den Fleisch in Ihren täglichen Mahlzeiten einnimmt. Fleisch muss nicht unbedingt im Vordergrund eines Gerichts stehen, damit man etwas von seinem Geschmack hat: Der nordafrikanische Couscous oder die verschiedenen asiatischen Wokgerichte sind köstliche Beispiele dafür.

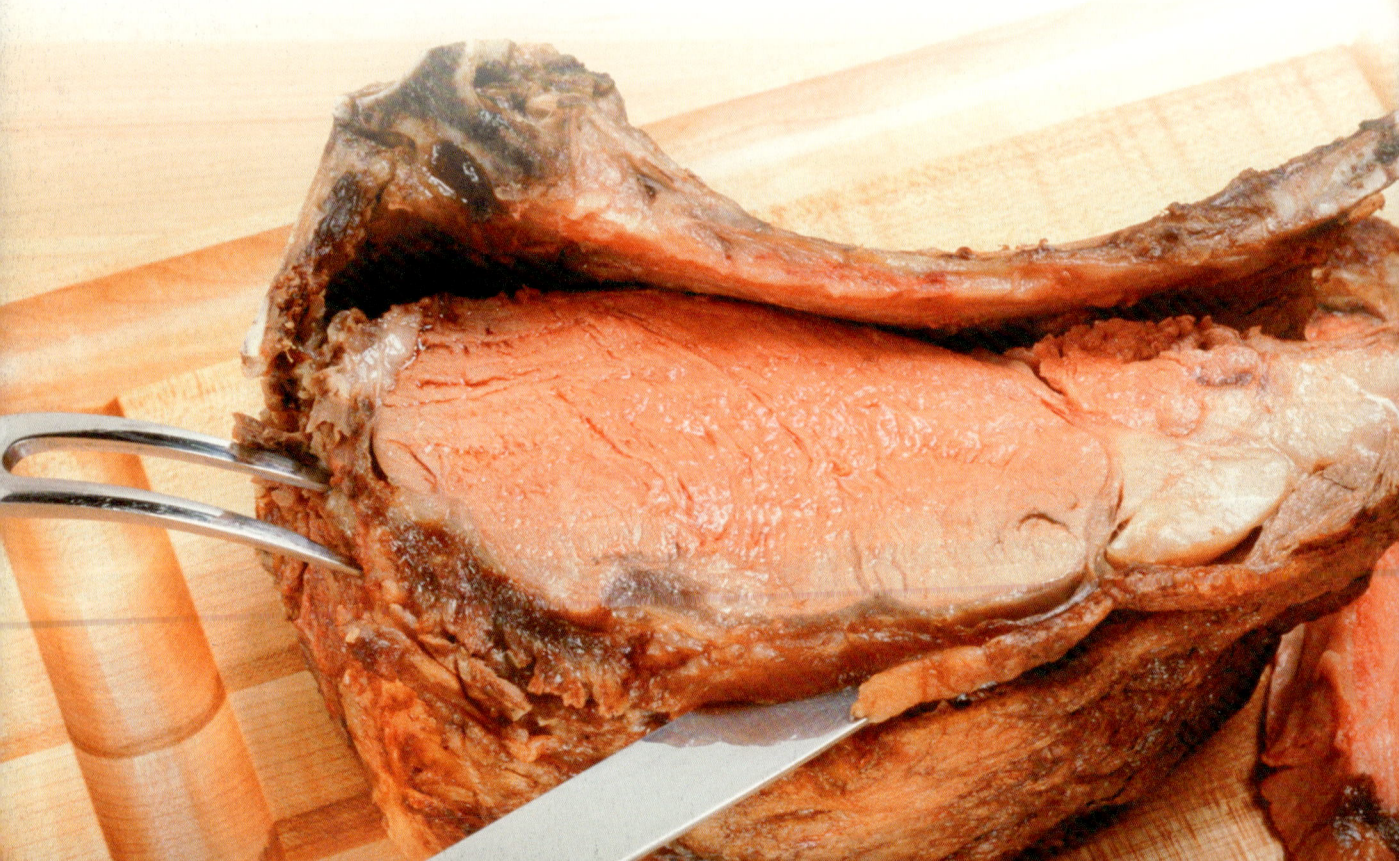

4. Vermeiden Sie Nahrungsmittel, die mögliche krebsauslösende Substanzen enthalten

Geräuchertes Fleisch und andere Lebensmittel mit Konservierungsmitteln wie Nitriten (roher oder gekochter Schinken, Würste, Salami …) erhöhen das Risiko für bestimmte Krebsarten, weil die Nitrite im Körper in stark karzinogene Substanzen umgewandelt werden. Schränken Sie daher den Verzehr dieser Nahrungsmittel ebenso wie den von (beim Grillen) verkohltem Fleisch so weit wie möglich ein. Beim Braten von Fleisch auf offener Flamme produziert das herabtrop-

fende Fett giftige Substanzen, sogenannte aromatische Kohlenwasserstoffe, die sich an die Oberfläche des Fleisches heften und krebserregend sein können. Außerdem bilden sich beim Garen tierischer Proteine bei hohen Temperaturen auch andere krebserregende Substanzen – nämlich die heterozyklischen Amine. Neuere Untersuchungen deuten allerdings darauf hin, dass die Bildung dieser Toxine durch das Einlegen von Fleisch in Marinaden, die Säuren wie etwa Zitronensaft enthalten, reduziert wird.

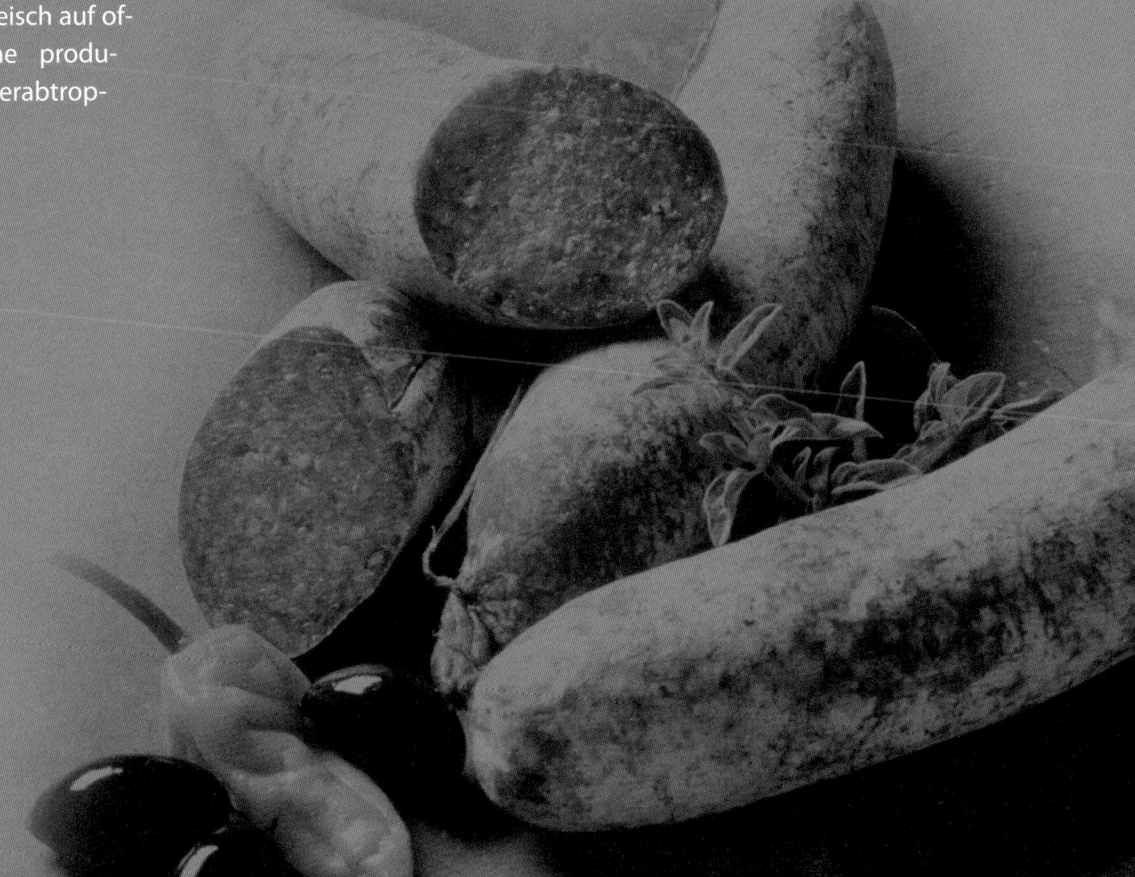

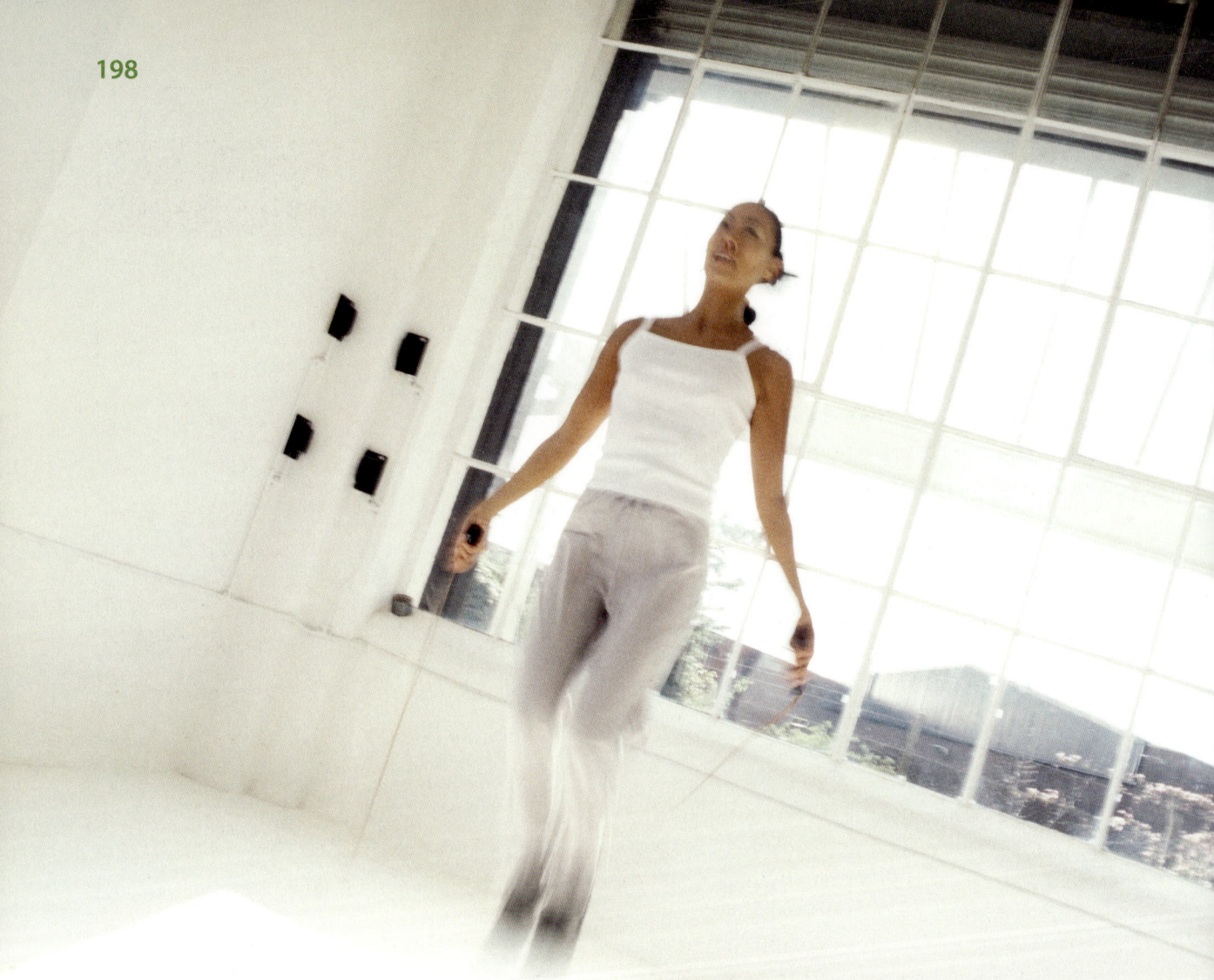

5. Halten Sie sich fit

Regelmäßiges Training ist nicht nur eine gute Methode, um sich fit und die Muskeln in Form zu halten; mehrere Untersuchungen haben in letzter Zeit auch einen Zusammenhang zwischen körperlicher Aktivität und einer Risikosenkung für bestimmte Krebsarten nachgewiesen – unter anderem für Brust- und Dickdarmkrebs. Abgesehen davon, dass körperliche Aktivität Übergewicht (ein wichtiger Faktor für erhöhtes Krebsrisiko) reduziert. Eine neue Studie ergab außerdem, dass maßvolle Bewegung (z. B. 3 bis 5 Stunden Gehen pro Woche) bei Frauen mit Brustkrebs die Sterblichkeitsrate bedeutend verringert. Es ist nicht nötig, ein olympiareifes Trainingsprogramm zu absolvieren, um von körperlicher Bewegung zu profitieren: Gehen Sie tagsüber, so viel Sie können, und nehmen Sie am Arbeitsplatz die Treppe, anstatt in den Aufzug zu steigen.

Die optimale Ernährung zur Krebsvorbeugung

Es besteht tatsächlich ein enger Zusammenhang zwischen der Nahrungszusammensetzung und den Erkrankungsrisiken für bestimm Krebsarten. Wir können uns unser Wissen über diese Beziehung zunutze machen, um unsere Lebensgewohnheiten zu verändern und schon an der Wurzel gegen Krebs vorzubeugen, bevor er zu einem übermächtigen Feind wird.

Es ist wichtig zu verstehen, dass keines der in diesem Buch erörterten Nahrungsmittel für sich genommen ein Wundermittel gegen Krebs ist. Die Vorstellung eines »Wundermittels« an und für sich, die sich in unserer Gesellschaft so großer Beliebtheit erfreut, ist in erheblichem Maß für das Desinteresse verantwortlich, das die Menschen den Folgen ihrer Lebensgewohnheiten entgegenbringen – selbst wenn es dabei um die Entstehung so schwerer Krankheiten wie Krebs geht. Ganz im Gegenteil aber ist es sinnvoll, Krebs mit realisticheren Augen zu sehen und sich einzugestehen, dass diese Krankheit aufgrund unseres derzeitigen wissenschaftlichen und medizinischen Wissensstands allzu oft tödlich verläuft. Wir sollten deshalb erkennen, dass wir alles tun müssen, um ihr Auftreten zu bekämpfen, und dafür alle uns zur Verfügung stehenden Mittel nutzen. Wir sollten Angst vor Krebs haben; aber diese Angst darf uns nicht lähmen und unser Denken beherrschen. Vielmehr sollte es eine »konstruktive« Angst sein, die uns motiviert, unser Verhalten so anzupassen, dass wir der Krankheit entgegentreten können. So wie jemand seine Angst vor Feuer beherrschen kann, indem er in jedem

Nahrungsmittel, die Krebs bekämpfen: ein Leitfaden	
	Tägliche Zufuhr
Rosenkohl	1/2 Tasse
Brokkoli, Blumenkohl, Kohl	1/2 Tasse
Knoblauch	2 Zehen
Zwiebeln, Schalotten	1/2 Tasse
Spinat, Kresse	1/2 Tasse
Soja (Edamame)	1/2 Tasse
Leinsamen (frisch gemahlen)	1 Teelöffel
Tomatenmark	1 Suppenlöffel
Kurkuma	1 Teelöffel
Schwarzer Pfeffer	1/2 Teelöffel
Blaubeeren, Himbeeren, Brombeeren	1/2 Tasse
Cranberrys (getrocknet)	1/2 Tasse
Trauben	1/2 Tasse
Schwarze Schokolade (70% Kakao)	25 Gramm
Zitrusfrüchtesaft	1/2 Tasse
Grüner Tee	3 × 250 ml
Rotwein	1 Glas

Tabelle 20

Zimmer einen Brandmelder anbringt, so kann man auch auf die Angst vor Krebs reagieren, indem man sein Verhalten so verändert, dass es so weit wie möglich vor der Krankheit schützt.

Um es noch einmal zu sagen: Krebsvorbeugung bedeutet vor allem eine Veränderung der Ernährungsgewohnheiten, nämlich Einbeziehung von Nahrungsmitteln, die reichhaltige Quellen für krebshemmende Wirkstoffe darstellen. Wenn wir alle aktuell verfügbaren wissenschaftlichen Erkenntnisse über das krebshemmende Potenzial von Wirkstoffen in der Nahrung zugrunde legen, können wir eine Art *optimale Ernährung zur Vorbeugung gegen Krebs* zusammenstellen. Dabei handelt es sich um eine Ernährungsweise, die größtenteils auf dem täglichen Verzehr von Nahrungsmitteln beruht, die als außergewöhnlich potente Lieferanten von antikarzinogenen Wirkstoffen bekannt sind (Tabelle 20).

Diese Empfehlungen beruhen auf den Konzepten, die wir in diesem Buch erläutert haben.

1. Abwechslung

Die verschiedenen Klassen krebshemmender Moleküle beugen gegen Krebs vor, indem sie jeweils in spezifische Prozesse eingreifen, die beim Fortschreiten dieser Krankheit ablaufen. Kein Nahrungsmittel enthält für sich alleine alle krebshemmenden Inhaltsstoffe, die alle diese Prozesse beeinflussen können (Tabelle 21); deshalb ist eine vielseitige und abwechslungsreiche Ernährung so wichtig. So hilft der Verzehr von Gemüse aus der Kreuzblütler- sowie aus der Knoblauchfamilie dem Körper bei der Eliminierung karzinogener Substanzen. Damit schränkt er zugleich deren Fähigkeit ein, Mutationen der DNS auszulösen, die das Auftreten von Krebszellen begünstigen. Parallel dazu verhindert der Konsum von grünem Tee, Beeren und Soja die Bildung neuer Blutgefäße, die für das Wachstum von Mikrotumoren notwendig

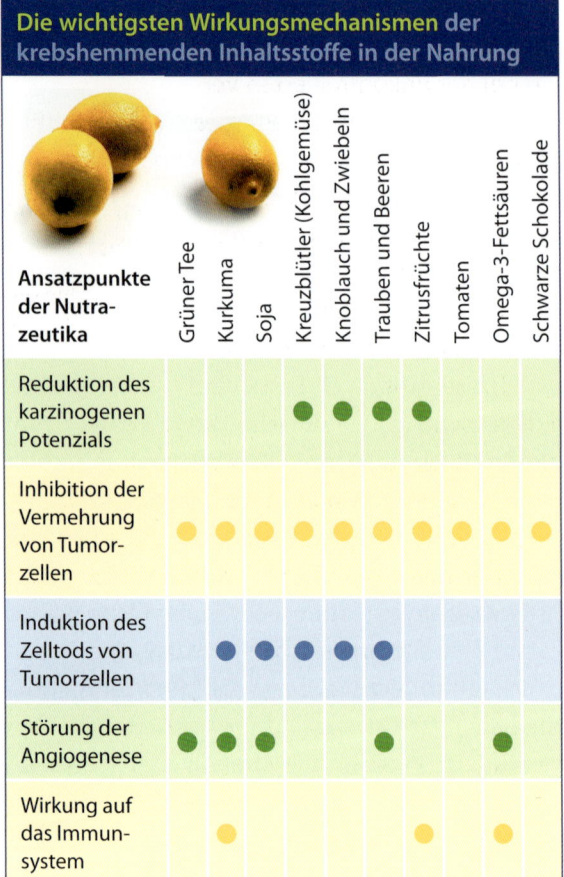

Ansatzpunkte der Nutrazeutika	Grüner Tee	Kurkuma	Soja	Kreuzblütler (Kohlgemüse)	Knoblauch und Zwiebeln	Trauben und Beeren	Zitrusfrüchte	Tomaten	Omega-3-Fettsäuren	Schwarze Schokolade
Reduktion des karzinogenen Potenzials				●	●	●	●			
Inhibition der Vermehrung von Tumorzellen	●	●	●	●	●	●	●	●	●	●
Induktion des Zelltods von Tumorzellen		●	●	●	●					
Störung der Angiogenese	●	●	●			●			●	
Wirkung auf das Immunsystem		●					●		●	

Die wichtigsten Wirkungsmechanismen der krebshemmenden Inhaltsstoffe in der Nahrung

Tabelle 21

sind, sodass diese in einem latenten Stadium blockiert werden. Bestimmte Inhaltsstoffe in diesen Nahrungsmitteln wirken sogar in mehreren Stadien der Krebsentstehung und steigern dadurch noch den Schutzeffekt der Ernährung. Man braucht nur an das Resveratrol in Trauben zu denken, das in alle drei Phasen der Krebsentwicklung eingreift, sowie an das in Soja enthaltene Genistein: Dieses mindert nicht nur als Phytoöstrogen die manchmal schädlichen Wirkungen der Sexualhormone, sondern hemmt auch sehr effektiv mehrere Proteine, die bei der unkontrollierten Vermehrung von Krebszellen eine Rolle spielen.

Die Vielfalt der krebshemmenden Moleküle in der Ernährung ist entscheidend, denn Krebszellen verfügen über zahlreiche Methoden, um zu wachsen. Es ist daher mit Sicherheit eine Illusion, ihr Talent beim Umgehen von Hindernissen kontrollieren zu wollen, indem man krebshemmende Moleküle verwendet, die nur in einen einzigen Prozess eingreifen. Um einen einfachen Vergleich zu ziehen: Wenn Sie einen Wassereimer mit mehreren Löchern transportieren, dann hilft es Ihnen nicht viel weiter, wenn Sie nur einige Löcher stopfen; Sie müssen wohl oder übel alle abdichten. Das Gleiche gilt für Krebs: Nur wenn man ihn an mehreren Fronten zugleich angreift, kann man hoffen zu verhindern, dass er außer Kontrolle gerät und seinen schrecklichen Reifezustand erreicht.

2. Mäßigung und Regelmäßigkeit

Die tägliche Aufnahme dieser krebshemmenden Pflanzenwirkstoffe veranschaulicht außerdem wunderbar das Konzept der metronomischen Therapie: Dabei werden die präkanzerösen Zellen durch die permanente Zufuhr von krebshemmenden Molekülen im Ungleichgewicht gehalten, und so am Wachsen gehindert. Dieses Konzept eines permanenten Kampfes ist wichtig: Man muss Krebs als eine chronische Krankheit betrachten, die eine Dauerbehandlung erfordert, damit

> **Nutraprävention:**
> **Obst und Gemüse**
>
> **Verzehr steigern**
>
> **Für Abwechslung sorgen**
>
> **Gerichte mit mehreren Sorten Obst und Gemüse bevorzugen**
>
> **Jeden Tag Obst und Gemüse essen**

sie in einem latenten Stadium gehalten werden kann. Anders gesagt: Es nützt überhaupt nichts, einmal in der Woche eine tolle Mahlzeit mit Unmengen der hier beschriebenen Nahrungsmittel zu sich zu nehmen und die restliche Zeit über diese Empfehlungen zu ignorieren. Diese Denkweise trägt nicht das Geringste zu einer effektiven Krebsprävention bei, ebenso wenig wie eine massive Insulindosis langfristig die Blutzuckerprobleme eines Diabetikers lösen kann.

Oft heißt es, Mäßigung sei die Grundlage einer gesunden Ernährung. Das Gleiche gilt auch für die Krebsvorbeugung: Krebsvorbeugung durch Ernährung bedeutet eine konstante und maßvolle Anstrengung. Eben deshalb ist eine grundlegende Veränderung der Lebensgewohnheiten die erste und wichtigste Voraussetzung dafür.

3. Effektivität

Wie wir gesehen haben, sind die krebshemmenden Wirkstoffe in Nahrungsmitteln oft in der Lage, einen Tumor direkt zu beeinflussen und sein Wachstum einzuschränken: Sie können entweder den Tod der Krebszellen auslösen oder die Weiterentwicklung des Tumors zu einem fortgeschritteneren Stadium verhindern, beispielsweise indem sie die Bildung eines neuen Blutgefäßsystems stören oder indem sie das Immunsystem des Organismus stimulieren (Abbildung 36).

Doch die Kombination mehrerer Nahrungsmittel, die verschiedene krebshemmende Substanzen enthalten, ermöglicht es nicht nur, in verschiedene, beim Tumorwachstum wirksame Prozesse einzugreifen, sondern sie erhöht auch ihre Effektivität. Dank dieser Synergie kann die krebshemmende Wirkung eines Moleküls durch die Anwesenheit eines anderen erheblich gesteigert werden. Diese Eigenschaft ist insbesondere für Inhaltsstoffe aus Nahrungsmitteln wichtig, die sich im Allgemeinen nur in geringen Mengen im Blutkreislauf finden. So sind beispielsweise weder Curcumin noch das wichtigste Polyphenol im grünen Tee, das EGCG, allein in der Lage, den Tod von Krebszellen zu induzieren, wenn sie nur in geringen Mengen vorhanden sind. Werden jedoch *beide* Moleküle gleichzeitig einer Krebszell-

kultur verabreicht, dann lösen sie eine massive Reaktion aus, die zum Zelltod durch Apoptose führt (Abbildung 37). Diese direkte Synergie kann auch die therapeutische Reaktion auf eine bestimmte Krebsbehandlung deutlich verbessern. Untersuchungen in unserem Labor haben zum Beispiel gezeigt, dass die Reaktion von Krebszellen, die mit schwachen Bestrahlungen behandelt werden, sprunghaft ansteigt, wenn Curcumin und EGCG verabreicht werden (gleiche Abbildung).

Ein Synergieeffekt tritt aber ebenso oft bei indirekten Mechanismen auf. So sind in den täglich konsumierten Nahrungsmitteln eine Fülle von Molekülen ohne eigene krebshemmende Aktivi-

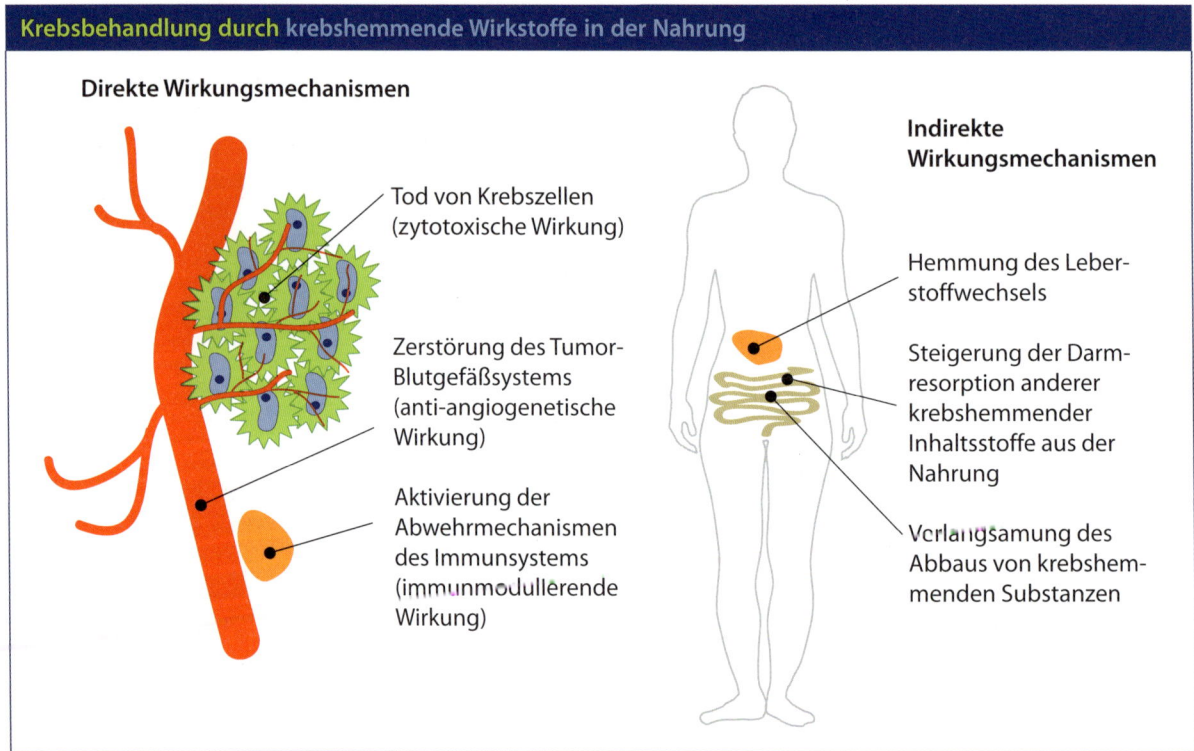

Krebsbehandlung durch krebshemmende Wirkstoffe in der Nahrung

Direkte Wirkungsmechanismen

Tod von Krebszellen (zytotoxische Wirkung)

Zerstörung des Tumor-Blutgefäßsystems (anti-angiogenetische Wirkung)

Aktivierung der Abwehrmechanismen des Immunsystems (immunmodulierende Wirkung)

Indirekte Wirkungsmechanismen

Hemmung des Leberstoffwechsels

Steigerung der Darmresorption anderer krebshemmender Inhaltsstoffe aus der Nahrung

Verlangsamung des Abbaus von krebshemmenden Substanzen

Abbildung 36

tät enthalten, die dennoch einen erheblichen Einfluss auf die Krebsprävention haben: Dies geschieht, indem sie die Menge (und damit das krebshemmende Potenzial) eines antikarzinogenen Wirkstoffs im Blutkreislauf erhöhen, indem sie seine Ausscheidung verzögern oder indem sie seine Aufnahme verbessern (Abbildung 36). Eines der besten Beispiele für diese indirekte Synergie ist die Fähigkeit eines Pfeffermoleküls – des Piperins –, die Aufnahme von Curcumin um mehr als das Tausendfache zu steigern (Abbildung 38); erst dadurch erreicht der Curcuminspiegel im Blut eine ausreichende Höhe, um das aggressive Verhalten der Krebszellen wirklich beeinflussen zu

können. Unserer Ansicht nach veranschaulicht dieses Synergiebeispiel nicht nur die Notwendigkeit einer abwechslungsreichen Ernährung, um mögliche positive Gesundheitseffekte zu maximieren; es zeigt zugleich, wie unsinnig der Ersatz von Nahrungsmitteln durch reine Moleküle in Form von Nahrungsergänzungsmitteln ist.

Die Empfehlungen, die wir hier gegeben haben, sollten in erster Linie als Anleitung für eine Ernährungsweise verstanden werden, in der ausnahmslos **alle** Nahrungsmittel eine krebshemmende Wirkung haben; das heißt für eine Ernährung, in der jedes Element dem Organismus täglich die Munition liefert, die er zur Bekämp-

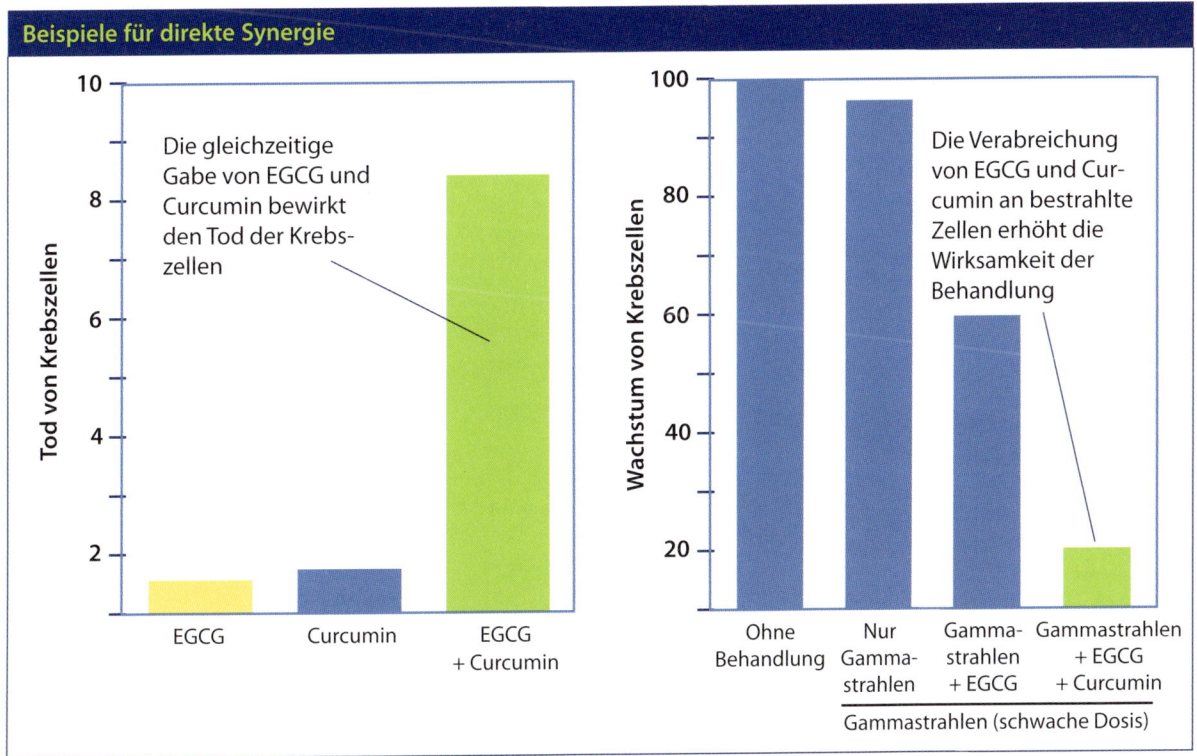

Beispiele für direkte Synergie

Die gleichzeitige Gabe von EGCG und Curcumin bewirkt den Tod der Krebszellen

Die Verabreichung von EGCG und Curcumin an bestrahlte Zellen erhöht die Wirksamkeit der Behandlung

Abbildung 37

fung von Krebs braucht. Diese Diät mag auf den ersten Blick rigide erscheinen. Doch sie wurde mit dem Ziel entwickelt, Patienten mit einem hohen Krebsrisiko – wie beispielsweise denen, die die Krankheit bekämpft haben und auf dem Weg der Heilung sind – zu helfen und ihnen dadurch größtmöglichen Schutz vor einem Rückfall zu bieten.

In der Tat ist der Ernährungsleitfaden, den wir hier vorstellen, besonders hilfreich für Menschen, die ein hohes Erkrankungsrisiko für Krebs haben; sei es aufgrund ihrer familiären Vorgeschichte, sei es, weil sie bereits von der Krankheit betroffen waren. Diese Art der Prävention, die man als sekundär bezeichnen könnte, unterscheidet sich von der primären Prävention, die wir hier beschrieben

haben: Bei ihr wird durch den regelmäßigen Verzehr von Nahrungsmitteln, die reich an krebshemmenden Inhaltsstoffen sind, die Entstehung von Krebs eingedämmt, indem er bereits im Ansatz angegriffen wird. Bei der sekundären Prävention lösen jene Nahrungsmittel eine wichtige biologische Reaktion bei den Patienten aus – sie tragen dazu bei, die Entwicklung von Tumorherden, die durch Operationen, Bestrahlungen und Chemotherapie nicht vollständig entfernt werden konnten, so weit wie möglich einzuschränken.

Dennoch kann jeder, der sein Erkrankungsrisiko für Krebs reduzieren möchte, diese Empfehlungen uneingeschränkt befolgen. Wie wir im Laufe dieses Buches gesehen haben, stellen bestimmte Nahrungsmittel hervorragende Lieferanten von krebshemmenden Wirkstoffen dar. Die schlichte Tatsache, dass man sie auf seinen alltäglichen Speiseplan setzt, kann daher einen außerordentlichen Einfluss auf die Häufigkeit der wichtigsten Krebsarten haben, von denen unsere Gesellschaft betroffen ist. Wenn Sie Gemüse der Kreuzblütlerfamilie, Knoblauch und seine Verwandten, Soja und bestimmte Früchte so oft wie möglich in Ihre Ernährung einbeziehen, dann versorgen Sie dadurch Ihren Körper mit einer großen Menge von krebshemmenden Inhaltsstoffen, die durch andere Gemüsesorten nicht zu erreichen ist. Lassen Sie uns noch einmal die herausragende Rolle unterstreichen, die Soja, grüner Tee und Kurkuma für die Differenz zwischen den Krebsraten in Fernost und im Westen spielen; diese Nahrungsmittel sind zweifelsfrei erste Wahl in der Prävention.

Wenn wir Ihnen besonders den Verzehr der hier geschilderten Nahrungsmittel ans Herz legen,

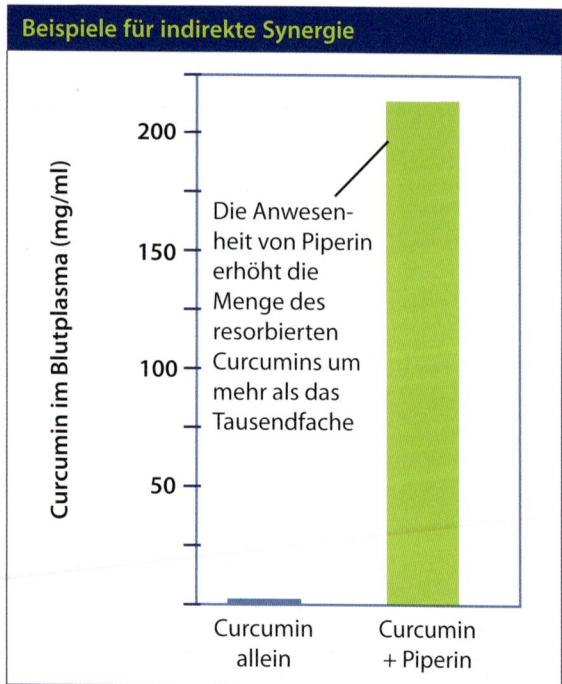

Beispiele für indirekte Synergie

Curcumin im Blutplasma (mg/ml)

Die Anwesenheit von Piperin erhöht die Menge des resorbierten Curcumins um mehr als das Tausendfache

Curcumin allein

Curcumin + Piperin

Abbildung 38

so bedeutet das nicht, dass es sich nicht lohnt, Bohnen, Artischocken, Paprika, Champignons, Äpfel, Bananen und andere köstliche Obst- und Gemüsearten zu essen, die ebenfalls unverzichtbarer Teil einer abwechslungsreichen Ernährung sind. Ganz im Gegenteil, angesichts des beunruhigenden Ernährungszustands im Westen ist jede Veränderung der Essgewohnheiten hin zu einem wachsenden Konsum von Obst und Gemüse äußerst positiv und begrüßenswert. Trotz vieler Jahre intensiver öffentlicher Kampagnen, die eine Steigerung des Verzehrs von Obst und Gemüse bewirken sollten, befolgt auch heute ein immer noch zu geringer Teil der Bevölkerung solche Empfehlungen. Tatsächlich nimmt der Verzehr von Obst und Gemüse in manchen Regionen der Welt sogar noch ab. Für diese beunruhigende Situation gibt es mehrere Gründe, insbesondere eine Reihe von hartnäckigen Mythen, die offenbar die Begeisterung der Konsumenten für Produkte pflanzlichen Ursprungs dämpfen (siehe Kasten S. 207). Angesichts der zentralen Rolle von Obst und Gemüse in einer globalen Strategie der Krebsbekämpfung versteht es sich von selbst, dass die Veränderung solch negativer Vorurteile eine wesentliche Voraussetzung für jede deutliche Reduktion der Krebsraten ist, von denen wir heute betroffen sind.

Die Auswahl von hier empfohlenem Obst und Gemüse beruht auf den derzeit verfügbaren Erkenntnissen über das krebshemmende Potenzial dieser Nahrungsmittel. Forschung ist jedoch ein dynamischer Prozess: Es ist möglich, ja sogar höchst wahrscheinlich, dass im Laufe der nächsten Jahre weitere Moleküle mit antikarzinogenen Eigenschaften entdeckt werden, durch die diese Diät verbessert und abwechslungsreicher gestal-

Andere Nahrungsmittel, die reich an phytochemischen Verbindungen mit krebshemmender Wirkung sind	
Nahrungsmittel	**Phytochemische Verbindung**
Alfalfasprossen	Coumestrol
Apfel	Quercetin
Artischocke	Silymarin
Aubergine	Nasuin
Avocado	Alpha-carotin
Basilikum und Rosmarin	Ursolsäure
Birne	Hydroxyzimtsäure
Chili	Capsaicin
Fenchel, Anis, Koriander	Anethol
Gerste	Phytate
Grapefruit	Naringenin
Ingwer	6-gingerol
Kapern	Kampferol
Kirsche	Cyanidin
Kopfsalat	Zeaxanthin
Linsen	Lignane
Mango	Beta-Cryptoxanthin
Meeralgen	Fucoxanthin
Nelken	Eugenol
Pak-Choi	Dithiolthion
Petersilie	Apigenin
Schwarzer Tee	Theaflavin
Sellerie	Apigenin
Spinat	Lutein
Shiitake	Lentinan
Thymian	Luteolin
Weizenkleie	Ballaststoffe

Tabelle 22

tet werden kann. So weiß man beispielsweise bereits, dass auch viele andere Nahrungsmittel beträchtliche Mengen von sekundären Pflanzenstoffen enthalten, die allesamt in unterschiedlichem Ausmaß vermutlich Prozesse stören können, die bei der Entstehung von Krebs eine Rolle spielen (Tabelle 22).

Besonders hervorzuheben sind hier die Pigmente und komplexe Zucker, die in bestimmten Meeresalgen (wakame, hijiki und arame) vorkommen und Teil der japanischen Alltagsküche sind; sie können möglicherweise die Entwicklung von bestimmten Krebsarten, besonders Brustkrebs, hemmen. Ebenso faszinierend ist die Tatsache, dass bestimmte Gewürze und Kräuter große Mengen von entzündungshemmenden Substanzen enthalten und dadurch zugleich das Erkrankungsrisiko für mehrere chronische Krankheiten wie Krebs verringern. Das beste Beispiel dafür ist zweifellos der Ingwer. Einer der Hauptbestandteile dieser Wurzel, das Gingerol, wurde schon oft als hochwirksame, anti-karzinogene Substanz beschrieben – sowohl aufgrund seiner entzündungshemmenden Eigenschaften als auch wegen seiner hemmenden Wirkung auf Krebszellen.

Wir sollten außerdem erwähnen, dass bestimmte Kräuter wie Petersilie, Thymian und Minze sowie Kapern ebenfalls einen hohen Gehalt an Polyphenolen wie Apigenin, Luteolin und Kampferol aufweisen. Diese Moleküle hemmen massiv die Vermehrung von Krebszellen und können bei Versuchstieren Im Labor das Tumorwachstum verhindern. Insgesamt wird also immer deutlicher, dass das Würzen eines Gerichts nicht nur in kulinarischer Hinsicht notwendig ist: Genauso wichtig ist es für die Krebsvorbeugung.

Gesund und lustvoll essen

Um in den vollen Genuss der hier vorgestellten Nahrungsmittel zu kommen, muss man über eine reichhaltige Rezeptsammlung verfügen, in der diese Zutaten zur Herstellung köstlicher Gerichte verwendet werden. Krebsvorbeugung durch Ernährung kann also ein äußerst lustvolles Unternehmen werden, wenn man diese Nahrungsmittel so zubereitet, dass daraus wahre Festmahle entstehen! Der einfachste Weg dahin besteht darin, sich ein paar Kochbücher der wichtigsten kulinarischen Traditionen zu kaufen, die die hier besprochenen Lebensmittel verwenden.

Es macht keinen Sinn, das Rad noch einmal zu erfinden: Die Völker des Mittleren Ostens kochen seit mindestens 3000 Jahren mit Hülsenfrüchten und haben ein bemerkenswertes Wissen über die Zubereitung dieser Gerichte angesammelt. Die asiatische Küche wiederum bietet unzählige Möglichkeiten für die Verwendung von Soja in allen Variationen; Sie finden in diesen Werken die besten Methoden zur Nutzung dieses Nahrungsmittels – ganz zu schweigen von der systematischen Verwendung zahlreicher gesunder Gemüsesorten in diesen Küchen, insbesondere vieler Kohlarten. Die Mittelmeerländer und die Japaner haben die Fischzubereitung zu einer Kunst erhoben und sind unverzichtbare Ratgeber für die Zubereitung von Fischgerichten. Das Gleiche gilt für Italiener und Spanier in Bezug auf Tomaten oder für die indische Küche hinsichtlich der verschiedenen Currys.

Negative Mythen rund um Obst und Gemüse

Mythos 1: Obst und Gemüse enthalten Pestizide, die Krebs auslösen.

Falsch. Pestizid-Rückstände sind nur in Spuren vorhanden, und keine Untersuchung hat je einen Zusammenhang zwischen diesen Spuren und Krebs nachgewiesen. Im Gegenteil: Der Verzehr von Obst und Gemüse geht konstant mit einer Senkung des Krebsrisikos einher. Es steht zweifelsfrei fest: Die Vorteile eines gesteigerten Verzehrs überwiegen die möglichen negativen Effekte winziger Schadstoff-Spuren bei Weitem. Waschen Sie die Nahrungsmittel unter reichlich fließendem Wasser, dann verschwinden die Rückstände fast ganz, oder kaufen Sie ökologische Produkte.

Mythos 2: Obst und Gemüse sind gentechnisch manipuliert, und diese gentechnisch manipulierten Organismen (GMO) sind gesundheitsschädlich.

Falsch. Die weit überwiegende Mehrheit der derzeit verfügbaren Obst- und Gemüsesorten entstammt einer natürlichen Selektion, ohne dass der Mensch fremdes genetisches Material hinzugefügt hätte; sie können also als vollkommen natürliche Erzeugnisse angesehen werden. Was nun jene Obst- und Gemüsesorten anbelangt, die tatsächlich gentechnisch veränderte Organismen sind, so konnte bisher keine einzige Untersuchung eine irgendwie geartete krebsauslösende Wirkung nachweisen. Das ist nicht weiter verwunderlich, denn die bei der genetischen Modifikation entstehenden Proteine werden bei der Verdauung ohnehin zerstört und können somit keine Auswirkung auf die Nahrungsverwertung haben. Das zentrale Problem gentechnisch manipulierter Organismen ist ökologischer Art. Und das Wichtigste dabei sind die extrem negativen Folgen für die Artenvielfalt lebender Pflanzen. Wir teilen die Bedenken der Gegner solcher Versuche und sind der Ansicht, dass die Produktion dieser Organismen auf ein striktes Minimum zu begrenzen ist, um eine Umweltkatastrophe zu vermeiden.

Mythos 3: Nur »biologisch« angebautes Obst und Gemüse ist gut für die Gesundheit.

Falsch. Alle Untersuchungen, die eine krebshemmende Wirkung von Obst und Gemüse nachweisen konnten, betrafen den Verzehr von Nahrungsmitteln aus traditionellem Anbau. Daher steht zweifelsfrei fest, dass das Etikett »biologisch« keine unverzichtbare Voraussetzung für die gesundheitsfördernde Wirkung dieser Nahrungsmittel ist. Gewiss, der Anbau von Gemüse ohne Pestizide kann die Abwehrmechanismen der Pflanzen stimulieren, sodass sie möglicherweise eine leicht erhöhte Menge an krebshemmenden sekundären Pflanzenstoffen enthalten. Doch nicht nur der Konsum dieser Produkte hat positive Auswirkungen auf die Gesundheit. Sollte der oft höhere Preis von Bioprodukten Sie am regelmäßigen Einkauf hindern: Es ist besser, täglich und reichlich »Standard«-Obst und -Gemüse zu verzehren, als nur gelegentlich biologisch angebaute Produkte.

Solche Rezepte bieten Ihnen die Chance, köstliche, aromatische Gerichte zuzubereiten und sich dabei gleichzeitig von den Prinzipien inspirieren zu lassen, die wir in diesem Buch herausgearbeitet haben. Dieser Punkt ist von zentraler Bedeutung: Denn gesund essen setzt vor allem voraus, dass Essen wirklich eine Lust und ein Vergnügen ist. Für die meisten Leute ist eine Diät langweilig, unangenehm und wird mit Bestrafung und Entzug gleichgesetzt. Das Programm jedoch, das wir Ihnen vorschlagen, ist alles andere als eine Bestrafung – es muss vielmehr als eine Belohnung betrachtet werden! Zugang zu Tausenden von Rezepten zu haben, gesunde und wohlschmeckende Zutaten zu verwenden, seine Mahlzeiten permanent zu variieren, um darin Hunderte von überall erhältlichen Obst- und Gemüsesorten zu verarbeiten: Das hat weniger mit Askese zu tun, sondern vielmehr mit Lebenslust.

Schlussfolgerung

Eine veränderte Ernährungsweise hin zur Einbeziehung bestimmter Nahrungsmittel, die außergewöhnlich gute Lieferanten von krebshemmenden Wirkstoffen sind, gehört heute zu den besten Waffen im Kampf gegen Krebs, die uns zur Verfügung stehen.

Diese Veränderungen in den Essgewohnheiten sind weder extravagant noch revolutionär: Es handelt sich schlicht und einfach darum, das Augenmerk wieder mehr auf die wichtige Rolle der Ernährung im Alltagsleben zu richten und dabei ihrer Auswirkung auf unser allgemeines Wohlbefinden wieder mehr Aufmerksamkeit zu schenken. Wir sind davon überzeugt, dass Sie eine ungeheure Befriedigung daraus ziehen können, wenn Sie diese Vorschläge in die Praxis umsetzen. Und dies sowohl wegen des damit verbundenen kulinarischen Vergnügens als auch wegen des befriedigenden Gefühls, dass Sie die Abwehrmechanismen Ihres Körpers aktiv unterstützen, indem Sie ihn täglich mit einer kräftigen Dosis dieser Nahrungs-Medikamente versorgen. Wir haben das ungeheure Privileg, Zugang zu einer Fülle von Nahrungsressourcen zu haben. Wenn wir diesen Reichtum nicht nur zu Ernährungszwecken nutzen, sondern auch, um die Häufigkeit von so schweren Krankheiten wie Krebs zu verringern, dann machen wir damit vielleicht einen entscheidenden Schritt nach vorn im Kampf gegen diese Erkrankung.

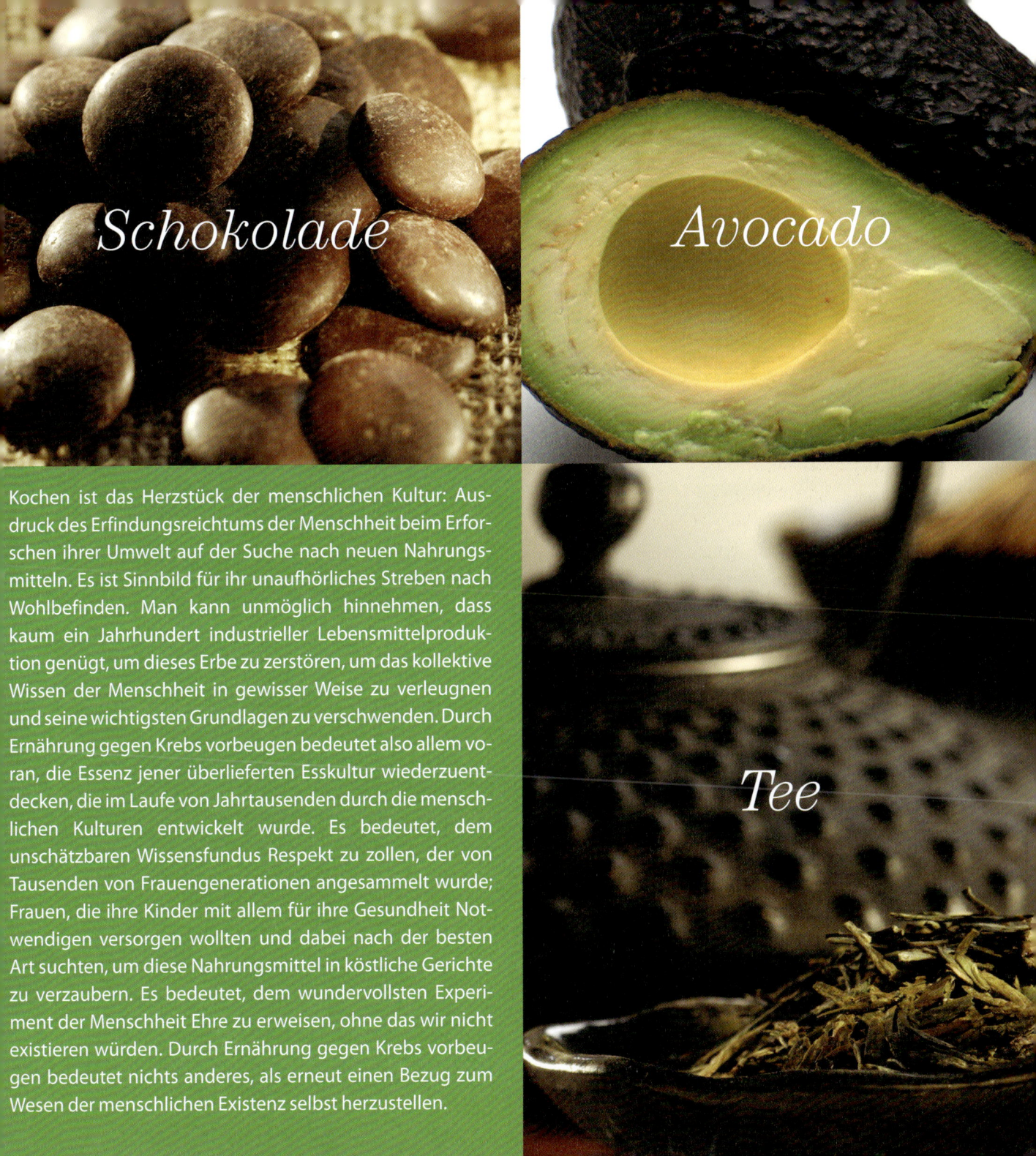

Schokolade

Avocado

Tee

Kochen ist das Herzstück der menschlichen Kultur: Ausdruck des Erfindungsreichtums der Menschheit beim Erforschen ihrer Umwelt auf der Suche nach neuen Nahrungsmitteln. Es ist Sinnbild für ihr unaufhörliches Streben nach Wohlbefinden. Man kann unmöglich hinnehmen, dass kaum ein Jahrhundert industrieller Lebensmittelproduktion genügt, um dieses Erbe zu zerstören, um das kollektive Wissen der Menschheit in gewisser Weise zu verleugnen und seine wichtigsten Grundlagen zu verschwenden. Durch Ernährung gegen Krebs vorbeugen bedeutet also allem voran, die Essenz jener überlieferten Esskultur wiederzuentdecken, die im Laufe von Jahrtausenden durch die menschlichen Kulturen entwickelt wurde. Es bedeutet, dem unschätzbaren Wissensfundus Respekt zu zollen, der von Tausenden von Frauengenerationen angesammelt wurde; Frauen, die ihre Kinder mit allem für ihre Gesundheit Notwendigen versorgen wollten und dabei nach der besten Art suchten, um diese Nahrungsmittel in köstliche Gerichte zu verzaubern. Es bedeutet, dem wundervollsten Experiment der Menschheit Ehre zu erweisen, ohne das wir nicht existieren würden. Durch Ernährung gegen Krebs vorbeugen bedeutet nichts anderes, als erneut einen Bezug zum Wesen der menschlichen Existenz selbst herzustellen.

Danksagungen

Unser Dank gilt zuerst allen an Krebs erkrankten Kindern und ihren Familien, deren Mut uns zum Schreiben dieses Buches inspiriert hat.

Dank an die Charles-Bruneau-Stiftung, die durch ihre Ermutigung und ihre finanzielle Unterstützung die Entwicklung des Nutratherapie-Programms ermöglicht hat.

Dank an die UQAM-Stiftung, die uns durch die Stiftung des Lehrstuhls für Krebsprävention und -Behandlung unterstützte.

Dank an Dr. Judah Folkman für seine prophetische Vision der Krebsbehandlung, die den Ausgangspunkt der in diesem Buch dargestellten Prinzipien bildet.

Dank an Dr. Jean-Marie Leclerc, ohne den nichts von alledem Wirklichkeit geworden wäre, für seine überbordende Energie und seine klare Sicht der Dinge.

Dank an Dr. Albert Moghrabi und Dr. Stéphane Barrette für ihre wertvolle klinische Zusammenarbeit und die Begeisterung, mit der sie dieses Programm bei krebskranken Kindern anwandten.

Dank an Dr. Mark Bernstein, den Leiter der hämato-onkologischen Abteilung am Hôpital Sainte-Justine, für seine Unterstützung bei diesem Forschungsansatz im Grenzbereich.

Dank an alle unsere Kollegen aus der hämato-onkologischen Abteilung am Hôpital Sainte-Justine für ihr unglaubliches Engagement im Kampf gegen den Krebs und für ihren aktiven Einsatz für die neuen Forschungsideen.

Dank an alle Mitarbeiter der Abteilung – Krankenschwestern, Apotheker, Praktikanten, Therapeuten – für ihr ungeheures Mitgefühl und ihr Engagement für die jungen Krebspatienten.

Dank an Dr. Lise Tremblay für ihre scharfsinnigen Kommentare zu den ersten Versionen des Manuskripts sowie für ihre Unterstützung in allen folgenden Phasen der Entstehung dieses Buches.

Dank an Line Larivière für ihre Vorschläge und an Yumeji Asaoka für die französische Übersetzung des Kissa Yôjôki.

Dank an Dr. Hélène Rousseau für ihre kritische Lektüre und ihre fortwährende Ermutigung.

Dank an Dr. Sylvie Lamy für ihre Beharrlichkeit, ihre perfektionistische Arbeit und ihren unerschütterlichen Glauben an die Forschung.

Dank an alle studentischen Forschungsassistenten des Labors für Molekularmedizin, deren Forschungsarbeiten zu den ersten Entdeckungen der Nutratherapie führten, und für die außergewöhnliche Begeisterung, mit der sie das menschliche Wissen zu erweitern suchten.

Dank an Professor Ben Sulsky für seine Anleitung in den ersten Phasen dieses Forschungsansatzes, für seine unverbrüchliche Freundschaft, seinen Glauben an die Wissenschaft und für sein sehr großes Mitgefühl für die leidende Menschheit.

Bibliographie

Kapitel 1

Um mehr zu erfahren über …

… die Prinzipien, auf denen eine gesunde Ernährung basiert:
- A. Weil. *Mein Weg zur optimalen Gesundheit. Das Handbuch der richtigen Ernährung.* Mosaik bei Goldmann, 2001, 384 Seiten.

… die gesundheitlichen Schäden durch Übergewicht:
- E. E. Calle, R. Kaaks. Overweight, obesity and cancer: epidemiological evidence and proposed mechanisms. *Nature Reviews on Cancer,* 2004; 4: 579–591.
- S. J. Olshansky, Douglas J. Passaro, Ronald C. Hershow et al. A potential decline in life expectancy in the United States in the 21st century. *N. Engl. J. Med. 2005;* 352: 1138–1144.

… den Einfluss der Ernährung auf Krebs:
- R. Doll, R. Peto. The causes of cancer: quantitative estimates of avoidable risks of cancer in the United States today. *J. Nat. Cancer Inst.* 1981; 66: 1196–1265.
- World Cancer Research Fund/American Institute for Cancer Research. *Food, Nutrition and the Prevention of Cancer. A Global Perspective.* 1997, 670 Seiten.
- D. Heber, G. L. Blackburn, V. L. W. Go (Herausgeber). *Nutritional Oncology.* Academic Press, 1999, 632 Seiten.
- T. J. Key, N. E. Allen, E. A. Spencer, R. C. Travis. The effect of diet on risk of cancer. *Lancet 2002;* 360: 861–868.

Kapitel 2

Um mehr zu erfahren über …
… Krebszellen:
- Les sociétés cellulaires. *Dossier pour la Science* Nr. 19, April 1998.

… das Auftreten von Krebsarten:
- W. Gibbs. L'imbroglio génétique du cancer. *Pour la Science* 2003; 310 Seiten.
- M. H. Goyns. *Cancer and You. How to Stack the Odds in Your Favour.* Harwood Academic Publishers, 1999, 159 Seiten.
- D. Hanahan, R. A. Weinberg. The hallmarks of cancer. *Cell* 2000; 100: 57–70.

Kapitel 3

Um mehr zu erfahren über …
… Behandlungen von Krebs:
- J. F. Bishop, Ed. *Cancer Facts. A Concise Oncology Text.* Harwood Academic Publishers, 1999, 411 Seiten.

… Angiogenese und die angiogenetische Wirkung von Nahrungsbestandteilen:
- J. Folkman. Angiogenesis in cancer, vascular, rheumatoid and other diseases. *Nature Med.* 1995; 1: 27–31
- F. Tosetti, N. Ferrari, S. de Flora, A. Albini. »Angioprevention«: angiogenesis is a common and key target for cancer chemopreventive agents. *FASEB J.* 2002; 16: 2–14.

… metronomische Therapie:
- R. S. Kerbel, B. A. Kamen. The anti-angiogenic basis of metronomic chemotherapy. *Nature Reviews on Cancer* 2004; 4: 423–436.

Kapitel 4:

Um mehr zu erfahren über …
… die Geschichte der Krebsbehandlung:
- S. I. Hajdu. Greco-Roman thought about cancer. *Cancer* 2004; 100: 2048–2051.
- Hippokrates. *Ausgewählte Schriften.* Reclams Universal-Bibliothek, 1994. 350 Seiten.

… Tumor-Mikroherde:
- W. C. Black, H. G. Welch. Advances in diagnostic imaging and overestimation of disease prevalence and the benefits of therapy. *N. Engl. J. Med.* 1993; 328: 1237–1243.
- J. Folkman, R. Kalluri. Cancer without disease. *Nature* 2004; 427: 787.

… Krebsprävention durch Ernährung:
- A. Gescher, U. Pastorino, S. M. Plummer, M. M. Manson. Suppression of tumour development by substances derived from the diet: mechanisms and clinical implications. *Br. J. Clin. Pharmacol.* 1998; 45: 1–12.
- M. L. McCullough, E. L. Giovannucci. Diet and cancer prevention. *Oncogene* 2004; 23: 6349–6364.

Kapitel 5

Um mehr zu erfahren über …
… sekundäre Pflanzeninhaltsstoffe:
- Y.-J. Surh. Cancer chemoprevention with dietary phytochemicals. *Nature Reviews on Cancer* 2003; 3: 768–780.
- T. Dorai, B. B. Aggarwal. Role of chemopreventive agents in cancer therapy. *Cancer Lett.* 2004; 215: 129–140.
- C. Manach, A. Scalbert, C. Morand, C. Rémésy, L. Jiménez. Polyphenols: food sources and bioavailability. *Am. J. Clin. Nutr.* 2004; 79: 727–747.
- A. M. Bode, Z. Dong. Targeting signal transduction pathways by chemoprotective agents. *Mut. Res* 2004; 555: 33–51.

… Vitaminergänzungsmittel und Krebs:
- The ATBC Study Group. The effect of Vitamin E and beta-carotene on the incidence of lung cancer and other cancers in male smokers. *N. engl. J. Med.* 1994; 330: 1029–1035.
- E. R. Miller, R. Pastor-Barriuso, D. Dalal, R. A. Riemersma, L. J. Appel, E. Guallar. Meta-analysis: High-dosage vitamin E supplementation may increase all-cause mortality. *Ann. Intern. Med.* 2005; 142: 37–46.

Kapitel 6

Um mehr zu erfahren über …
… Krebsprävention durch Gemüse der Kreuzblütler-Familie:
- D. T. H. Verhoeven, R. A. Goldbohm, G. van Poppel, H. Verhagen, P. A. van den Brandt. Epidemiological studies on Brassica vegetables and cancer risk. *Cancer Epidemiol. Biomarkers Prev.* 1990; 5: 733–748.
- P. Talalay, J. W. Fahey. Phytochemicals from cruciferous plants protect against cancer by modulating carcinogen metabolism. *J. Nutr.* 2001; 131: 3027S–3033S.
- Y.-S. Keum, W.-S. Jeong, A. N. T. Kong. Chemoprevention by isothiocyanates and their underlying molecular signaling mechanisms. *Mut. Res.* 2004; 555: 191–202.
- S. J. London, J.-M. Yuan, F.-L. Chung, Y.-T. Gao, G. A. Coetzee, R. K. Ross, M. C. Yu. Isothiocyanates, glutathione S-transferase M1 and T1 polymorphisms, and lung-cancer risk: a prospective study of men in Shanghai, China. *Lancet 2000;* 356: 724–729.

… Glucosinolate im Allgemeinen:

- G. R. Fenwick, R. K. Heaney, W. J. Mullin. Glucosinolates and their breakdown products in food and food plants. *CRC Critical Rev. Food Sci. and Nutr.* 1983; 18: 123 – 201.
- H. L. Bradlow, D. W. Sepkovic, N. T. Telang, M. P. Osborne. Multifunctional aspects of the action of Indole-3-carbinol as an antitumor agent. *Ann. N.Y. Acad. Sci.* 1999; 889: 204 – 213.

… Sulforaphan:

- Y. Zhang, P. Talalay, C. G. Cho, G. H. Posner. A major inducer of anticarcinogenic protective enzymes from broccoli: isolation and elucidation of structure. *Proc. Natl. Acad. Sci. USA* 1992; 89: 2399 – 2403.
- J. W. Fahey, Y. Zhang, P. Talalay. Broccoli sprouts: an exceptionally rich source of inducers of enzymes that protect against chemical carcinogens. *Proc. Natl. Acad. Sci. USA* 1997; 94: 10367 – 10372.
- J. W. Fahey, X. Haristoy, P. M. Dolan, T. W. Kensler, I. Scholtus, K. K. Stephenson, P. Talalay, A. Lozniewski. Sulforaphane inhibits extracellular, intracellular and antibiotic-resistant strains of Helicobacter pylori and prevents benzo[a]pyrene-induced stomach tumors. *Proc. Natl. Acad. Sci. USA* 2002; 99: 7610 – 7615.
- D. Gingras, M. Gendron, D. Boivin, A. Moghrabi, Y. Théoret, R. Béliveau. Induction of medulloblastoma cell apoptosis by sulforaphane, a dietary anticarcinogen from Brassica vegetables. *Cancer Lett.* 2004; 203: 35 – 43

Kapitel 7

Um mehr zu erfahren über …
… die krebshemmende Wirkung von Gemüse der Allium-Familie:

- A. W. Hsing, A. P. Chokkalingam, Y. T. Gao, M. P. Madigan, J. Deng, G. Gridley, J. F. Fraumeni. Allium vegetables and risk of prostate cancer: a population-based study. *J. Natl. Cancer Inst.* 2002; 94: 1648 – 1651
- A. T. Fleischauer, L. Arab. Garlic and cancer: a critical review of the epidemiologic literature. *J. Nutr.* 2001; 131: 1032S – 1040S.
- A. Herman-Antosiewicz, S. V. Singh. Signal transduction pathways leading to cell cycle arrest and apoptosis induction in cancer cells by Allium vegetable-derived organosulfur compounds: a review. *Mut. Res.* 2004; 555: 121 – 131.
- M. Demeule, M. Brossard, S. Turcotte, A. Régina, J. Jodoin, R. Béliveau. Diallyl disulfide, a chemopreventive agent in garlic, induces multidrug resistance-associated protein 2 expression. *Biochem. Biophys. Res. Commun.* 2004; 324: 937 – 945.

… die chemische Zusammensetzung von Knoblauch und Zwiebeln:

- E. Block. The chemistry of garlic and onion. *Sci. Am.* 1985; 252: 114 – 119.

Kapitel 8

Um mehr zu erfahren über …
… hormonabhängige Krebsarten:

- M. Clemons, P. Goss. Estrogen and the risk of breast cancer. *N. Eng. J. Med.* 2001; 344: 276 – 285.

… die biologischen Eigenschaften von Isoflavonen:

- P. J. Magee, I. R. Rowland. Phyto-oestrogens, their mechanism of action: current evidence for a role in breast and prostate cancer. *Br. J. Nutrition* 2004; 91: 513 – 531.
- F. H. Sarkar, Y. Li. Mechanisms of cancer chemoprevention by soy isoflavone genistein. *Cancer Metast. Rev.* 2002; 21: 265 – 280.
- T. Akiyama, J. Ishida, S. Nakagawa, H. Ogawara, S.-I. Watanabe, N. Itoh, M. Shibuya, Y. Fukami. Genistein, a specific inhibitor of tyrosine-specific protein kinases. *J. Biol. Chem.* 1987; 262: 5592 – 5595.

… den Einfluss von Soja und Isoflavonen auf die Entstehung von Krebs:

- H. Adlercreutz. Phyto-oestrogens and cancer. Lancer Oncol. 2002; 3: 364 – 373.
- S. Yamamoto, T. Sobue, M. Kobayashi, S. Sasaki, S. Tsugane. Soy, isoflavones, and breast cancer risk in Japan. *J. Natl. Cancer Inst.* 2003; 95: 906 – 913.
- A. H. Wu, P. Wan, J. Hankin, C.-C. Tseng, M. C. Yu, M. C. Pike. Adolescent and adult soy intake and risk of breast cancer in Asian-Americans. *Carcinogenesis* 2002; 23: 1491 – 1496.
- M. M. Lee, S. L. Gomez, J. S. Chang, M. Wey, R.-T. Wang, A. W. Hsing. Soy and isoflavone consumption in relation to prostate cancer risk in China. *Cancer Epidemiol. Biomarkers Prev.* 2003; 12: 665 – 668.
- M. J. Messina, C. L. Loprinzi. Soy for breast cancer survivors: a critical review of the literature. *J. Nutr.* 2001; 131: 3095S – 3108S.
- C. D. Allred, K. F. Allred, Y. H. Yu, T. S. Goeppinger, D. R. Doerge, W. G. Helfrich. Soy processing influences growth of estrogen-dependant breast cancer tumors. *Carcinogenesis* 2004; 25: 1649 – 1657.

Kapitel 9

Um mehr zu erfahren über …
… Kurkuma und Curcumin:

- B. B. Aggarwal, A. Kumar, M. S. Aggarwal, S. Shishodia. Curcumin derived from turmeric (Curcuma longa): A spice for all seasons. In: *Phytochemicals in cancer chemoprevention.* D. Bagchi, H. G. Preuss, Eds. 1 – 24.

Kapitel 10

Um mehr zu erfahren über …
… grünen Tee:

- L. A. Mitscher, V. Dolby, *The Green Tea Book. China's Fountain of Youth.* Avery, 1998, 186 Seiten.
- D. Rosen, *The Book of Green Tea.* Storey Publishing, 1998, 160 Seiten.

… die krebshemmenden Eigenschaften von grünem Tee:

- C. S. Yang, Z. Y. Wang. Tea and cancer. *J. Natl. Cancer Inst.* 1993; 85: 1038 – 1049.
- V. Crespy, G. Williamson. A Review of the health effects of green tea catechins in in vivo animal models. *J. Nutr.* 2004; 134: 3431S – 3440S.
- R. Béliveau, D. Gingras. Green tea: prevention and treatment of cancer by nutraceuticals. *Lancet* 2004; 364: 1021 – 1022.
- M. Demeule, J. Michaud-Lévesque, B. Annabi, D. Gingras, D. Boivin, J. Jodoin, S. Lamy, Y. Bertrand, R. Béliveau. Green tea catechins as novel antitumor and antiangiogenic compounds. *Curr. Med. Chem. Anti-Canc. Agents.* 2002; 2: 441 – 463.

… den wichtigsten krebshemmenden Wirkstoff in grünem Tee, EGCG:

- Y. Cao, R. Cao. Angiogenesis is inhibited by drinking tea. *Nature* 1999; 398: 381.
- S. Lamy, D. Gingras, R. Béliveau. Green tea catechins inhibit vascular endothelial growth factor receptor phosphorylation. *Cancer Res.* 2002; 62: 381 – 385.
- B. Annabi, Y. T. Lee, C. Martel, A. Pilorget, J. P. Bahary, R. Béliveau. Radiation induced-tubulogenesis in endothelial cells is antagonized by the antiangiogenic properties of green tea polyphenol (-)epigallocatechin-3-gallate. *Cancer Biol. Ther.* 2003; 2: 642 – 649.
- A. Pilorget, V. Berthet, J. Luis, A. Moghrabi, B. Annabi, R. Béliveau. Medulloblastoma cell invasion is inhibited by green tea (-)epigallocatechin-3-gallate. *J. Cell. Biochem.* 2003; 90: 745 – 755.
- J. Jodoin, M. Demeule, R. Béliveau. Inhibition of the multidrug resistance P-glycoprotein activity by green tea polyphenols. Biochim. *Biophys. Acta.* 2002; 1542: 149 – 159.

● M. Demeule, M. Brossard, M. Pagé, D. Gingras, R. Béliveau. Matrix metalloproteinase inhibition by green tea catechins. *Biochim. Biophys. Acta* 2000; 1478: 51–60.

Kapitel 11

Um mehr zu erfahren über …

… die krebshemmende Wirkung von Erdbeeren, Himbeeren und Ellagsäure:

● S. M. Hannum. Potential impact of strawberries on human health: a review of the science. *Crit. Rev. Food Sci. Nutr.* 2004; 44: 1–17.

● L. A. Kresty, M. A. Morse, C. Morgan, P. S. Carlton, J. Lu, A. Gupta, M. Blackwood, G. D. Stoner. Chemoprevention of esophageal tumorigenesis by dietary administration of lyophilized black raspberrys. *Cancer Res.* 2001; 61: 6112–6119.

● P. S. Carlton, L. A. Kresty, J. C. Siglin, M. A. Morse, J. Lu, C. Morgan, G. D. Stoner. Inhibition of N-nitrosomethylbenzylamine-induced tumorigenesis in the rat esophagus by dietary freeze-dried strawberries. *Carcinogenesis* 2001; 22: 441–446.

● L. Labrecque, S. Lamy, A. Chapus, S. Mihoubi, Y. Durocher, B. Cass, M. W. Bojanowski, D. Gingras, R. Béliveau. Combined inhibition of PDGF and VEGF receptors by ellagic acid, a dietary-derived phenolic compound. *Carcinogenesis* 2005; 26: 821–826.

… die krebshemmende Wirkung von Blaubeeren und Anthocyanidinen:

● J. M. Kong, L. S. Chia, N.-K. Goh, T.-F. Chia, R. Brouillard. Analysis and biological activities of anthocyanins. *Phytochemistry* 2003; 64: 923–933.

● S. Lamy, M. Blanchette, J. Michaud-Lévesque, R. Lafleur, Y. Durocher, A. Moghrabi, D. Gingras, R. Béliveau (2005). Delphinidin, a dietary anthocyanidin, inhibits VEGFR-2 activity and in vitro angiogenesis (in Vorbereitung).

… über die Proanthocyanidine:

● S. E. Rasmussen, H. Frederiksen, K. S. Krogholm, L. Poulsen. Dietary proanthocyanidins: Occurrence, dietary intake, bioavailability, and protection against cardiovascular disease. *Mol. Nutr. Food Res.* 2005; 49: 159–174.

Kapitel 12

Um mehr zu erfahren über …

… den Einfluss der Omega-3-Fettsäuren auf Herz- und Gefäßerkrankungen:

● P. M. Kris-Etherton, W. S. Harris, L. J. Appel. Fish consumption, fish oil, omega-3-fatty acids, and cardiovascular disease. *Circulation* 2002; 106: 2747.

… den Einfluss der Omega-3-Fettsäuren auf die Krebsprävention:

● D. P. Rose, J. M. Connolly. Omega-3-fatty acids as cancer chemopreventive agents. *Pharm. Ther.* 1999; 83: 217–244.

● S. C. Larsson, M. Kumlin, M. Ingelmann-Sundberg, A. Wok. Dietary long-chain n-3 fatty acids for the prevention of cancer: a review of potential mechanisms. *Am. J. Clin. Nutr.* 2004; 79: 935–945.

Kapitel 13

Um mehr zu erfahren über …

… die krebshemmende Wirkung von Tomaten:

● E. Giovannucci. A review of epidemiologic studies of tomatoes, lycopene, and prostate cancer. *Exp. Biol. Med.* 2002; 227: 852–859.

● J. K. Campbell, K. Canene-Adams, B. L. Lindshield, T. W.-M. Boileau, S. K. Clinton, J. W. Erdman. Tomato phytochemicals and prostate cancer risk. *J. Nutr.* 2004; 134: 3486S–3492S.

● K. Wertz, U. Siler, R. Goralczyk. Lycopene: modes of action to promote prostate health. *Arch. Biochem. Biophys.* 2004; 430: 127–134.

Kapitel 14

Um mehr zu erfahren über …

… die Verwendung von Zitrusfrüchten als Heilpflanzen im Altertum:

● B. A. Arias, L. Ramon-Laca. Pharmacological properties of citrus and their ancient and medieval use in the Mediterranean region. *J. Ethnopharm.* 2005; 97: 89–95

… die krebshemmende Wirkung von Zitrusfrüchten:

● J. A. Manthey, N. Guthrie, K. Grohmann. Biological properties of citrus flavonoids pertaining to cancer and inflammation. *Curr. Med. Chem.* 2001; 8: 135–153.

● P. L. Crowell. Prevention and therapy of cancer by dietary monoterpenes. *J. Nutr.* 1999; 129: 775S–778S.

Kapitel 15

Um mehr zu erfahren über …

… den Einfluss von Rotwein auf kardiovaskuläre Erkrankungen:

● A. S. St.-Leger, A. L. Cochrane, F. Moore. Factors associated with cardiac mortality in developed countries with particular reference to the consumption of wine. *Lancet* 1979; 1: 1017–1020.

● S. Renaud, M. de Lorgeril. Wine, alcohol, platelets, and the French paradox for coronary heart disease. *Lancet* 1992; 339: 1523–1526.

● J. B. German, R. L. Walzem. The health benefits of wine. *Annu. Rev. Nutr.* 2000; 20: 561–593.

● A. di Castelnuovo, S. Rotondo, L. Iacoviello, M. B. Donati, G. de Gateno. Meta-analysis of wine and beer consumption in relation to vascular risk. *Circulation* 2002; 105: 2836–2844.

… den Einfluss von Rotwein auf die Entwicklung von Krebs:

● M. Gronbaek, U. Becker, D. Johansen, A. Gottschau, P. Schnohr, H. O. Hein, G. Jensen, T. I. Sorensen. Type of alcohol consumed and mortality from all causes, coronary heart disease, and cancer. *Ann. Intern. Med.* 2000; 133: 411–419.

… Resveratrol

● M. Jang, L. Cai, G. O. Udeani, K. V. Slowing, C. F. Thomas et al. Cancer chemopreventive activity of resveratrol, a natural product derived from grapes. *Science* 1997; 275: 218–220.

● J. G. Wood, B. Rogina, S. Lavu, K. Howitz, S. L. Helfand, M. Tatar, D. Sinclair. Sirtuin activators mimic caloric restriction and delay ageing in metazoans. *Nature* 2004; 430: 686–689.

Kapitel 16

Um mehr zu erfahren über:

… die frühere Verwendung von Kakao:

● T. L. Dillinger, P. Barriga, S. Escarcega, M. Jimenez, D. S. Lowe, L. E. Grivetti. Food of the gods: cure for the humanity? A cultural history of the medicinal and ritual use of chocolate. *J. Nutr.* 2000; 130: 2057S–2072S.

● W. J. Hurst, S. M. Tarka, T. G. Powis, F. Valdez, T. R. Hester. Cacao usage by the earliest Maya civilization. *Nature* 2002; 418: 289–290.

… die gesundheitsfördernden Eigenschaften von Kakao:

● J. H. Weisburger. Chemopreventive effects of cocoa polyphenols on chronic diseases. *Exp. Biol. Med.* 2001; 226: 891–897.

● C. L. Keen, R. R. Holt, P. I. Oteiza, C. G. Fraga, H. H. Schmitz. Cocoa antioxidants and cardiovascular health. *Am. J. Clin. Nutr.* 2005; 81: 298S–303S.

● T. P. Kenny, C. L. Keen, P. Jones, H.-J. Kung, H. H. Schmitz, M. E. Gershwin. Pentameric procyanidins isolated from Theobroma cacao seeds selectively downregulate ErbB2 in human aortic endothelial cells. *Exp. Biol. Med.* 2004; 229: 255–263.

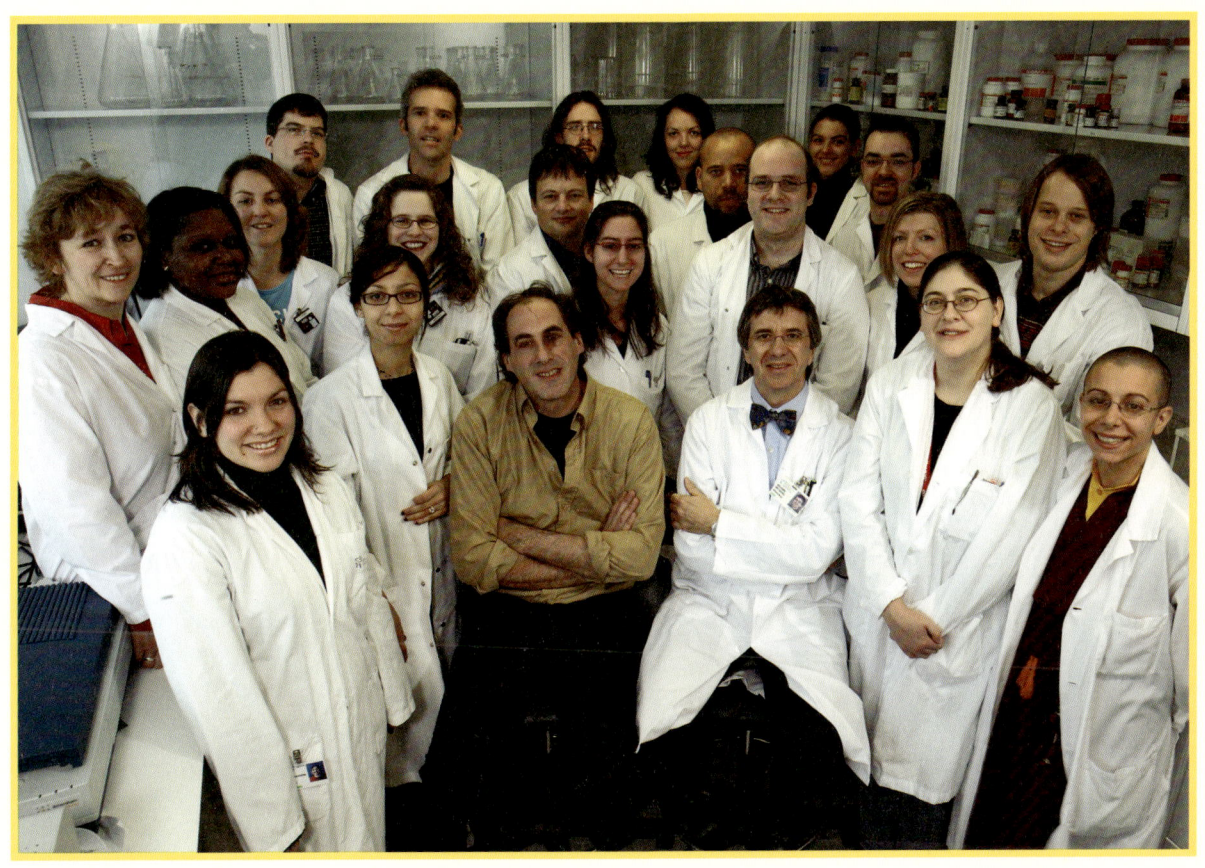

Das Team des Labors für Molekularmedizin